GANZHEITLICH HEILEN

Buch

Holz, Feuer, Erde, Metall und Wasser sind die fünf Elemente, die durch ihr Zusammenspiel die Grundlage der traditionellen chinesischen Medizin und Ernährungslehre bilden. Die Elemente symbolisieren zum einen die kosmische Ordnung, zum anderen sind sie ein Maßstab für das Energieniveau jedes Lebewesens und seiner Umwelt.

Die Autorin stellt in ihrem gut verständlich geschriebenen Einführungsbuch die einzelnen Elemente detailliert vor und beschreibt deren Einfluß auf die Gesundheit und das Befinden des Menschen. Sie erläutert die Symptome, wenn eines oder mehrere Elemente nicht mehr im Gleichgewicht sind, und sie beschreibt, welche Maßnahmen geeignet sind, um aus diesem krankhaften Zustand wieder in Harmonie zu gelangen. Darüber hinaus gibt sie Hinweise, wie mit Hilfe der Elemente, ihrer Farben und Materialien Wohn- und Arbeitsräume optimal gestaltet werden können.

Autorin

Gail Reichstein leitet eine Praxis für Akupunktur in New York.

GAIL REICHSTEIN

GESUNDHEIT DURCH DIE FÜNF ELEMENTE

Chinesische Medizin im Alltag

Aus dem Amerikanischen von
Gisela Kretzschmar

Illustrationen von
Pat Tan und Marie T. Keller

GANZHEITLICH HEILEN
GOLDMANN

Die Originalausgabe erschien unter dem Titel
»Wood Becomes Water. Chinese Medicine in Everyday Life«
bei Kodansha America, Inc., New York.

Deutsche Erstausgabe

Die hier vorgestellten Informationen sind nach bestem Wissen und Gewissen geprüft, dennoch übernehmen die Autorin und der Verlag keinerlei Haftung für Schäden irgendeiner Art, die sich direkt oder indirekt aus dem Gebrauch der hier vorgestellten Anwendungen ergeben. Bitte nehmen Sie bei Krankheitssymptomen professionelle Diagnose und Therapie durch ärztliche und naturheilkundliche Hilfe in Anspruch.

Umwelthinweis:
Alle bedruckten Materialien dieses Taschenbuches
sind chlorfrei und umweltschonend.

Deutsche Erstausgabe Mai 1999

Umschlaggestaltung und -abbildung: Design Team München
DTP-Satz: Barbara Rabus
Druck: Elsnerdruck, Berlin
Verlagsnummer: 14153
Redaktion: Irina Mamula
WL · Herstellung: Stefan Hansen
Made in Germany
ISBN 3-442-14153-2

1. Auflage

Inhalt

Vorwort

Wenn die Leute erfahren, daß ich als Akupunkteurin arbeite, ist die erste Reaktion oft: »Oh … wie sind Sie denn *dazu* gekommen?« Dabei ist die Verwunderung in ihrer Stimme unüberhörbar. Die eigentliche Frage, die ich dabei heraushöre, ist: »Meinen Sie das wirklich ernst? Ist an dieser chinesischen Medizin denn tatsächlich etwas dran?«

Die Antwort lautet ja, aber gewöhnlich beginne ich damit, daß ich ihnen sage: »Es war eine Reise.« Das scheint mir die einzige Möglichkeit, um zu beschreiben, wie ich von dem allgemein akzeptierten Weltbild meiner Eltern und Lehrer in das ganzheitliche Universum gelangt bin, das so viele Künste des Ostens beherrscht, zu denen auch die chinesische Medizin gehört.

Meine Reise begann, als ich Anfang zwanzig war und nach einer Möglichkeit suchte, meine Gelenkschmerzen zu lindern, die mich seit meiner Kindheit quälten. Was vieldeutig als »zunehmende Schmerzen« und »möglicherweise Arthritis« diagnostiziert worden war, hatte sich erheblich verschlimmert, und ich machte mir Sorgen, daß sich daraus eine ernsthafte Behinderung entwickeln könnte. Als mir ein Freund erzählte, Akupunktur habe die Arthritis seiner Mutter gebessert, beschloß ich, es damit zu versuchen.

Ich hatte nicht die geringste Vorstellung, was ich von der Akupunktur erwarten sollte, aber ich war von der ersten Behandlung tief beeindruckt. Ich fühlte mich gut dabei, und sie war anders als alles, was ich bisher kennengelernt habe. Abgesehen davon lösten auch die Fragen, die mir während der Behandlung gestellt wurden, ein seltsames Gefühl der Erregung aus: Sie waren so anders als alles, was die Ärzte bisher von mir hatten wissen wollen. Welche Jahreszeit gefiel mir am besten, und welche mochte ich am wenigsten? Wie ernährte ich mich? Hatte ich ein besonderes Verlangen nach bestimmten Geschmacksrichtungen – süß oder sauer, salzig oder bitter? Zu welchen Tageszeiten waren meine Schmerzen stärker oder weniger stark? War ich mit meiner Lebenssituation zufrieden? Wie fühlten sich meine Schmerzen genau an, und welche Teile welcher Gelenke waren davon betroffen?

Anfangs kam es mir wie ein Spiel vor, so viele Fragen über mich selbst zu beantworten. Aber allmählich dämmerte mir, daß die Akupunkteurin nicht aus reiner Höflichkeit fragte – für sie enthielten meine Antworten tatsächlich wichtige Informationen. Sie wollte wirklich wissen, daß ich Brokkoli mochte, aber Pilze haßte, daß der Schmerz vor Regen schwer und diffus war, während er sich vor Schneefall wie schneidende Messer anfühlte. Ich fragte mich, was diese Informationen für sie bedeuten könnten. Was war das für eine Medizin, die sich damit beschäftigte, ob mir der Abend oder der Morgen besser gefiel?

Als die Akupunkteurin mir empfahl, Zucker und Alkohol zu meiden, weil sie »Feuchtigkeit« verursachten, erklärte ich mich bereit, es zu versuchen. Ich hatte keine Vorstellung davon, was Feuchtigkeit war, oder warum sie schlecht für meine Gelenke sein könnte, aber ich war bereit zu experimentieren. Im Grunde war ich erleichtert, etwas tun zu können, um mir selbst zu helfen.

Während der nächsten Wochen und Monate lernte ich, daß meine Gelenkschmerzen durch »Feuchtigkeit« tatsächlich schlimmer wurden, und daß sie sich besserten, wenn ich Faktoren mied, die Feuchtigkeit verursachten. Während ich lernte, die Feuchtigkeit in meinem Leben zu kontrollieren, besserten sich meine Gelenke, meine Energie wuchs, und meine Konzentration und meine Stimmung wurden besser. Aber noch aufregender war die Revolution in meinem Denken – plötzlich verstand ich, daß mein Handeln sich auf meine Gesundheit auswirkte. Nachdem ich Krankheiten stets für Zufälle gehalten hatte – man holte sich eine Erkältung oder entwikkelte eine Arthritis, oder es ging einem aus unerfindlichen Gründen gut oder schlecht –, erkannte ich nun allmählich, daß meine Gesundheit stark davon beeinflußt wurde, was ich tagtäglich tat, sah, aß, fühlte etc.

Meine Eßgewohnheiten waren das erste, was sich änderte, als ich feststellte, wie sich verschiedene Nahrungsmittel nicht nur auf meine Gelenke, sondern auch auf alles andere auswirkten – beispielsweise mein Gewicht, mein Wohlbefinden oder das Leuchten meiner Augen. Aber es gab auch andere Veränderungen wie etwa den Tag, an dem ich ängstlich war und Herzklopfen hatte – gab es irgend ein Nahrungsmittel, das dagegen helfen würde? Meine Akupunkteurin antwortete ruhig, ich könne zunächst darauf verzichten, rote Kleidung zu tragen, wie das T-Shirt, welches ich an diesem Tag anhatte. Ich lachte. Wie konnte die Farbe meines T-Shirts von Bedeutung sein? Sie nahm meine Skepsis gelassen hin und erklärte mir, die Farbe Rot habe durch das Feuer-Element eine »Verbindung« zu meinem Herzen. Wie Feuer heize sie mich auf und rege meinen Organismus an. Da Ängstlichkeit und Herzklopfen (in meinem Fall) Symptome von Übererregung darstellten, war die zusätzliche Stimulation durch die Farbe Rot nicht das, was ich brauchte.

So begann meine Reise in die chinesische Medizin und durch den Kreislauf der Fünf Elemente, der eine ihrer Grundlagen bildet. Zum Feuer kamen Holz, Erde, Metall und Wasser, und in den folgenden Jahren wurde ich nicht nur von meinen Gelenkschmerzen geheilt, sondern mein ganzes Leben heilte von den Schäden, die die Trennung zwischen Körper, Umwelt, Gefühlen und Nahrung verursacht hatte. Mit der Zeit entwickelten diese Fünf Elemente – die mir einst als eine seltsame Konstruktion erschienen waren – eine Intelligenz und außerordentliche Schönheit, die mir vorher entgangen waren.

Durch Vorstellungskraft und Symbolik verbanden die Fünf Elemente körperliche Beschwerden mit Emotionen, Verhaltensweisen und auch mit den Kräften der Natur – mit Wetter, Farbe, Klang, Zeit, Raum und mehr. Ich erkannte mein Universum allmählich als eine Symphonie, die sich aus diesen fünf Themen zusammensetzte, welche sich in endlosen Variationen wiederholten. Während sie überall um mich herum erschienen, zeigten mir die Fünf Elemente eine Ordnung, wo ich vorher nur Chaos gesehen hatte, und sie verbanden meinen Körper und meine Seele mit einer Welt, von der ich mich früher abgeschnitten gefühlt hatte.

Bis zum heutigen Tag staune ich darüber, mit welcher Kraft die chinesische Medizin komplizierte Heilverfahren hervorbringt, die in einer so einfachen Ausdrucksweise beschrieben werden. Die Sprache von Holz, Feuer, Erde, Metall und Wasser ist kraftvoll, gerade weil sie nicht wissenschaftlich ist: Sie ist eher eine Sprache der Symbole, die sich nicht auf einzelne

Abläufe oder Körperteile bezieht, sondern Bilder hervorbringt. Sie ist eine Sprache voller Poesie, und die Praxis der chinesischen Medizin ist eine poetische Kunst, die ihren eigenen Rhythmus und ihre eigene Kraft hat und grenzenlose Interpretationen zuläßt.

Das Ergebnis des Ganzen besteht darin, daß die Kleidung, die wir tragen, unsere Migräne oder unsere gereizten Därme beeinflußt; daß die Nahrung, die wir zu uns nehmen, und das, was wir jeden Tag sehen, unsere Beziehungen, unsere Emotionen und unser körperliches Wohlbefinden beeinflussen. Diese Vorstellungen sind nicht neu, aber ihre Umsetzung kann einen Vertrauenssprung erfordern. Es ist eine Sache, zu glauben, daß »alles miteinander verbunden« ist, aber eine ganz andere Sache, seine Kopfschmerzen dadurch zu behandeln, daß man die Möbel umstellt, und seine Allergien dadurch zu lindern, daß man sich im Frühjahr anders ernährt. Solche Verhaltensweisen scheinen irrational, weil wir uns nicht vorstellen können, daß es eine plausible Verbindung zwischen unserer Wohnungseinrichtung und unseren Kopfschmerzen gibt, daß unser Zuckerkonsum etwas mit unserem Immunsystem zu tun hat, oder daß unser Körper mit dem Körper der Erde verbunden ist.

Das Geniale der chinesischen Medizin besteht darin, daß sie diese Verbindung auf eine klare und schlüssige Weise darstellt. Sie bietet uns Theorien an, die unsere Beziehungen (zu Nahrungsmitteln, Jahreszeiten, Emotionen etc.) verdeutlichen, und Praktiken, die heilend wirken, weil sie diese Verbindungen stärken. Indem sie Gesundheit und Heilung so breit definiert, bildet die chinesische Medizin eine Herausforderung für unsere Vorstellungen, was »Medizin« sein kann. Im

Laufe der Jahre habe ich diese umfassende Sicht schätzen gelernt, und dieses Buch ist mein Versuch, sie anderen zu vermitteln. Als ein Überblick über das, was mich an der chinesischen Medizin am meisten fasziniert, enthält dieses Buch Bilder (vielleicht Schnappschüsse) einer Weltsicht, die ganzheitlich ist. Ich hoffe, die Leser dadurch zu ermutigen, ihr eigenes Leben und ihre Umgebung in einem größeren Zusammenhang zu sehen, so daß sie vielleicht angeregt werden, aktiv daran mitzuarbeiten, sich selbst, ihre Angehörigen und unsere heilige Mutter Erde zu heilen.

Einführung

Die vier Methoden, um die es in diesem Buch geht – Akupunktur, Qi Gong, Ernährungsregeln und Feng Shui –, bilden einen wesentlichen Teil der chinesischen Heilkunst. (Andere Praktiken wie Kräuterheilkunde, Astrologie und das I Ging gehören ebenfalls dazu, auch wenn sie in diesem Buch nicht behandelt werden.) Während jede Disziplin eine eigenständige Kunst darstellt, bilden sie zusammen eine Weltsicht, die Theorie und Praxis auf eine Weise vereint, wie man es nur in wenigen anderen Kulturen findet. Es gibt viele Bücher, die in die Grundlagen jeder dieser Disziplinen einführen, doch darum geht es hier nicht. Statt dessen will ich jede dieser Methoden unter dem Aspekt des Fünf-Elemente-Systems beleuchten und jeweils die Teile hervorheben, die die Prinzipien der Fünf-Elemente-Lehre widerspiegeln. Bei der Akupunktur und den Ernährungsrichtlinien habe ich mich auf die seit langem existierende Fünf-Elemente-Tradition bezogen. Beim Qi Gong und Feng Shui jedoch gibt es solche Interpretationen in weit geringerem Maße, so daß ich mir einige Freiheiten erlaubt habe, um sie in die Perspektive der Fünf Elemente einzuordnen. Insofern präsentiert dieses Buch eine sehr spezielle Sicht auf verschiedene weitläufige Disziplinen. Es soll in keiner Weise ein umfassendes Lehr- oder Handbuch für die Behandlung ernsthafter Erkrankungen sein. Ich fordere die Leser vielmehr ausdrücklich auf, sich bei Ärzten oder Heilpraktikern professionellen Rat zu holen und sich eingehender über einzelne sie interessierende Aspekte zu informieren. Zu diesem Zweck finden Sie am Ende des Buches ein Literaturverzeichnis.

Die folgenden kurzen Überblicke sind für Leser gedacht, die mit den Grundlagen der chinesischen Medizin, des Feng Shui und des Qi Gong nicht vertraut sind. Sie enthalten bestimmte Vorstellungen und Ausdrücke, auf die ich mich im weiteren Verlauf immer wieder beziehe. Wer die Grundlagen der einzelnen Disziplinen bereits kennt, kann die folgenden Abschnitte auch überschlagen und sich gleich dem nächsten Kapitel zuwenden.

Das Qi

Im Mittelpunkt aller Disziplinen der chinesischen Heilkunde steht die universelle Lebensenergie *Qi* (Chi). Qi bringt Leben und Wachstum hervor, gibt die Kraft für Bewegungen und bewirkt Veränderungen. Es ähnelt sehr stark den modernen wissenschaftlichen Vorstellungen von Energie – der Fähigkeit eines Systems, Arbeit zu verrichten. Die Wissenschaft untersucht die Energie in ihren verschiedenen Formen, beispielsweise der elektrischen, magnetischen, chemischen, mechanischen, thermischen, potentiellen oder kinetischen Form. In China kennt man Qi ganz ähnlich als »Wärme-Qi«, »elektrisches Qi«, »Wetter-Chi«, und innerhalb des Körpers als »Luft-Qi«, »Nahrungs-Qi«, »aufsteigendes Qi« und so weiter. Qi ist und bleibt Energie, ganz gleich, ob sie in Form eines Regensturms, eines elektrischen Systems oder innerhalb der *Nieren* auftritt, so wie die Elektrizität, die eine Glühbirne leuchten läßt, dieselbe ist wie die Elektrizität, die von Magneten, chemischen Stoffen, Kernfusionen oder Wasserrädern hervorgebracht wird – die zugrundeliegende Kraft drückt sich nur auf verschiedene Weisen aus. Gemäß der taoistischen Kosmologie, die eines der Fundamente der chinesischen Medizin darstellt, existiert das Qi im Himmel, auf der Erde und im menschlichen Körper. Im Himmel bringt es das Wetter hervor, bewegt die Planeten auf ihren Bahnen und belebt alle lebendigen Wesen. Es herrscht über die Beziehung zwischen Yin und Yang, die Prozesse des Wachsens und Vergehens und die Pfade der Evolution und Entwicklung. Auf der Erde ist das Qi überall dort gegenwärtig, wo Energie vorhanden ist. Es gibt den Organismen die Kraft zur Bewegung und zum Stoffwechsel, und es schafft Wärme, Elektrizität, Magnetismus etc. Es bringt die Antriebskraft und den Lauf der Zeit hervor, und es herrscht über Wohlstand und Niedergang.

Im Körper ist Qi Energie und Bewegung sowie die Kraft, die alle körperlichen Veränderungen hervorbringt. Es ist wie die Elektrizität, die durch eine Glühbirne fließt und sie aufleuchten läßt. Das Qi ist überall im Körper gegenwärtig, aber das Ausmaß, in dem es täglich neu geschaffen wird, hängt von der Nahrung ab, die wir essen, und von der Luft, die wir atmen. Ein altes Piktogramm, welches das Qi darstellt, zeigt den Dampf, der von einer Schale mit gekochtem Reis aufsteigt. Insofern hat es einen Bezug sowohl zur Nahrung als auch zur Luft, ist jedoch weder genau das eine noch genau das andere.

Man hat Qi auf verschiedene Weise als »Energie«, »Dampf« oder »Atem« übersetzt, und alle diese Definitionen bezeichnen sehr zutreffend eine Art von Antriebskraft. Diese Kraft ist die Lebensenergie und ein wesentlicher Faktor für die Gesundheit und das Wohlbefinden aller Lebewesen. Im Laufe der Jahrhunderte sind aus der Beobachtung des Qi und seiner Bewegungen viele verschiedene Praktiken entstanden, die darauf abzielen, den Fluß des Qi zu verbessern und zu regulieren. Einige dieser Verfahren wie die Akupunktur und das Qi Gong konzentrieren sich auf das mikrokosmische Qi des menschlichen Körpers, während andere wie Feng Shui und die Astrologie sich vorwiegend auf den Makrokosmos beziehen. Ausgehend von der Überlegung, daß man die Kraft der gesunden Energie nutzen kann, um das Leben voller, gesünder und befriedigender zu gestalten, hat jede dieser Disziplinen zahllose Strategien entwickelt, wie man den Qi-Strom bewerten und beeinflussen kann.

Akupunktur

Man geht davon aus, daß die Akupunktur etwa dreitausend Jahre vor Christi Geburt entstanden ist. Muschelschalen und Knochen aus dieser Zeit, auf denen man chinesische Zeichen gefunden hat, zeigen, wie Kräuter und Steinnadeln benutzt werden, um bestimmte Punkte am menschlichen Körper zu stimulieren.

In der Akupunktur wird der Körper als ein System miteinander verbundener *Organe* und *Meridiane* betrachtet, durch welche das Qi fließt, um die Körperfunktionen anzutreiben und die Gesundheit zu bewahren; Störungen im Qi-Fluß können Symptome hervorrufen und Krankheiten auslösen.

Die Sicht der Organe ist in der chinesischen Medizin eine andere als in der westlichen Anatomie. Sie stellen bestimmte

Energiezentren dar, welche spezifische Funktionen haben, aber von wenigen Ausnahmen abgesehen, haben sie nichts mit der Gesundheit oder Funktion der entsprechenden anatomischen Organe zu tun. Es ist wichtig, immer wieder an diesen Unterschied zu denken, weil beispielsweise ein Ungleichgewicht in der chinesischen *Milz* oder *Leber* (in diesem Buch durch Kursivschrift kenntlich gemacht) in den meisten Fällen nicht mit Milz- oder Leberproblemen im Sinne der westlichen Medizin korreliert. Vielleicht ist es am einfachsten, sich die chinesischen Organe als eine Art Doppel der westlichen vorzustellen – sie existieren neben den westlichen, verändern sich oft in Reaktion auf diese, haben jedoch Funktionen, die von den westlichen Organen verschieden und unabhängig sind.

In der chinesischen Medizin unterscheidet man zwölf Hauptorgane – *Lunge, Dickdarm, Magen, Milz, Herz, Dünndarm, Blase, Nieren, Perikard, Dreifacher Erwärmer, Gallenblase* und *Leber.*

Jedes Organ hat bestimmte Funktionen, die in den folgenden Kapiteln genauer erläutert werden. Von der *Milz* sagt man beispielsweise, daß sie unter anderem das Qi kontrolliert, das Blut bildet sowie die Nahrung umwandelt und transportiert, während die *Lunge* Flüssigkeiten verteilt, die Körperoberfläche regiert und das Qi im Brustkorb fließen läßt.

Gemeinsam leisten die Organe alle Körperfunktionen wie Verdauung, Atmung, Zellreparatur, Muskelbewegungen und so weiter. Das geschieht teilweise, indem Energie und Flüssigkeiten durch den Körper bewegt werden, so daß die notwendigen Veränderungen zur rechten Zeit und am rechten Ort stattfinden können. Manchmal muß das Qi im Körper abwärts geschickt werden – beispielsweise während der Verdauung vom *Magen* zum *Dünndarm* oder während der Atmung von der *Lunge* zu den *Nieren.* Zu anderen Zeiten muß das Qi vielleicht nach oben, nach außen oder nach innen geschickt werden. Solche Bewegungen werden in der chinesischen Medizin verschiedentlich als absteigend, aufsteigend, verteilend oder konsolidierend beschrieben. Sie sind ein wichtiger Bestandteil der körperlichen Gesundheit und Schlüsselindikatoren der Organfunktionen.

Die zwölf Organe bilden Paare, von denen jedes mit einem der Fünf Elemente korrespondiert. *Lunge* und *Dickdarm* werden beispielsweise dem Metall-Element zugeordnet, während *Herz* und *Dünndarm* zum Feuer-Element gehören. (Ein anderes Organpaar, das *Perikard* und der *Dreifacher Erwärmer,* korrespondiert ebenfalls mit dem Feuer, welchem als einzigem Element zwei Organpaare zugeordnet sind.)

Die Organe sind mit *Meridianen* verbunden – Kanälen, die die Organe verbinden und deren Energie über den Körper verteilen. Es gibt zwölf Hauptmeridiane, die nach den zwölf Hauptorganen benannt und mit ihnen verbunden sind. Diese Meridiane korrespondieren mit denselben Elementen wie die Organe, nach denen sie benannt sind. Zusätzlich gibt es neunundfünfzig weitere Kanäle, die das Qi in andere Bereiche des Körpers verteilen. Doch während die Organe tief im Inneren wirken, liegen die Meridiane näher an der Oberfläche, wo sie der Behandlung durch Berührung, Akupunkturnadeln und zahlreiche andere Techniken zugänglich sind.

Wenn die Organe oder Meridiane nicht ordnungsgemäß funktionieren, treten Symptome auf. Je nachdem, um welche es sich handelt und wo sie erscheinen, zeigen diese Symptome an, welche Organe und Meridiane gestört sind. Kopfschmerzen, die seitlich am Kopf auftreten, deuten beispielsweise auf eine Fehlfunktion der *Gallenblase* hin – entweder im Meridian oder im Organ oder in beiden. Andererseits weist Aufstoßen auf ein bestimmtes Ungleichgewicht des *Magens* hin, wobei der *Magen* sein Qi nicht abwärts schicken kann, so daß es statt dessen nach oben in den Hals steigt.

Probleme der Organe und Meridiane – und die Symptome, welche darauf hindeuten – werden über bestimmte Akupunkturpunkte auf der Haut behandelt, die Schnittpunkte darstellen, an denen die Energie der Meridiane und der entsprechenden Organe zugänglich ist. An diesen Punkten werden Akupunkturnadeln, Hitze oder andere Techniken eingesetzt, welche die Ungleichgewichte in der Körperenergie ausgleichen. Wenn die Energie zu schwach ist, kann man sie stärken oder tonisieren, und wenn sie stagniert, kann man sie verteilen.

Ernährungsrichtlinien

Ernährungsrichtlinien und Kräutertherapien sind in China weit verbreitet und gewinnen auch im Westen an Popularität. Dabei werden körperliche Krankheiten durch den therapeutischen Einsatz von Nahrungsmitteln und Kräutern behandelt. Geschmack, Farbe, Form und die thermische Natur der einzelnen Nahrungsmittel entscheiden darüber, auf welche Weise sie die Körperenergie beeinflussen – in der Sprache der chinesischen Medizin, ob sie beispielsweise das Qi erhöhen oder senken, ob sie das *Lungen*-Yin erhöhen und so weiter. Gemeinsam bilden diese Eigenschaften die energetische Natur eines jeden Nahrungsmittels.

In diesem Buch geht es um die Energetik bestimmter Gruppen von Nahrungsmitteln, die den Fünf Elementen zugeordnet werden. Zu den dargestellten Eigenschaften gehören der Geschmack, die thermische Natur, die Form und die Farbe.

Geschmack: In der klassischen Literatur, die aus der Zeit zwischen dem zweiten Jahrhundert vor Christus und dem siebten Jahrhundert nach Christus stammt, werden fünf »Geschmacksrichtungen« unterschieden, welche den Fünf Elementen entsprechen. Die fünf Geschmacksrichtungen sind sauer, bitter, süß, scharf und salzig. Jedem Nahrungsmittel werden eine oder mehrere dieser Geschmacksrichtungen zugeordnet, wobei jede Geschmacksrichtung besondere Wirkung auf die Körperenergie hat. So verteilt beispielsweise der scharfe Geschmack die Energie, während der bittere Geschmack sie kühlt und abwärts lenkt (zu den Ausscheidungsorganen).

Thermische Natur: Zusätzlich zu seinem Geschmack hat jedes Nahrungsmittel einen thermischen Aspekt, der beschreibt, ob es den Körper kühlt oder erwärmt oder neutral wirkt. Diese thermische Natur bezieht sich nicht auf eine meßbare Temperatur, sondern auf energetische Eigenschaften, die als kalt oder heiß bezeichnet werden.

Form: Die Form oder das Wachstumsmuster von Obst, Gemüse und Getreide gilt einigen Praktikern ebenfalls als wichtiger Hinweis auf energetische Eigenschaften. Nahrungsmittel, die auf kräftigen Stengeln nach oben wachsen, wie beispielsweise Spargel oder Weizen, heben die Körperenergien nach oben (zur Brust und zum Kopf), während Nahrungsmittel, die in Schichten wachsen – wie Kohl oder Zwiebeln – allgemein stärkend wirken.

Farbe: Für Farben gibt es generell schon seit langem Zuordnungen zu den Fünf Elementen, und entsprechend werden auch die Nahrungsmittel farblich eingeordnet.

Bei den therapeutischen Ernährungsrichtlinien gibt es viele Diskrepanzen im Hinblick auf die Energetik bestimmter Nahrungsmittel. Einige Autoren bezeichnen Kaffee beispielsweise als wärmend, während andere ihn für kühlend halten. Fast jedes Nahrungsmittel wird von verschiedenen Autoren unterschiedlich eingeordnet, so daß eine entsprechende Therapie von einem Behandler zum anderen variieren kann. Hier sind die Leser nicht nur aufgefordert, sich in der entsprechenden Literatur zu informieren, sondern sich auch ein eigenes Urteil zu bilden und ihrer eigenen Intuition zu vertrauen. Auf die chinesische Kräutertherapie gehe ich in diesem Buch nicht ein, weil man sich damit am besten unter Anleitung eines qualifizierten Kräuterheilkundigen beschäftigt.

Qi Gong

Beim Qi Gong geht es darum, das Qi zu pflegen und zu bewahren. Der Ausdruck bedeutet wörtlich übersetzt »Energiearbeit, die viel Zeit und Mühe erfordert« (Yang Jwing-Ming, *The Root of Chinese Chi Kung*). Qi Gong ist eine Mischung aus Bewegung, Meditation, Atemarbeit und Selbstdisziplin, die dazu dient, die Gesundheit der Körper-Seele-Geist-Einheit zu pflegen. Als Vorläufer und Begleiter der Kampfkünste stärkt Qi Gong auch die körperliche Kraft. Hinweise auf die Kultivierung des Qi und die Atemarbeit findet man schon im *I Ging,* dem »Buch der Wandlungen«, das viertausend Jahre alt ist. Wie viele Praktiken wurde das Qi Gong jedoch erst wesentlich später formal benannt und systematisiert.

Qi Gong besteht aus körperlichen und aus geistigen Übungen. Während es auf der körperlichen Ebene die Organe und Meridiane der chinesischen Medizin übernimmt, geht es im metaphysischen Bereich vor allem darum, den menschlichen Körper in den größeren kosmischen Bezugsrahmen einzuordnen: Man versucht, eine Harmonie zwischen Himmel, Erde und Menschheit herzustellen. Insofern geht es beim Qi Gong um jene menschlichen Eigenschaften, die uns sowohl mit dem Himmel als auch mit der Erde verbinden und die als die Drei Schätze bezeichnet werden – Energie, Essenz und Geist. Energie ist Qi, die Antriebskraft des Universums. Essenz entspricht mehr der kosmischen Seele – der Substanz und der Bedeutung all dessen, was existiert. Geist umfaßt sowohl den Verstand als auch das Bewußtsein. Jeder dieser Drei Schätze existiert im Himmel, auf der Erde und im menschlichen Körper und verbindet sie funktionell und materiell miteinander.

Die verschiedenen Qi-Gong-Praktiken sollen die Drei Schätze stärken und regulieren, um so die Harmonie im Universum zu fördern. Atemübungen helfen beim Aufbau und der Regulation von Energie und Geist, Meditation reguliert den Geist, während körperliche Übungen die Energie wie auch die Essenz stärken. Ein angemessener Lebensstil hilft ebenfalls, die Essenz zu bewahren und den Geist zu beruhigen. Gemeinsam gelten diese Praktiken als Schlüssel zur Gesundheit und zu einem langen Leben.

Die körperlichen Übungen werden in zwei große Kategorien unterteilt, die man als innerliche und äußerliche Übungen bezeichnet. Bei äußerlichen Übungen arbeitet man vorwiegend mit den vier Gliedmaßen. Sie tonisieren und regulieren die Muskeln und das Gewebe des Körpers und helfen, Qi aufzubauen. Äußerliche Übungen gelten als Grundlage der Gesundheit und Langlebigkeit und sind das Fundament jeder Qi-Gong-Praxis. Innerliche Übungen arbeiten mit den inneren Organen, mit der Essenz des Körpers und mit dem Geist. Sie fördern nicht nur Gesundheit und ein langes Leben, sondern sind auch ein spirituelles Training auf dem Weg zur Erleuchtung.

Während Qi-Gong-Meister anderen Menschen oft als Heiler dienen, benutzen die meisten Leute Qi Gong als persönliche Praxis, die ihnen hilft, gesund und leistungsfähig zu bleiben und geistigen Frieden zu finden. Für viele ist es außerdem ein Weg des spirituellen Wachstums, auf dem man zur Harmonie mit dem Universum findet sowie Weisheit, Kraft und höhere sensorische Fähigkeiten erlangt. Dieses Buch enthält einige grundlegende Qi-Gong-Übungen, Meditationstechniken und Atemübungen.

Feng Shui

Feng Shui bedeutet »Wind und Wasser« und beschäftigt sich damit, wie die Energie durch den Raum fließt – durch innere Räume wie unsere Wohnungen und Büros ebenso wie durch äußere Räume, beispielsweise Hügellandschaften, Straßenzüge und Wohnsiedlungen. Wie die Wissenschaft der Akupunktur, deren Meridiane eine Landkarte für den Fluß der Energie im Körper darstellen, zeichnet das Feng Shui die Landkarte unserer materiellen Umgebung mit bestimmten Merkmalen, welche den Fluß der Energie in der natürlichen Welt bestimmen. Landschaftsmerkmale wie Hügel, Bäume, Flüsse, Straßen und Gebäude absorbieren und lenken die Energie in einer bestimmten Gegend. Im Inneren eines Hauses tun Fenster, Wände, Möbel und andere Gestaltungselemente dasselbe.

Weil der Energiestrom so lebensnotwendig ist und ein Synonym für Leben und Gesundheit darstellt, versucht das Feng Shui, Orte zu finden oder zu gestalten, wo die Energie frei und ungehindert fließen kann. Diese Orte verleihen den Menschen, die dort wohnen, dann reichlich Energie und verhelfen ihnen dadurch zu Glück, Gesundheit, harmonischen Beziehungen und Wohlstand. Umgekehrt können die Leute in einer Umgebung, in der Energiemangel herrscht oder wo der Energiestrom behindert wird, an Störungen ihres eigenen Energiegleichgewichts leiden, die vielleicht zu Krankheiten, häuslichem Streit oder finanziellen Schwierigkeiten führen. Insofern ist Feng Shui eine Kunst, die Natur und Umgebung so gestaltet, daß eine Verbindung zwischen individuellem Wohlbefinden und gesunder Umgebung entsteht.

So könnte beispielsweise eine Familie, in der viel gestritten wird oder in der jemand chronisch krank ist, einen Feng-Shui-Berater konsultieren. Auch Geschäftsleute holen sich oft Rat bei Feng-Shui-Experten, um erfolgreicher tätig zu sein.

Gesundheitliche Störungen, Harmoniestörungen oder mangelnder Wohlstand weisen auf ein Ungleichgewicht im Energiestrom hin – oft auf ein Ungleichgewicht bei einem oder mehreren der Fünf Elemente. Feng-Shui-Berater empfehlen bestimmte Maßnahmen zur Beseitigung dieser Ungleichgewichte, wozu gehören kann, daß man die Möbel umstellt, die Landschaft verändert oder einen strategischen Gegenstand wie beispielsweise einen achteckigen Spiegel oder ein rotes Band in einem problematischen Bereich anbringt. Wie eine zusätzliche Ausfahrt auf einer Autobahn sorgen solche Maßnahmen dafür, daß der »Verkehrsstrom« der Energie zu einem neuen Muster findet. Es gibt viele Arten der Feng-Shui-Praxis, die verschiedene Möglichkeiten der Behandlung von Ungleichgewichten empfehlen. Die meisten Vorschläge in diesem Buch stammen aus der Arbeit der Schwarzhutsekte des Feng Shui, wie sie von Sarah Rossbach und Lin Yun in ihren Büchern zu diesem Thema beschrieben wird.

Eins der Werkzeuge des Feng Shui ist ein Achteck, das als *Bagua* bezeichnet wird (siehe Abbildung). Das Bagua ist eine Schablone – im wesentlichen eine Art Landkarte –, die spezifische Abschnitte eines Raums oder Grundstücks mit bestimmten Lebensbereichen wie beispielsweise Gesundheit, Reichtum etc. verbindet.

In der Praxis des Feng Shui wird das Bagua gewöhnlich über den Grundriß eines Raums oder Hauses gelegt, um zu bestimmen, welche Teile davon mit welchen Aspekten des Lebens korrespondieren. So entspricht etwa eine Wand im Westen den Kindern in einem Haushalt, während eine Ecke im Südosten Reichtum und Wohlstand repräsentiert. Die Wände und Möbel in diesen Teilen eines Raums können so gestaltet werden, daß sie sich auf die entsprechenden Lebensbereiche förderlich auswirken. Eine Wand im Westen kann durch spezifische »Heilmittel« des Feng Shui (wie Spiegel oder Pflanzen) stimuliert werden, um beispielsweise das Eintreten einer Schwangerschaft zu fördern oder um vorhandenen Kindern bei physischen oder emotionalen Problemen zu helfen. Es gibt zwar viele verschiedene Arten, das Bagua anzuwenden, doch ich beschränke mich in diesem Buch auf einige wenige einfache Strategien, mit denen man sein Heim so gestalten kann, daß es den Bagua-Korrespondenzen entspricht.

Die folgenden Kapitel zeigen, welche Rolle der Kreislauf der Fünf Elemente in der Akupunktur, bei der Ernährung, im Qi Gong und im Feng Shui spielt. Dem Weg vom Makro- zum Mikrokosmos folgend wird in jedem Kapitel ein Element beschrieben, zunächst wie es im Kosmos, in der Natur und in den allgemeinen Zyklen erscheint, um anschließend darauf einzugehen, wie es sich im einzelnen in unserem Körper und in gesundheitlicher Hinsicht auswirkt. Ich habe diesen Aufbau gewählt, damit die Leser Schritt für Schritt an die am stärksten körperlichen Aspekte der chinesischen Medizin herangeführt werden, um diese dann als klare Beispiele eines allgemeineren Musters zu erkennen. Die chinesische Medizin selbst unterscheidet jedoch nicht zwischen Medizin und Leben; der menschliche Körper läßt sich nicht von dem Umfeld trennen, in dem er existiert. Wer sich also versucht fühlt, die »philosophischen« Abschnitte in diesem Buch zu überschlagen, um schneller zur eigentlichen Medizin zu kommen, sei daran erinnert, daß die Philosophie die Medizin *ist.* Die einzelnen Übungen, Beispiele und Rezepte in jedem Kapitel sollen lediglich eine Anregung sein. Es gibt zahllose Möglichkeiten, zu einem Ausgleich der Elemente zu kommen, und die Beispiele können Ihnen als Sprungbrett für Ihre eigenen kreativen Experimente dienen.

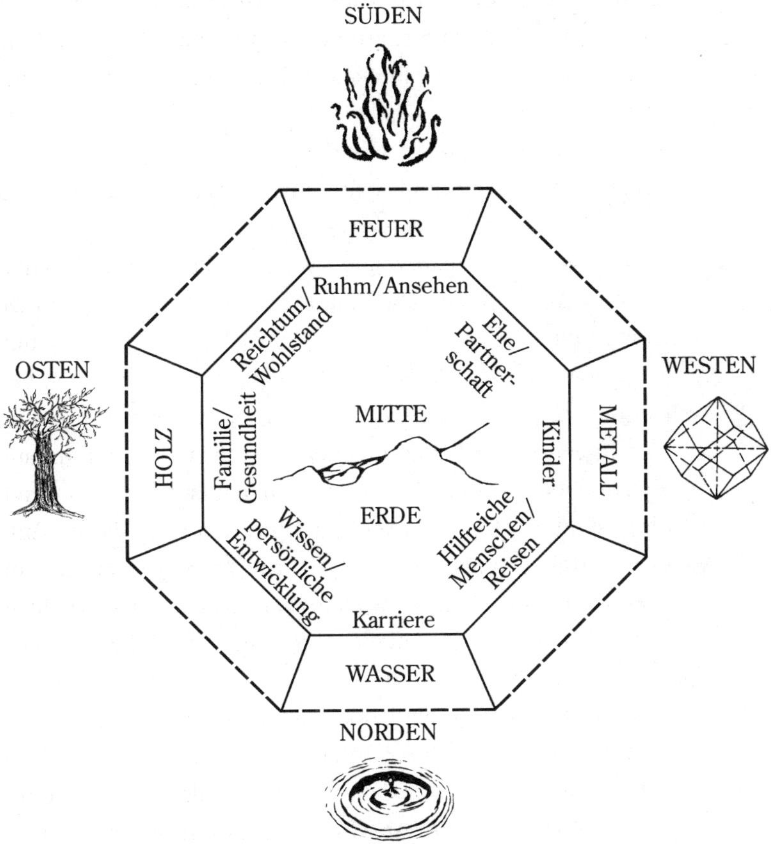

Das Bagua

Auf Feng-Shui-Karten wird der Süden traditionell oben eingezeichnet – im Gegensatz zu westlichen Karten, wo der Norden oben liegt.

1 Der Ursprung

Der Kreislauf der Fünf Elemente, der im Mittelpunkt der chinesischen Medizin steht, entspricht in seinem Innersten einem schlichten Kreis. Die Elemente – Holz, Feuer, Erde, Metall und Wasser – bilden die einzelnen Stationen im Verlauf dieses Kreises.

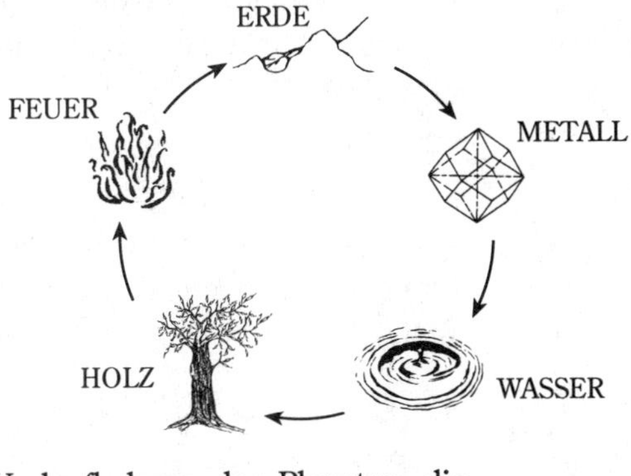

Wie auch andere Kreise früher Kulturen symbolisiert der Kreislauf der Fünf Elemente die Kontinuität des Lebens. Ein Kreis ist ohne Anfang oder Ende, also zeitlos. Er beschwört die Vorstellung herauf, daß der Wechsel von Tag und Nacht, die Umlaufbahnen der Planeten, die Mondphasen sowie die Abfolge von Tod und Wiedergeburt immer wieder aufs neue entstehen. In allen Kulturen der Welt, vom alten Europa über Asien, Afrika und Amerika, wurde der Kreis im Ritual und in der Kunst verwendet, um die Kontinuität und die zyklische Natur des Lebens darzustellen.

Einige der ersten von Menschen geschaffenen Kreise wurden während des Paläolithikums (ca. 35 000 bis 9000 vor Christus) auf Höhlenwände gezeichnet, wo sie vermutlich Fruchtbarkeit, Weiblichkeit und schöpferische Kraft anzeigen soll-

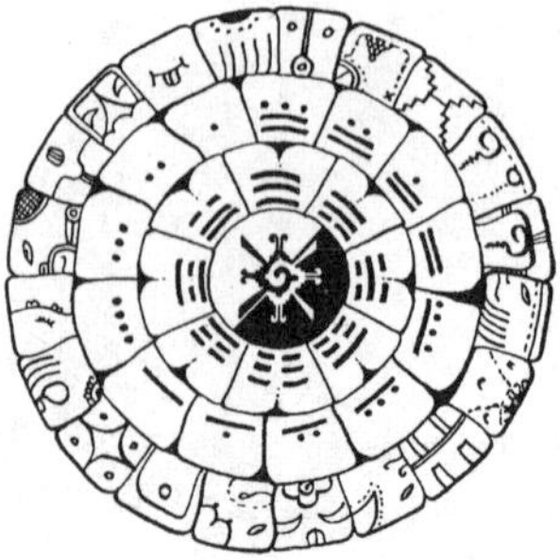

Maya-Kalender

ten. Rund wie Sonne und Mond erinnern uns Kreise an die Gesamtheit der kosmischen Schöpfung. Und wie die Eier, die alles Leben enthalten, lassen uns Kreise auch an den Mikrokosmos denken.

Viele der alten Kreise wurden benutzt, um die Zeit zu bestimmen, deren Ablauf sie als sich endlos wiederholenden Kreis beschrieben. Englands große Steinkreise wie beispielsweise der in Stonehenge sind Monumente für die einem bestimmten Muster folgenden Bewegungen der Sonne und der Planeten. Während die Planeten im Laufe des Jahres ihre Bahn am Himmel ziehen, werden sie immer zur gleichen Zeit in der Nähe bestimmter Steine sichtbar. Um diese Bewegungsabläufe herum sind ausgefeilte Rituale entwickelt worden, wie das Beispiel der dunklen Kammer in Newgrange, Irland, zeigt, in die vor über fünftausend Jahren komplizierte Zeichnungen eingeritzt wurden. Diese Zeichnungen waren (und sind immer noch) nur siebzehn Minuten im Jahr sichtbar, wenn zur Wintersonnenwende das Sonnenlicht durch ein Loch fällt, das genau zu diesem Zweck geschaffen wurde. Die Präzision, mit der solche Ereignisse berechnet wurden, läßt erkennen, daß diese Monumente zur Kennzeichnung zeremoniell bedeutsamer Zeiten benutzt wurden.

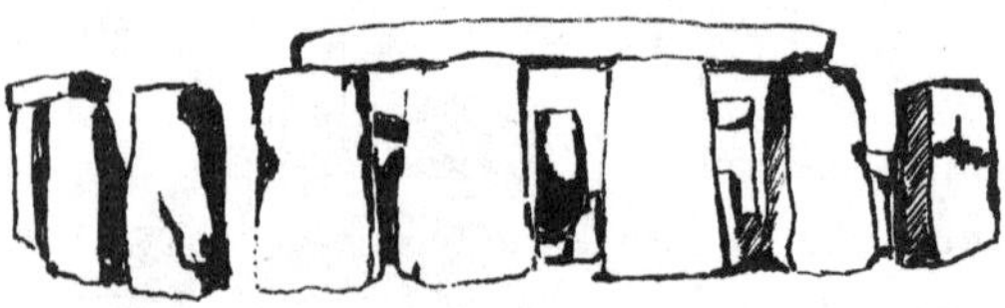

Stonehenge

Viele alte Kalender wurden als Kreise konzipiert, um den zyklischen Ablauf der Zeit darzustellen. Dies gilt beispielsweise für den großen aztekischen Sonnenkalender. Er integriert die Kreisläufe von Sonne und Mond und ordnet darin alles ein, von Saat und Ernte bis zu astrologischen Informationen. Die astrologischen Tierkreise in Europa, Indien und China vereinigen auf ähnliche Weise die Beziehungen zwischen Sonne, Mond, Planeten und bestimmten Ereignissen im menschlichen Leben. Sie bezeugen die regelmäßigen und kreisförmigen Abläufe der menschlichen wie auch der kosmischen Zeit.

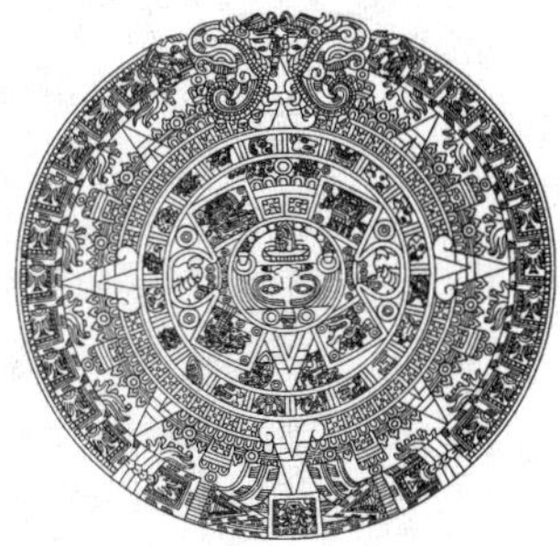

Aztekischer Kalender

Andere Kreise stellen nicht die äußere, sondern eher die innere oder spirituelle Zeit dar. Sie sind Landkarten des Universums innerer Erfahrungen und drücken die Vorstellung aus, daß das Leben eine Reise ist, auf die sich jeder von uns begibt. Das Bild eines Labyrinthes, das überall im alten Europa in den Felsen geritzt oder gemalt wurde, symbolisiert eine solche Reise – oft in Form eines Abstiegs in die Unterwelt mit nachfolgender Rückkehr in die Welt unseres Alltags. Solche Reisen verhelfen demjenigen, der sie unternimmt, zur Weisheit. Auf ähnliche Weise stellen auch Mandalas innere Erfahrungen in Form eines Kreises dar. Tibetische Sandmandalas haben vielschichtige Bedeutungen: Sie bilden unter anderem das Universum ab, die Paläste erleuchteter Wesen, den Mutterschoß, aus dem der Buddha hervorging, so-

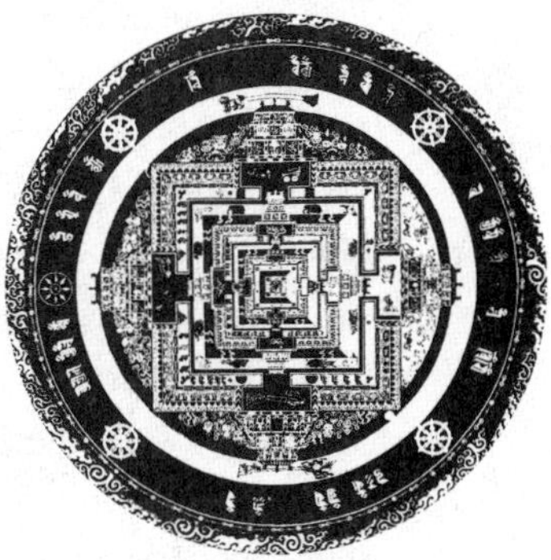

Tibetisches Mandala

wie die Fünf Elemente. Außerdem bilden sie einen Orientierungsrahmen für spezielle Meditationstechniken.

Wie ein Mandala stellt das Medizinrad der indianischen Ureinwohner Amerikas eine Landkarte dar, auf der zahlreiche Gebiete verzeichnet sind: der materielle Bereich der Erde, der metaphysische Bereich des Geistes und der innere Bereich der persönlichen Entwicklung. Jede Himmelsrichtung (Norden, Süden, Osten, Westen) repräsentiert eine spezielle Art von Wissen und Verständnis: Initianden begeben sich auf innere »Reisen«, die sie um den Kreis der vier Himmelsrichtungen führen, und integrieren dabei die einzigartigen Weisheiten jeder einzelnen Richtung. So werden sie mit jedem Schritt ihrer Reise immer vollständiger.

Diese Zyklen und Kreise sind wichtig, weil man darin sowohl Veränderung als auch Regelmäßigkeit als beständige Züge des Lebens erkennt. Der Lauf der Zeit, der Reise, des Wachstums, das sind Veränderungen, die wie eine Melodie über den rhythmischen Wiederholungen unserer natürlichen Kreisläufe liegen. Gemeinsam schaffen sie eine Musik, die es uns ermöglicht, uns in geordneten Bahnen zu verändern und zu wachsen. Schamanen und Heiler wußten seit Anbeginn der Zeit, daß wir unsere Bande zum Rest der Schöpfung stärken, wenn wir lernen, in Harmonie mit dieser natürlichen Musik zu leben, statt dagegen anzukämpfen. Auf der mikrokosmischen Ebene führt das zu einer besseren Gesundheit und zu einem längeren Leben, auf der makrokosmischen Ebene zu harmonischen Beziehungen und einem gesünderen Planeten.

Wie andere Kreise auch verbindet der Kreislauf der Fünf Elemente das menschliche Handeln mit den natürlichen Rhythmen des Universums. Er wurde wie ein Kalender benutzt, um die Zeit aufzuzeichnen, und diente wie ein Kompaß zur Orientierung im Raum, wo er die Bewegungen des Himmels und Ereignisse auf der Erde vorhersagbar machte, einen Orientierungsrahmen für Medizin, Psychologie, Musik und sogar für den Aufstieg und Fall von Herrschern bildete. Außerdem benutzt man ihn ähnlich wie das Medizinrad als Landkarte für die innere Lebensweise und das spirituelle Wachstum.

> *Gemeinsam bilden die Äther des Universums eine Einheit; getrennt bilden sie das Yin und Yang; in vier geteilt bilden sie die vier Jahreszeiten; noch weiter unterteilt bilden sie die Fünf Elemente. Diese Elemente repräsentieren Bewegung.*
>
> Tung Chung-Shu

Mit ihren zahllosen Bedeutungen sind die Fünf Elemente keine Elemente im klassischen Sinn (wie die vier Elemente im alten Griechenland), weil sie keine statische Materie sind. Statt dessen entsprechen sie eher Phasen einer größeren Bewegung. Tatsächlich übersetzt man die chinesischen Zeichen für die Fünf Elemente oft mit dem Begriff »Fünf Wandlungsphasen«. Viele Praktiker bevorzugen diese Übersetzung, weil sie die Bewegung, die der Kreislauf selbst beinhaltet, besser ausdrückt. Da der Begriff der Fünf Elemente in diesem Bereich jedoch zum Standard geworden ist, benutze ich ihn in diesem Buch, obwohl ich mir seiner Grenzen bewußt bin.

Die Ursprünge des Kreislaufs der Fünf Elemente liegen im Taoismus und in den schamanischen Religionen des alten China. Zeitweise untrennbar verbunden, betonen sowohl taoistische als auch schamanische Praktiken die Harmonie mit der Natur als Lebensnorm und Grundlage des Rituals. Der Kreislauf der Fünf Elemente ist wahrscheinlich im zweiten oder dritten Jahrtausend vor Christus entstanden – etwa zur

Zeit der alten Ägypter. Die ältesten noch erhaltenen Aufzeichnungen stammen jedoch aus dem dritten und vierten Jahrhundert vor Christus und werden einem Mann namens Tsou Yen zugeschrieben, dessen Werk Gedanken zusammenfassend ordnet, die offenbar weit verbreitet, aber bis dahin nicht schlüssig interpretiert worden waren. Seine Schriften führen den Kreislauf der Fünf Elemente in seiner heute noch verwendeten Form ein.

Die Fünf Wandlungsphasen Tsou Yens – Holz, Feuer, Erde, Metall und Wasser – werden als Kreis dargestellt und zeigen die Stadien des Wachstums und Verfalls, die allen Lebensvorgängen innewohnen. Holz repräsentiert Geburt und frühes Wachstum, Feuer gehört zum Höhepunkt der Entwicklung, Erde beschreibt Wandel und Ausgleich, Metall herrscht über den Verfall, und Wasser repräsentiert Tod und Erneuerung. Man nimmt an, daß die Lebensvorgänge sich im Kreis fortbewegen, von Holz zu Feuer zu Erde zu Metall zu Wasser und wieder zurück zum Holz, erst wachsend, dann abnehmend, dann sich erneuernd und wieder wachsend. Die Kontinuität dieses Kreislaufs läßt sich am leichtesten erfassen, wenn man ihn mit dem Kreislauf der Jahreszeiten vergleicht, wobei das frühe Wachstum des Holzes mit dem Frühjahr korrespondiert, die Aktivität des Feuers einen Bezug zum Sommer hat, der abnehmende Aspekt des Metalls dem Herbst entspricht und die Ruhe des Wassers wie der Winter ist. Wandel und Ausgleich des Erd-Elementes entsprechen dem Spätsommer ebenso wie die Sonnenwenden und Tag-und-Nacht-Gleichen, welche die Wendepunkte der Jahreszeiten sind.

Der Kreislauf selbst soll aus dem universellen Einen hervorgegangen sein, welches als *Tao* bezeichnet wird. Es wird gewöhnlich als »der Weg« übersetzt, ist jedoch eigentlich unnennbar und unergründlich. Im *Tao te king,* dem wichtigsten Quellenbuch des Taoismus, heißt es, »das Tao, das sich aussprechen läßt, ist nicht das ewige Tao«, denn darüber zu sprechen verstößt gegen das innere Wissen, durch welches es gekennzeichnet ist. Über das Wesen des Tao sind viele philosophische Werke geschrieben worden, aber im Hinblick auf dieses Buch kann man das Tao teilweise als eine Art Suppe aus der Essenz des Universums verstehen. Diese Suppe erschafft sich selbst ständig neu und existiert in jedem Augenblick, wobei sie unserer materiellen Welt zugrundeliegt und ihr Gestalt verleiht. Alle Dinge gehen daraus hervor und kehren zu ihr zurück, aber das Tao selbst enthält keine Teilchen oder Planeten oder Lebensformen. Man sagt, es »gebäre« den *Weg* und durch ihn alles andere im Universum. Deshalb sind die Samen aller Gegenstände, aller Geschöpfe, aller Ideen, aller Zeiten und aller Räume im großen universellen Tao verschmolzen. Es ist die Quelle und der Ursprung des Lebens, wie wir es kennen.

Der Kreislauf der Fünf Elemente geht aus dem Tao hervor und ist Ausdruck all jener Aspekte des Tao, die vergänglich und veränderlich sind. Während das Tao selbst weder vergänglich noch veränderlich ist, sind seine Manifestationen auf der Erde und im Himmel beides. Der Kreislauf der Fünf Elemente ist ein Zeugnis dieser Veränderungen und stellt die Muster des Wandels dar, die allem Leben gemeinsam sind. Stärker als ein reines Zeitmaß verwendet der Kreislauf der Fünf Elemente ein ausgefeiltes System von Entsprechungen, um einer Fülle von Lebenserfahrungen Ordnung und Rhythmus zu verleihen.

Von Anfang an wurden jedem einzelnen Element bestimmte Aspekte der Erfahrung zugeordnet. Jahreszeiten, Körper-

	HOLZ	FEUER	ERDE	METALL	WASSER
Jahreszeit	Frühling	Sommer	Sonnenwenden und Tag-und-Nacht-Gleichen	Herbst	Winter
Richtung	Osten	Süden	Mitte	Westen	Norden
Farbe	Grün	Rot	Gelb/Braun	Weiß	Schwarz/Blau
Klimafaktor	Wind	Hitze	Feuchtigkeit	Trockenheit	Kälte
Klang	Rufen	Lachen	Singen	Weinen	Stöhnen
Emotion	Zorn	Freude	Grübeln	Traurigkeit	Angst
Geschmack	sauer	bitter	süß	scharf	salzig
Yin-Organ	*Leber*	*Herz/Perikard*	*Milz*	*Lunge*	*Nieren*
Yang-Organ	*Gallenblase*	*Dünndarm/Dreifacherwärmer*	*Magen*	*Dickdarm*	*Blase*
Körperöffnung	Augen	Ohren	Mund	Nase	After, Harnröhre

organe, Emotionen, Geräusche, Farben, Richtungen und klimatische Faktoren wurden auf die Fünf Elemente verteilt. Das Holz-Element sollte beispielsweise mit dem Frühling, der Farbe Grün, dem Klimafaktor Wind, mit *Leber* und *Gallenblase,* dem Gefühl des Zorns, dem sauren Geschmack, dem Osten und so weiter korrespondieren. Das Feuer-Element sollte dem Sommer, der Farbe Rot etc. entsprechen (siehe Tabelle).

Die Entsprechungen erlauben demjenigen, der chinesische

Medizin praktiziert, Krankheiten auf verschiedene Weise unter emotionalen, körperlichen, räumlichen oder ernährungsspezifischen Aspekten zu diagnostizieren und zu behandeln.

Obwohl niemand weiß, woher die Entsprechungen stammen, gehören sie zu den wichtigsten Grundlagen der chinesischen Medizin. Man vertraut darauf, und dies umso mehr, als sie sich über Tausende von Jahren praktisch bewährt haben. Die Entsprechungen selbst sind jedoch nur ein Teil des Kreislaufs der Fünf Elemente. Der andere Teil besteht aus den Theorien über die Wechselwirkungen der Elemente. Verknüpft man die Entsprechungen mit diesen Theorien, wird der Kreislauf der Fünf Elemente zu einem System, das auf viele Situationen angewendet werden kann. Es zeigt, wie Körperteile, Menschen, andere Lebewesen und Götter zueinander in Beziehung stehen.

Die Beziehungen zwischen den Elementen werden im folgenden zusammengefaßt:

★ *Alle Dinge bestehen aus den Fünf Elementen.* Alle Gegenstände, Situationen und Abläufe können unter dem Aspekt der Fünf Elemente betrachtet werden.
★ *Jede Phase des Kreislaufs der Fünf Elemente kann unendlich in ihre Einzelbestandteile zerlegt werden.* Im Verlauf eines 24-Stunden-Tages wird der Morgen beispielsweise dem Element Holz zugeordnet, aber der Morgen selbst kann in fünf weitere Abschnitte unterteilt werden, wobei das Morgengrauen und die Zeit des Aufwachens die am stärksten holzähnliche Phase des Morgens ist, während Aufstehen, Ankleiden und der Weg zur Arbeit eher dem Element Feuer zugerechnet werden, und so weiter.

★ *Die Fünf Elemente erzeugen sich stets gegenseitig.* Es heißt, daß jedes Element im Kreislauf der Fünf Elemente das nachfolgende Element hervorbringt oder dessen »Mutter« ist und gleichzeitig aus dem vorhergehenden entstanden (oder dessen »Kind«) ist. Holz geht beispielsweise aus Wasser hervor und schafft seinerseits das Feuer. Feuer schafft Erde, Erde schafft Metall, und Metall schafft Wasser. Diese Beziehung nennt man den Kreislauf der Erzeugung.

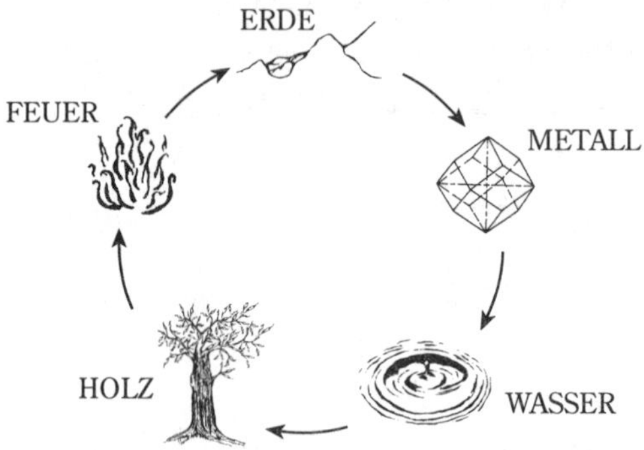

★ *Die Fünf Elemente verbrauchen und kontrollieren sich stets gegenseitig.* Dies führt zu einem Ausgleich im Kreislauf der Erzeugung und verhindert, daß ein einzelnes Element unverhältnismäßig stark wird. Einerseits verbraucht jedes Element die Kräfte seiner »Mutter«, um selbst existieren zu können. Wasser verbraucht Metall, aus dem es hervorgeht, und schafft auf diese Weise einen gewissen Ausgleich. Darüber hinaus stehen die Elemente jedoch in einem Kreislauf der Kontrolle, der einen aktiveren Ausgleich erlaubt. Im Kreislauf der Kontrolle hat jedes Element die Macht, ein anderes zu kon-

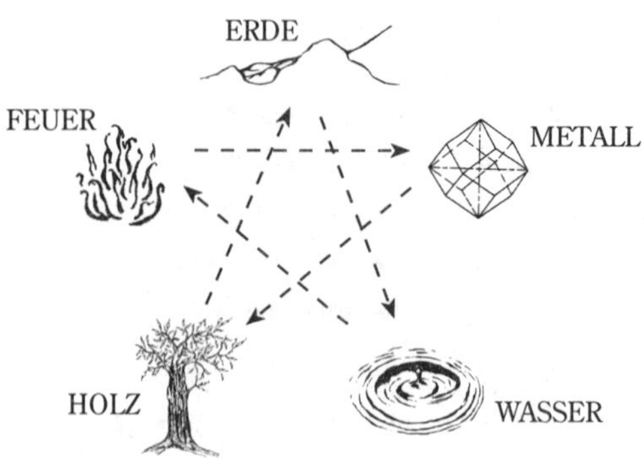

trollieren und zu verringern, genauso wie es selbst von einem anderen kontrolliert wird. Holz kontrolliert Erde, Erde kontrolliert Wasser, Wasser kontrolliert Feuer, Feuer kontrolliert Metall, und Metall kontrolliert Holz.

Gemeinsam bestimmen die Kreisläufe der Erzeugung und Kontrolle, in welchem Verhältnis jedes Element zu den anderen steht.

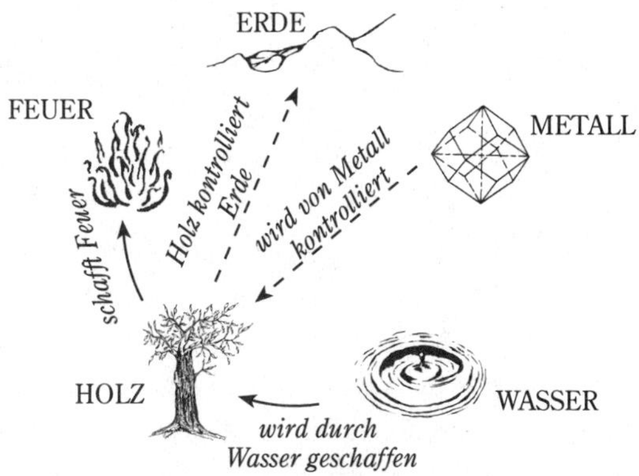

★ *Die Fünf Elemente verwandeln sich ineinander, und jedes enthält den Samen aller anderen.* Die Grenzen zwischen den Elementen sind fließend. Was ein Mensch als Wasser bezeichnet, ist für einen anderen Metall, oder es kann sich je nach Lage der Dinge in Feuer oder Holz verwandeln. Weil der Kreislauf Veränderungen darstellt, gehört diese Wandlungsfähigkeit mit dazu.*

Die oben erläuterten fünf »Gesetze« der Fünf Elemente sind ursprünglich aufgestellt worden, um sie auf einen anderen großen Kreislauf des chinesischen Denkens anzuwenden – die Polarität von Yin und Yang. Jede Auseinandersetzung mit der chinesischen Medizin muß diese Dualität einschließen,

* Diese fünf »Gesetze« wurden ursprünglich von Ted Kaptchuk in *Das große Buch der chinesischen Medizin* auf das Yin und Yang angewendet. Ich habe mir die Freiheit genommen, sie auf den Kreislauf der Fünf Elemente zu übertragen.

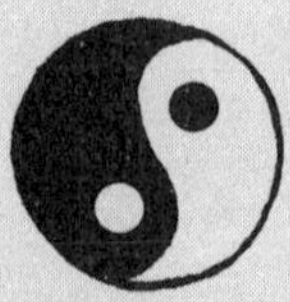

Das Yin-Yang-Symbol, auch als Taiji (oder Monade) bezeichnet, stellt das ständige Wechselspiel zwischen Yin und Yang dar, das von denselben Schöpfungsgesetzen beherrscht wird, die man auf die Fünf Elemente anwendet. Man erkennt in den gebogenen Formen, wie das Yin aus dem Yang und das Yang aus dem Yin entsteht; wie jedes den Samen des jeweils anderen enthält (dargestellt durch die Kreise); wie jedes das jeweils andere verbraucht, während es wächst und sich in das andere verwandelt, um einen ständigen Fluß der Energie zu erzeugen.

die das Wirken des gesamten Universums auf eine einzige Dynamik zurückführt: Das Zusammenspiel von positiven und negativen Energien. Auch als männlich oder weiblich oder im Sinne von Form und Funktion interpretiert, bezeichnen diese übergeordneten Kräfte keine bloßen Gegensätze, sondern komplementäre Teile eines jeden Ganzen wie oben und unten, Anfang und Ende oder Kopf und Zahl einer Münze.

Jeder Gegenstand, jede Handlung, jede Eigenschaft kann in Yin- und Yang-Aspekte unterteilt werden, welche nicht vom Ganzen zu trennen sind. Yang steht für alles, was sich ausdehnt, sich bewegt, wächst, hell, warm, männlich und aktiv ist, während Yin die Kräfte bezeichnet, die dunkel, still, zusammengezogen und nach innen gerichtet, passiv, weiblich, kühl und verfallend sind.

Die Polarität von Yin und Yang half den Taoisten, die innere Dynamik aller Dinge zu interpretieren. Sie ergänzte das alte Universum um eine subtile Dimension, indem sie davon ausging, daß jede Wahrheit mindestens zwei Seiten hat. Da alle Dinge über Yin- oder Yang-Eigenschaften verfügen, ließ sich auf diese Weise jede Beziehung ausleuchten.

YIN	YANG
Schattenseite eines Hügels	Sonnenseite eines Hügels
Erde	Himmel
Kälte	Wärme
Mond	Sonne
passiv	aktiv
massiv	hohl
weiblich	männlich
empfangend	aussendend
zusammen-ziehend	aus-dehnend
Substanz	Essenz
abwärts	aufwärts
Nacht	Tag
dunkel	hell

Obwohl der Kreislauf der Fünf Elemente und das Prinzip von Yin und Yang sich getrennt voneinander entwickelten, wurden beide oft zusammen angewendet, um natürliche Phänomene zu beschreiben. Bisweilen sind sie völlig miteinander verwoben, und in der Zeit der Han-Dynastie (206 vor Christus bis 221 nach Christus) entstanden Formen der chinesischen Medizin, die sich stark auf beide Systeme bezogen. Wenn man den Kreislauf der Fünf Elemente im Zusammenhang mit dem Prinzip von Yin und Yang betrachtet, erscheint er wie eine weitere Unterteilung der ursprünglichen Dualität; jedes Element repräsentiert ein spezielles Verhältnis von Yin und Yang.

In diesem Sinne gilt Holz als das erste Element innerhalb des Kreislaufs. Es repräsentiert das frühe Yang – den Beginn der Yang-Phase. Ein Kind oder eine Idee in der Holz-Phase des Kreislaufs der Fünf Elemente zeigt charakteristische Eigenschaften des frühen Yang wie Geburt und Wachstum, Expansion und Jugend. Auf Holz folgt Feuer. Es repräsentiert das absolute Yang – ein Stadium, in dem Bewegung und Aktivität so sehr Yang sind wie sie nur sein können; ein Planet oder eine Geschichte in der Feuer-Phase befindet sich auf dem Höhepunkt des Wachstums. Gemeinsam bilden Holz und Feuer die Yang-Hälfte des Kreislaufs.

Auf Feuer folgt Erde. Sie kennzeichnet den Übergang und enthält Yin und Yang zu gleichen Teilen. Lebewesen in der Erd-Phase verwandeln sich von Yang in Yin.

Alles, was ein Indianer tut, findet in Kreisläufen statt, weil die Energie der Welt immer in Kreisen wirkt und alles daransetzt, rund zu sein … Der Himmel ist rund, und ich habe gehört, die Erde sei rund wie ein Ball, und ebenso alle Sterne. Wenn der Wind seine größte Kraft erreicht, wirbelt er im Kreis. Vögel legen ihre Nester kreisförmig an, denn ihre Religion ist wie die unsere … Sogar die Jahreszeiten bilden in ihrem Ablauf einen großen Kreis und kommen immer wieder an ihren Ausgangspunkt zurück. Das Leben eines Menschen bildet einen Kreis von Kindheit zu Kindheit, und so ist es bei allem, das von Energie bewegt wird.

Schwarzer Elch, Oglala Sioux

Metall entspricht dem frühen Yin. In der Metall-Phase wächst eine Blume oder eine Meereswelle nicht weiter, sondern hat angefangen, sich zu konsolidieren, und der Verfall beginnt. Wasser ist die Phase des absoluten Yin. Lebewesen und Ereignisse in der Wasser-Phase befinden sich in absoluter Ruhe – es gibt kein Wachstum mehr, nicht einmal mehr Verfall, sondern Tod oder Schlaf sind bereits eingetreten und bereiten einen neuen Anfang vor. Metall und Wasser bilden gemeinsam den Yin-Teil des Kreislaufs der Fünf Elemente.

Ebbe und Flut, wie sie vom Kreislauf der Fünf Elemente und vom Prinzip des Yin und Yang beschrieben werden, sind Aspekte allen Wachstums. Man findet sie in Lebewesen wie Menschen und Pflanzen, in unbelebten Einheiten wie Zivilisationen und Karrieren und in kreativen Prozessen wie Schreiben oder Bauen. So drückt sich das große Rad des Lebens in vielen Aspekten unserer Erfahrungen aus und verleiht ihnen wie lebendigen Organismen Geburt und Tod, Kampf und Wandel.

Den Anfang des Kreislaufs bildet die Holz-Phase, in der das Qi sich verdichtet und Gestalt annimmt. Wenn die gewaltige Energie des Holzes ins Dasein tritt, beginnt der Prozeß des Lebens.

2 Das Holz-Element

Holz, das erste Element im Kreislauf der Fünf Elemente, kennzeichnet die Schöpfung – die Geburt, das Leben und die folgende Entwicklung. Als Verbindungsglied zwischen Himmel und Erde verwandelt die schöpferische Kraft des Holzes himmlische Energie in irdische Gestalt. Die Bäume, die das Holz-Element verkörpern, gelten überall auf der Welt als Symbole der Schöpfung und des Wachstums. Dumuzi, der alte sumerische Vegetationsgott der Steppe, galt als der Baum des Lebens, und im Garten Eden gab es den Baum des Lebens und den Baum der Erkenntnis, welche die göttliche Schöpferkraft repräsentierten. Weihnachtsbäume – und die heidnischen immergrünen Pflanzen, die ihre Vorläufer waren – beschwören die Geburt des Lichtes und des Heilands mitten im dunklen Winter. In Japan ist es üblich, für jedes neugeborene Kind einen Kirschbaum zu pflanzen, während die Israelis Bäume für Verstorbene pflanzen, um in ihrem Namen immerwährendes Leben zu sichern. Sowohl die alten Germanen als auch die Maya kannten einen Weltenbaum als zentralen Pfeiler, um den herum das Universum aufgebaut war. Wakah Chan, der Weltenbaum der Maya, bildete das Zentrum des Uni-

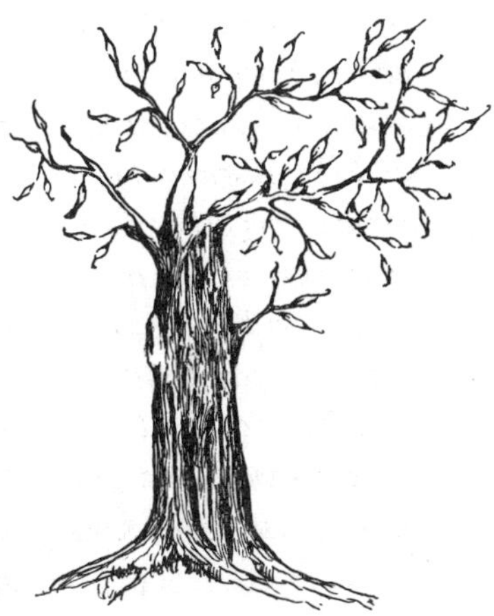

versums und seine Zweige trugen die vier Himmelsecken. Für die Buddhisten repräsentiert der Bodhi-Baum *(ficus religiosa)* das spirituelle Erwachen, denn unter diesem Baum erlangte der Buddha seine Erleuchtung.

Die alten Kelten verehrten Bäume als spirituelle Wesen – jeder Baum verfügte über seine einzigartige Weisheit. Alphabet und Kalender der Kelten basierten auf Baumnamen, so daß die Zeit und alles niedergeschriebene Wissen Geschenke der Baumgeister waren. In der keltisch-irischen Sprache bedeutete das Wort für »Bäume« sogar gleichzeitig »lernen«. Besonders verehrt wurde die Eiche – *Duir* –, die als König der Bäume auf den wichtigsten Buchstaben des keltischen Alphabets (D) hinwies und dem zentralen Monat des Kalenders, der als Duir bezeichnet wurde, seinen Namen gab.

Im Kreislauf der Fünf Elemente symbolisiert Holz den Neubeginn – Geburt, Wachstum und Entwicklung. Dies ist die Phase, in der neues Leben Gestalt annimmt und etwas *wird,*

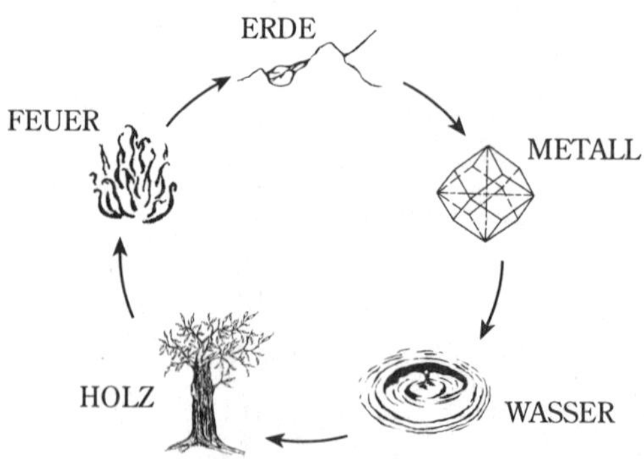

wie eine Sprosse, die mit Hilfe von Wind, Wasser und Licht zu einem Stamm heranwächst. Im Kreislauf der Erzeugung als Kind des Wassers definiert, geht Holz aus dem ungeteilten Ganzen hervor und läßt verschiedene individuelle Formen entstehen. Im Kreislauf der Kontrolle wird Holz durch Metall kontrolliert, dessen Schärfe das Holz schneidet und sein Wachstum begrenzt oder ihm Richtung gibt.

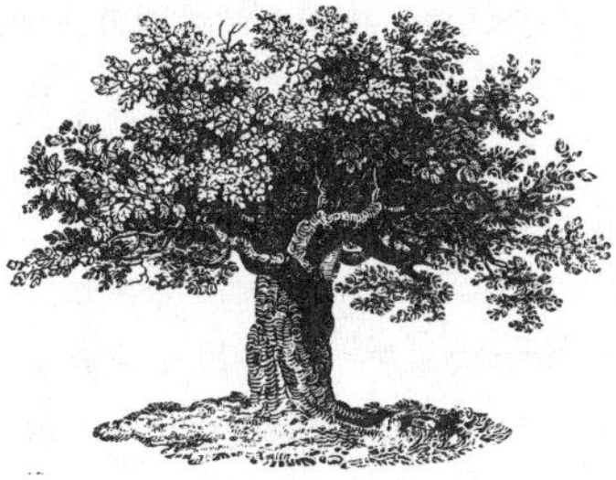

Duir (Eiche)

Die Eiche (links), in der keltisch-irischen Sprache *Duir* genannt, repräsentiert den zentralen Konsonanten des irischen Alphabets (D) und den zentralen Monat des traditionellen druidischen Kalenders. Die Birke, *Beth*, entspricht dem ersten Konsonanten des Alphabets und dem ersten Monat des Kalenders.

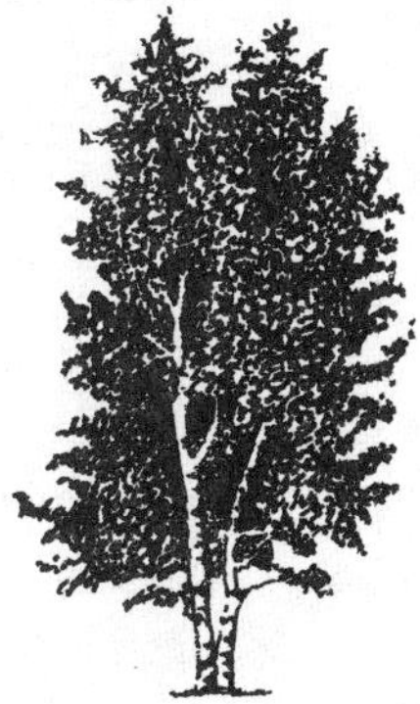

Beth (Birke)

Mit ihren zahlreichen Zweigen, Ästen und Wurzeln verbinden die Bäume in der Natur Himmel und Erde. Während sie sich mit ihren Wurzeln fest in der Erde verankern, können sich Bäume durchaus biegen und drehen, wenn sich die Umweltbedingungen verändern. Sie wachsen mit ihrem Stamm dem Licht entgegen, biegen sich im Wind und drehen sich um Hindernisse. Diese Kombination von Festigkeit und Flexibilität ist der Schlüssel für die Überlebensfähigkeit des Baumes und ein wichtiges Kennzeichen der Holz-Phase: Sie erlaubt Wachstum in Anpassung an die Umwelt und schafft komplexe Systeme, die miteinander in Wechselwirkung stehen.

Auf der körperlichen Ebene verwandeln Lebewesen in der Holz-Phase Energie (die als potentielle Energie während der Wasser-Phase gespeichert war) in Materie. Die Photosynthese im Pflanzenbereich ist ein perfektes Beispiel für diese Metamorphose. Während der Photosynthese verwandeln die Zellen in grünen Pflanzen die Energie, welche im Sonnenlicht gespeichert war, in Kohlenhydrate, die die festen Blätter,

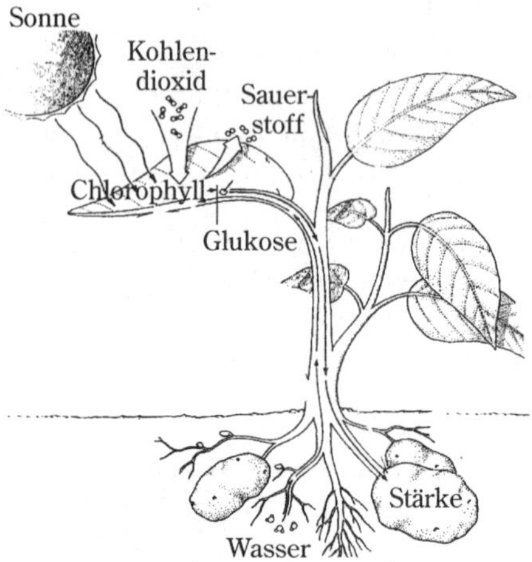

Während der Photosynthese verwandeln Pflanzen Sonnenlicht und Wasser in Stärke – und schaffen dadurch Materie aus Energie.

Stengel und Wurzeln der Pflanzen bilden. Weil die Pflanzen ständig auf diese Weise Energie in Materie umwandeln, repräsentieren sie beispielhaft die Holz-Phase, aber im Grunde beruht jedes Wachstum auf Holz-Energie, sei es nun ein Muskel, ein Kind oder ein Bauplan.

Im Kreislauf der Jahreszeiten entspricht das Holz-Element dem Frühling, wenn aus den Energien, die im kalten Winter geruht haben und gekeimt sind, zahllose neue Formen entstehen. Samen, Knollen und Knospen bilden explosionsartig individuelle Stengel und Wedel, während Bäume und Sträucher, die gestern noch kahl waren, plötzlich durch Schößlinge und Blätter verwandelt werden. Dieses Wachstum – schnell und exponential – verkörpert die Holz-Energie.

Die Explosion des Lebens, die der Frühling hervorbringt, findet man bei den Tieren genauso wie bei den Pflanzen. Als Zeit der Geburt bei vielen Tierarten (einschließlich der meisten Säugetiere und Vögel) ist der Frühling durch neues Leben gekennzeichnet. Tiere, die aus dem Winterschlaf kommen, beginnen ebenfalls ein neues Leben, wenn sie aus dem Mutterleib des Schlafs hervorkommen und erneut den Prozeß des Überlebens beginnen. Im Frühjahr werden jeden Tag neue Formen und neue Lebewesen geschaffen.

Das Morgengrauen kündigt die Holz-Phase des Tages an – den Morgen, der geboren wird, während die Sonne aufgeht. Der Tag nimmt morgens seine Gestalt an, wenn sich bestimmte Wettermuster zeigen und Zeitpläne, Stimmungen und Ereignisse zusammentreffen, die seinen Ablauf bestimmen. Obwohl sich die Bedingungen im Lauf des Tages immer wieder ändern, ist es genau die Grenze der Morgendämmerung, die über den Tag entscheidet und ihn formt. Es ist die Holz-Energie, die diese Phase beherrscht und die wir einsetzen, wenn wir den Tag planen und zu gestalten beginnen.

Beim Bau eines Hauses entspricht die Holz-Phase dem Planungsstadium: Das Grundstück wird ausgewählt, der Bauplan gezeichnet, die Finanzierung kalkuliert und das Material gekauft. Das Gebäude nimmt seine Form an, wenn man über die Pläne und Materialien entschieden hat, genauso wie ein Sproß allmählich die Form der Pflanze annimmt, die aus ihm entstehen wird. Der Aufbau jedes neuen Vorhabens, sei es nun ein Geschäft oder eine Baseball-Mannschaft, gleicht einer Holz-Phase. Zur Holz-Phase jeder kreativen Idee – die Möblierung eines Raums, das Schreiben einer Geschichte, das Planen eines handwerklichen Objektes oder einer Investition – gehören die Ideensammlung, Planung und Untersuchung, was zu tun ist und wie man seine Ziele erreicht. Von dem Moment an, wo einem die Idee in den Sinn kommt, bis zu dem Augenblick, wo man sie auf den Weg gebracht hat, herrschen die kreativen Energien des Holz-Elementes vor. Wie andere Aktivitäten der Holz-Phase gleicht der Prozeß der Verwirklichung einer Idee einem Geburtsvorgang: Er verleiht der Energie dieser Idee ihre Gestalt.

Insofern ist jedes kreative Handeln mit der Holz-Phase verbunden. Obwohl die Quelle kreativer Ideen im Wasser liegt, gehört das Handeln, das sie umsetzt, zum Holz-Element.

Zu Beginn ist jede neue Idee oder Vorstellung formlos – sie tritt als einzelne Idee aus der Wasser-Phase hervor. Aber dann nimmt sie Gestalt an, indem wir sie ausschmücken und mit Bildern, Plänen und Einzelheiten versehen. Dieser Vorgang verleiht dem ursprünglichen Funken seine äußere Form. Es handelt sich also um einen Wachstumsprozeß, welcher auf Holz-Energien beruht.

Auf ähnliche Weise entspricht die Holz-Phase dem Abschnitt des Menstruationszyklus, in dem sich der Uterus auf die Einnistung des befruchteten Eis vorbereitet. Sieben bis vierzehn Tage (nach Beendigung der Menstruation) baut sich in der Gebärmutter eine dicke Schleimhautschicht auf, die einem eventuell vorhandenen befruchteten Ei die Entwicklung ermöglicht. Dieser Aufbau und diese Vorbereitung sind Zeichen des Wachstums, die das Holz-Element verkörpern.

Auf der kosmischen Ebene entspricht die Holz-Phase dem Urknall – der Geburt des Universums – und dem frühen, schnellen Wachstum, das so viele neue Lebensformen entstehen ließ. Physiker vermuten, daß alle Atome – also die gesamte Materie – im Universum in den ersten Stunden nach dem Urknall entstanden sind. Diese augenblickliche Schöpfung weist auf einen klaren Abschied von der formlosen Leere hin, die zuvor bestanden hatte. Sie ist ein Kennzeichen der Holz-Phase, in der Materie aus dem Nichts hervorging. Als sich die Form aus der formlosen Energie bildete, wurde ein ganzes Universum geschaffen: So explosiv ist die Kraft der Wasser-Energie.

Der Klimafaktor, der zum Holz gehört, ist der Wind. Er

> *Die übernatürlichen Kräfte des Frühlings schaffen im Himmel den Wind und auf der Erde das Holz. Im menschlichen Körper schaffen sie die Leber und die Sehnen; sie schaffen die grüne Farbe ... und sie geben der Stimme die Fähigkeit zu rufen ... sie schaffen die Augen, den sauren Geschmack und das Gefühl des Zorns.*
>
> Der Klassiker des Gelben Kaisers zur Inneren Medizin

drückt die Holz-Energie im großen kosmischen Drama aus. Seine Kraft, Bewegung und Richtung zu verleihen, stellt die Spannung zwischen Festigkeit und Flexibilität auf einer dem Menschen übergeordneten Ebene dar. In der Sprache des Wetters ist der Wind der Vorbote der Veränderung – das kosmische Äquivalent der Flexibilität. Seine Böen befördern Samen und Insekten von einem Ort zum anderen und verändern im Laufe der Zeit die in einem Gebiet vorherrschende Fauna und Flora. So ist der Wind im Grunde ein Agent des Wandels, der neue Ideen hervorbringt und alte auf andere Weise anordnet. Jede neue Situation oder Idee, der wir gegenüberstehen, ist wie ein Windstoß aus dem Hinterland. Er fordert unser Holz-Element auf, sich dem neuen Einfluß in seinem Wachstum flexibel anzupassen. Die »Winde der Veränderung« sind die unvorhersehbaren Ereignisse des Lebens, die Überraschungen, die uns auffordern, unsere bisherige Sicht von uns selbst oder unsere Pläne zu überdenken.

Wenn der Wind beispielsweise durch eine Windmühle oder ein Großsegel kanalisiert wird, entsteht daraus ein kraftvolles Werkzeug, das die kreativen und bestimmenden Energien des Holz-Elements deutlich macht. Wind, der auf diese Weise konzentriert wird, kann Maschinen oder Segelschiffe antreiben. Aber Wind in Gestalt von Wirbelstürmen kann auch verheerend wirken. Er kann einen ohnehin kalten Tag noch frostiger machen oder bei trockenem Klima erschöpfende Santa-Ana-Winde bringen. Die ungezügelte Kraft des Windes schafft Chaos und Zerstörung. In der chinesischen Medizin ist Wind auch ein Krankheitsfaktor, der bei körperlicher Abwehrschwäche Erkältungen und andere Infektionskrankheiten verursachen kann. Vor allem am Kopf, im Nacken und im oberen Teil des Rückens dringt der Wind durch die Haut. Er kann auch Zittern auslösen oder Symptome hervorrufen, die im Körper wandern wie der Wind, der von einem Ort zum anderen fegt.

Zusätzlich zu seinem äußeren Einfluß als Klimafaktor wirkt sich das Holz-Element auch auf das innere Universum der Emotionen und der Persönlichkeit aus. In der chinesischen Medizin sind die Emotionen untrennbar mit der äußeren Umgebung und der körperlichen Gesundheit verbunden: Sie können durch klimatische Veränderungen oder körperliche Krankheiten hervorgerufen werden, und sie können auch selbst Krankheiten auslösen. Auf der emotionalen Ebene drückt sich das Holz-Element als Vision und Richtung aus, indem es die Energien auf einen bestimmten Punkt konzentriert. Wie der Stamm eines Baumes oder das Auge eines Wirbelsturms bringt Holz die Kräfte in die gewünschte Form. Ob man sich einen Tag zum Entspannen wünscht, eine Karriere als Anwalt oder ein Wohnzimmer mit einer bestimmten Atmosphäre, immer sieht die gelenkte Holz-Energie ein Ziel vor sich und wirbelt den Samen der Vision vorwärts zur Handlung. Positiv ausgedrückt manifestiert sich die Holz-Energie als kraftvolle Überzeugung, angemessenes Handeln und die Fähigkeit, den eigenen Standpunkt zu behaupten.

Die Stärke des Holz-Elementes wird jedesmal auf die Probe gestellt, wenn unser innerer Richtungssinn herausgefordert wird, sei es durch Streit, Zweifel oder äußere Umstände. Wenn wir unsere Pläne zu leicht aufgeben, hat das Holz-Element in unserem Inneren nicht genügend Kraft; wenn wir jedoch stur an falschen oder unklugen Plänen festhalten, ist das Holz zu starr. Im Idealfall bewältigt das Holz-Element die Spannung zwischen Festigkeit und Flexibilität und erlaubt unseren Wurzeln, eine stabile Grundlage zu schaffen, von wo aus wir uns biegen können.

Große Führer haben oft ein hohes Maß an gerichteter Holz-Energie. Ihre Visionen sind übergreifend und geben sozialen, politischen und kulturellen Veränderungen Gestalt. So hatte beispielsweise Martin Luther King eine Vision (seinen »Traum« auf dem Berggipfel), die er verwirklichen wollte. Die Stärke seiner Vision und seiner Entschlossenheit sind Kennzeichen einer Holz-Persönlichkeit. Sie gab ihm die Kraft zum Erfolg und inspirierte Millionen zur Hingabe.

In ihren problematischeren Aspekten flammt die Holz-Emotion als Zorn und Frustration auf. Den Zorn, der in den klassischen Texten als Holz-Emotion bezeichnet wird, kann man sich als Kraft ohne einen entsprechenden Kanal vorstellen: Sie läßt uns herumrasen wie ein heulender Sturm, der keine Richtung hat. Wir werden reizbar und ärgerlich, wenn wir unsere Ideen nicht in Handeln umsetzen können, wenn wir uns kraftlos fühlen oder mit Veränderungen konfrontiert werden, die wir nicht wollen.

Über dem Weideland
singt eine Feldlerche
frei und ungebunden.
Matsuo Basho

Oft empfinden wir Zorn, wenn unser Selbstwertgefühl verletzt wird – wenn wir den Eindruck haben, daß jemand uns übersieht, nicht respektiert oder gezielt unsere Pläne durchkreuzt. Solche Situationen stellen einen Angriff auf unser Holz-Element dar, weil Holz unsere Individualität und unser Ego unterstützt. Wenn wir das Gefühl haben, daß jemand uns nicht den nötigen Respekt entgegenbringt, bäumt sich das Holz-Element auf und gibt sich zu erkennen – durch Schreien, Trampeln oder aggressives Verhalten.

Zorn kann auch aufkommen, wenn eine Situation unserer Kontrolle entgleitet und sich die Dinge nicht nach unseren Vorstellungen entwickeln. Ob es sich dabei nun um unsere Pläne für das Abendessen handelt, um unseren Job oder unsere Angewohnheiten, immer wenn uns etwas mißlingt, werden Holz-Emotionen geweckt. Dann ächzen wir wie ein starrer Ast, wenn der Wind der Veränderung aufheult, und wir halten an unserem Zorn fest, statt den Wandel zuzulassen.

Das Holz-Element im menschlichen Lebenszyklus

Im menschlichen Lebenszyklus erstreckt sich die Holz-Phase von der Geburt durch die Kindheit. Das ungeborene Kind ist völlig an die Mutter gebunden und von ihr abhängig. Es lebt von der Welt abgeschieden im Körper der Mutter und ist vollständig mit ihr verschmolzen. Bei der Geburt jedoch trennt sich das Baby von der Mutter und wird zu einem Individuum, das über einen eigenen Körper mit selbständiger Atmung, Verdauung und Ausscheidung verfügt. Dieser Übergang von der inneren Abhängigkeit zur äußeren Unabhängigkeit ist

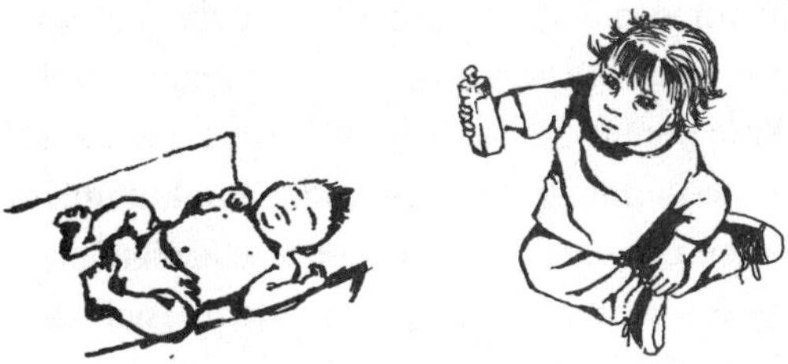

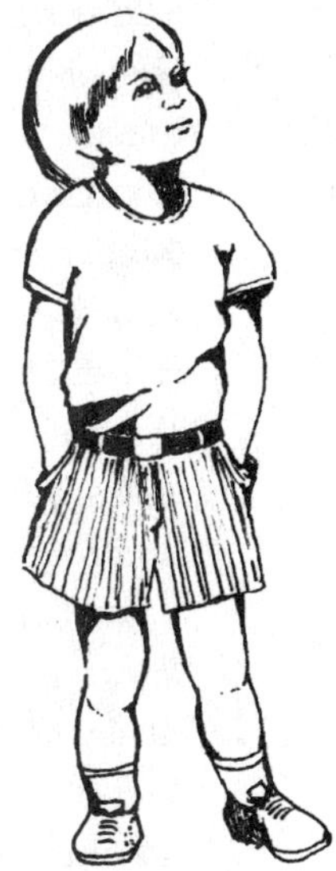

Das schnelle Wachstum der Kindheit verkörpert die expansive Entwicklung des Holz-Elementes.

eine wunderbare Veränderung, welche die Bewegung vom Wasser-Zustand der Einheit mit der Mutter in den Holz-Zustand der individuellen Existenz verdeutlicht. Babys und Kinder verwandeln jeden Tag Energie in Materie und fügen ihrem wachsenden Körper Zentimeter, Pfunde und Form hinzu. Obwohl alle Menschen während ihres Lebens ständig wachsen, tun sie das während der Kindheit besonders schnell, so daß sie in dieser Phase das rasche materielle Wachstum des Holz-Elements verkörpern. Kinder wachsen während der Holz-Phase auch auf andere Weise dramatisch, indem sie emotionale, intellektuelle und spirituelle Fähigkeiten und Werte entwickeln. Unsere einzigartigen Persönlichkeitsmerkmale – Komplexe ebenso wie Fähigkeiten – wachsen als Reaktion auf Anregungen aus der Umwelt. Emotionales Wachstum kann man mit der Art vergleichen, wie Pflanzen sich dem Licht zuwenden und Wurzeln sich um Steine im Boden winden. Solche Anpassungsleistungen entstehen durch grundlegende Wechselwirkungen, wenn Tiere und Pflanzen sich langsam ihrer Umgebung gemäß entwickeln. Diese Organismen verschmelzen nicht mit ihrer Umgebung, sie ordnen sich ihr nicht unter und überwältigen sie auch nicht. Statt dessen wachsen sie *mit* und *wegen* ihrer Umgebung zu dem einzigartigen Selbst heran, das zu werden sie bestimmt sind. Emotionale Entwicklung vollzieht sich ganz ähnlich, indem Kinder zu Persönlichkeiten heranwachsen, welche die einzigartigen Umstände ihrer Erziehung widerspiegeln. Bei dieser Entwicklung besteht die Rolle des Holz-Elementes darin, die Integrität zu bewahren und dabei den Wandel zu überwachen und – wie immer – für ein Gleichgewicht zwischen Festigkeit und Flexibilität zu sorgen.

Der Geist des Holz-Elementes ist das Streben* – die Fähigkeit, voller Hoffnung und Erregung in die eigene Zukunft zu blicken. Streben nimmt das Wachstum des Holz-Elementes vorweg, fördert es und bringt es sogar manchmal hervor. Wie alle Eigenschaften des Geistes ruft es uns hin zu unserem höchsten und besten Selbst. Geist ist ein strebender Yang-Einfluß, der Vollkommenheit und alles, was in uns am stärksten göttlich ist, anregt. Wenn der strebende Geist des Holz-Elementes unzureichend ist oder nicht richtig arbeitet, treten Depressionen auf. Depressive Menschen fühlen keine Hoffnung oder Vorwärtsbewegung, statt zu wachsen sind sie antriebslos.

In der Holz-Phase der seelischen Entwicklung geht es darum, ein individuelles Bewußtsein aufzubauen, ein Gespür für das eigene Selbst, das eher auf innerem Wissen und persönlichen Wahrheiten beruht, als auf Normen, die von außen ge-

* Die Überlegungen zu Seele und Geist in diesem Buch folgen nicht den klassischen Vorstellungen von den fünf »Seelen«, die den Fünf Elementen entsprechen. Meine Ausführungen über Seele und Geist eines jeden Elementes resultieren aus meiner eigenen praktischen Arbeit und gehören nicht zur klassischen chinesischen Medizin.

setzt werden. Im Unterschied zum Geist strebt die Seele nicht in die Zukunft; sie gräbt sich vielmehr tief ins Innere, um herauszufinden, wer wir in diesem Augenblick sind. Während der Geist das Bild unseres höheren Selbst bewahrt, spiegelt die Seele unser höchst verwirrtes menschliches Ego. Sie lehrt uns den Weg zur Vollständigkeit durch Schweiß, harte Arbeit und menschliches Leid und fördert das Wachstum, indem sie dafür sorgt, daß wir unsere Grenzen erkennen und ehrlich daran arbeiten, sie zu überwinden.

Während die Seele sich auf dem als »Individuation« bezeichneten Weg zur Vollständigkeit befindet, werden wir ganz wir selbst und werfen Schicht um Schicht die Hüllen ab, welche die Gesellschaft oder unsere Eltern oder unser strebender Geist uns auferlegt haben. Obwohl sie in der Kindheit beginnt, dauert die Individuation bis ins frühe Erwachsenenalter, und für manche Menschen ist sie ein lebenslänglicher Prozeß. Dazu gehört, die eigene innere Wahrheit zu entdecken und ihr gegenüber Verantwortung zu übernehmen, indem man das eigene ökonomische, soziale und persönliche Leben entsprechend gestaltet. Bei der harten Arbeit, uns mit unserem tiefsten inneren Selbst in Übereinstimmung zu bringen, verursacht die Seele jedoch oft erhebliche Schmerzen. Wir stellen fest, daß wir uns selbst das Leben schwer machen, obwohl das der Logik, unserem besseren Wissen, der häuslichen Harmonie und unserem eigenen Selbstrespekt widerspricht.

Im Frühling
wogt das Meer
und wogt
den ganzen Tag.
Yosa Buson

Weil die Holz-Phase mehr mit Individuation als mit der Verbindung zu anderen Menschen zu tun hat, führt sie in Beziehungen oft zu Konflikt und Widerstand. Menschen in der

Die Individuation ist allgemein der Vorgang der Bildung und Besonderung von Einzelwesen, speziell die Entwicklung des psychologischen Individuums als eines vom Allgemeinen, von der Kollektivpsychologie unterschiedenen Wesens. Die Individuation ist daher ein Differenzierungsprozeß, der die Entwicklung der individuellen Persönlichkeit zum Ziele hat.

C. G. Jung
Psychologische Typen

Holz-Phase kämpfen um ihre eigene Identität, bemühen sich um Abgrenzung und versuchen, dafür zu sorgen, daß sie von äußeren Kräften nicht überwältigt werden. Sie wollen ihre Bedürfnisse erfüllt sehen und sich als aktiv Handelnde in der Welt erleben. Deshalb setzen sie Einmischungen und Anforderungen von außen Widerstand entgegen und fordern andere Menschen oft gezielt heraus, um ihre eigene Kraft zu erproben. Dieser Kampf um die Identität wird häufig zu einem Machtkampf, weil wir davon ausgehen, daß die Kraft unserer Eltern oder unseres Partners unsere eigene Kraft behindert.

Fälschlicherweise suchen wir nach äußeren Ursachen für unsere Ohnmachtsgefühle und die daraus resultierende Unzufriedenheit und erkennen nicht, daß die Ursache dafür in unserem Inneren liegt. Obwohl die Eltern oder der Partner unser Wachstum nur selten wirklich behindern, ärgern wir uns in der Holz-Phase oft über sie. Wir glauben, daß wir nicht wachsen, weil »sie« uns nicht genügend Raum dafür geben. Typisch für diese Situation sind Jugendliche, die sich darüber ärgern, daß ihre Eltern sich in ihr Leben einmischen, aber solche Konflikte gibt es auch oft unter Erwachsenen, wenn Freunde oder Partner miteinander um Aufmerksamkeit, Macht und Unabhängigkeit konkurrieren.

Der beste Weg durch eine solche Phase besteht darin, daß man das innere Bedürfnis nach einem vollständigeren Selbstausdruck anerkennt und der eigenen inneren Wahrheit und Weisheit mehr Aufmerksamkeit schenkt. Wenn das Holz-Element sich in Form von Frustration und Ärger aufbäumt, ist das ein Ruf nach mehr Aufmerksamkeit für die eigene innere Kraft, die eigene Intuition und die eigenen Ziele. Im günstigsten Fall erlaubt diese Phase den Menschen, sich als Individuen zu entwickeln, so daß sie ein vollständigeres Selbst in alle ihre Beziehungen einbringen können.

Das Holz-Element im Körper

Auf der körperlichen Ebene drückt sich das Holz-Element in den Organen *Leber* (die als Yin-Organ gilt) und *Gallenblase* (ein Yang-Organ) aus. Gemeinsam herrschen diese Organe über alle Eigenschaften, die im menschlichen Leben mit dem Holz-Element in Verbindung gebracht werden, beispielsweise Wachstum, Kreativität, Erneuerung, Individuation etc. Sie erfüllen auch spezielle Funktionen innerhalb des Körpers, welche die Grundlage von weiten Bereichen der chinesischen Diagnostik und Behandlung bilden.

Die *Leber* sorgt für den geschmeidigen Qi-Fluß. Dieser geschmeidige Fluß als Ausdruck der Flexibilität von Holz ist die körperliche Entsprechung der großen Wachstumsschnitte. Dadurch wird gewährleistet, daß unsere Emotionen und Energien sich an die vielen Veränderungen anpassen, die sich auf der Ebene der Zellen und der Erfahrungen vollziehen. Diese Funktion der *Leber* sorgt dafür, daß Emotionen, Qi und Blut ungehindert im Körper fließen können. Wenn sie gestört ist,

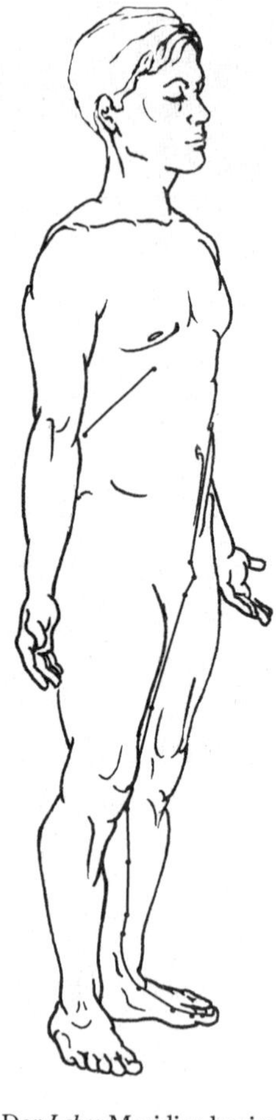

Der *Leber*-Meridian beginnt an der großen Zehe und verläuft über die Innenseite des Beines durch die Genitalien und aufwärts über den Rumpf, wo er unterhalb der Brustwarze endet.

können Symptome wie Launenhaftigkeit, Zorn und Schmerzen auftreten.

Die *Leber* speichert das Blut. In der chinesischen Medizin ist Blut der materielle Ausdruck des Selbstwertgefühls. Es nährt und befeuchtet unsere Selbstachtung und sorgt, ähnlich wie der Prozeß der Individuation, für ein angemessenes Selbstbild. Indem sie den Blutfluß steuert, nährt und befeuchtet die *Leber* Muskeln und Gewebe, reguliert die Menstruation und bildet eine Grundlage für *Herz* und Verstand. Wenn die *Leber* infolge eines Ungleichgewichtes nicht fähig ist, das Blut angemessen zu speichern und zu nähren, kann das spärliche Menstruationsblutungen, einen blassen und trockenen Teint, Stumpfsinn und einen Mangel an Selbstwertgefühl zur Folge haben.

Die *Leber* kontrolliert die Sehnen und manifestiert sich in den Nägeln. Sehnen, Bänder und Skelettmuskeln geben dem Körper seine Gestalt. Da gesunde Sehnen zu einer flexiblen Muskulatur und einem guten Muskeltonus führen, zeigt sich in dieser Leberfunktion der Bezug des Holz-Elements zu Form und Kraft. Außerdem spiegelt sich die allgemeine Gesundheit der *Leber* in geschmeidigen, kräftigen, wohlgeformten und rosig gefärbten Finger- und Zehennägeln.

Störungen in diesen Leberfunktionen können sich in Muskelkrämpfen oder Zittern, Muskelschwäche oder abgebrochenen und schlecht geformten Nägeln äußern.

Die *Leber* öffnet sich in die Augen. Der Bezug der *Leber* zu den Augen verdeutlicht die Beziehung des Holz-Elementes zu Vision und Richtung. In dieser Funktion herrscht die *Leber* über die Sehfähigkeit, hält die Augen klar und die Augenlider feucht, fördert die inneren Visionen, gibt ihnen eine Richtung und herrscht über die Hellsichtigkeit. Bei Funktionsstörungen kann dieser Aspekt der *Leber* zu Sehproblemen, Augenkrankheiten oder einem Mangel an inneren Visionen führen.

Die *Leber* nimmt auf, was nicht verdaut werden kann. So wie das Holz-Element in Situationen, die außer Kontrolle geraten sind, Zorn aufbaut, speichert die *Leber* unverdauliche Substanzen, die nicht an eine andere Stelle im Körper gelenkt werden können. Sie reguliert den Fett- und Zuckerspiegel im Blut und wandelt diese Stoffe, wenn sie sich im Blut übermäßig angereichert haben, in Moleküle um, die der Körper speichern kann. Außerdem ist sie ein Sammelbecken für die Rückstände von Alkohol, Kaffee, Tee, Tabak und anderen Drogen und Medikamenten sowie von Pestiziden und anderen chemischen Rückständen in unserer Nahrung.*

* Dies ist keine Funktion, die die traditionelle chinesische Medizin der *Leber* zuschreibt, sondern sie wurde von vielen modernen Praktikern aufgegriffen, die erkannt haben, welche grundlegende Bedeutung dieser Aspekt in modernen wissenschaftlichen wie auch in alternativen Therapien hat. Da die theoretischen Grundlagen der chinesischen Medizin entwickelt wurden, bevor es industriell verarbeitete Nahrungsmittel gab, war das Speichern solcher Substanzen zur damaligen Zeit wahrscheinlich kein Thema.

Die *Leber* kontrolliert das Immunsystem. Zu allergischen und anderen immunologischen Reaktionen gehört auf der zellularen Ebene die Unterscheidung zwischen körpereigenen und fremden Stoffen. So wie das Holz-Element unsere Körpergrenzen festlegt und schützt, bestimmt und schützt diese Funktion der *Leber* unsere chemischen Grenzen, indem sie jeden Eindringling erkennt und vertreibt.* Wenn die *Leber* diese Aufgabe nicht erfüllen kann, treten Immun- und Autoimmunkrankheiten wie Allergien, Arthritis, Multiple Sklerose etc. auf.

Die *Gallenblase* kontrolliert die Urteilskraft. Die *Gallenblase* herrscht über jeden Aspekt der Holz-Energie, der Entscheidungen trifft. Sie befördert die Prozesse, die zu entwicklungs- und anpassungsbedingten Veränderungen führen, in die bewußte Wahrnehmung – wie etwa, ob wir auf diese oder jene Weise »wachsen« sollten, ob wir ins Kino gehen oder zu Hause bleiben und lesen sollten.

Funktionsstörungen der *Gallenblase* können deshalb zu Unentschlossenheit führen.

Die *Gallenblase* speichert Galle und scheidet sie aus. Als einziges Yang-Organ, das irgend etwas speichert (Speichern ist eine aufnehmende Funktion, die dem Yin zugeordnet wird), speichert die *Gallenblase* Galle und unterstützt die *Leber* bei der Fettverdauung. Wenn die *Gallenblase* in ihrer Funk-

* Wie die Speicherfunktion der *Leber* gehört auch die Kontrolle des Immunsystems nicht zu den Leberfunktionen im Sinne der traditionellen chinesischen Medizin. Sie wird hier jedoch aufgeführt, weil sich gezeigt hat, daß sie mit der allgemeinen Gesundheit der *Leber* korrespondiert.

tion gestört ist, können sich die Fette im Blutstrom oder im Gewebe ansammeln.

Auf der Körperoberfläche manifestiert sich das Holz-Element in den Meridianen von *Leber* und *Gallenblase.* Diese Meridiane verteilen die Holz-Energie vom Kopf bis zu den Zehen und enthalten die Akupunkturpunkte, über die man Funktionen von *Leber* und *Gallenblase* regulieren kann. Die Meridiane können Ungleichgewichte bereits registrieren, bevor es zu Erkrankungen der *Organe* kommt. Dann kann man die betreffenden Organe behandeln, um die Entwicklung der Krankheit zu verhindern oder zu verlangsamen.

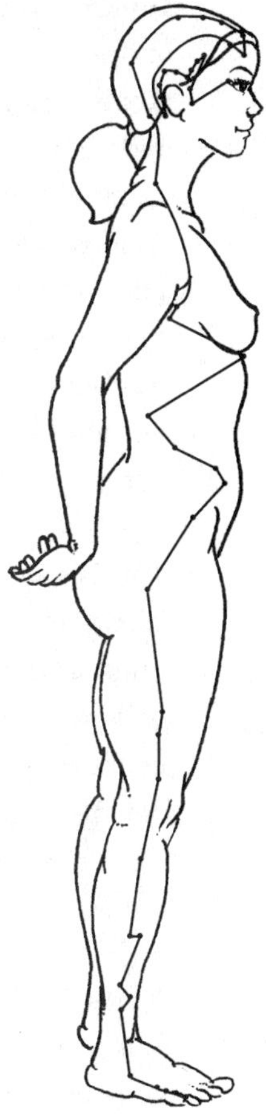

Der *Gallenblasen*-Meridian beginnt am äußeren Augenwinkel und zieht sich dann über den seitlichen Kopf und an der Seite des Rumpfes nach unten zur äußeren Seite der vierten Zehe.

Das Holz-Element im Ungleichgewicht

Ungleichgewichte der Organe oder ihrer Funktionen können aus verschiedenen Gründen auftreten. Äußere Faktoren wie extreme Wetterbedingungen oder das Eindringen von Krankheitserregern können ein Element ebenso aus dem Gleichgewicht bringen wie Emotionen, eine unausgewogene Ernährung oder ein Mangel an Ruhe. Es kann aber auch sein, daß ein Element durch ein anderes beeinträchtigt wird.

Wenn ein Element aus dem Gleichgewicht gerät, kann eine Überfunktion oder eine Unterfunktion auftreten. In der chinesischen Medizin spricht man dann von *Überschuß* oder *Mangel* beziehungsweise *Fülle* oder *Leere.* Das bedeutet, daß das Qi innerhalb des betreffenden Elementes nicht mehr im Gleichgewicht ist und zwischen den Extremen hin- und herschwankt. Korrigierende Eingriffe – wie jene, die später in diesem Kapitel beschrieben werden – regulieren das Gleichgewicht des Qi und harmonisieren die Beziehung zwischen allen Elementen. Wenn sich ein Element im Mangelzustand befindet, tonisieren, stärken oder unterstützen wir es, während die Behandlung bei einem Überschuß darin besteht, daß wir zerstreuen, reduzieren oder sedieren.

Mangelzustände des Holz-Elementes

Wenn sich ein Element im Mangelzustand befindet, sind seine Funktionen geschwächt. Beim Holz-Element gilt das für eine oder mehrere der oben beschriebenen Funktionen – das Speichern des Blutes, die Kontrolle der Augen und so weiter. Zu den dann auftretenden Symptomen gehören:

- verschwommenes Sehen oder Sehschwächen
- Immunschwäche
- Passivität
- spärliche Monatsblutungen
- trockene Haut
- Zittern oder Taubheit
- Mangel an Selbstwertgefühl
- kalte Hände und Füße
- unvollständige Individuation
- Entscheidungsunfähigkeit

Als weitere Zeichen können Blässe, Benommenheit, Rastlosigkeit, trockene oder farblose Nägel, ein niedriger Blutdruck, ein Mangel an kreativen Interessen und an Anpassungsfähigkeit, trockene Augen, schwere Depressionen oder Muskelschwächen wie bei Multipler Sklerose oder neuromuskulären Erkrankungen auftreten. Auf der kreativen Ebene manifestiert sich ein Mangelzustand des Holz-Elementes als Unfähigkeit, den Übergang vom Wasser-Element in das Holz-Element zu vollziehen – man hat keine Ideen oder nur solche, die nie in Handeln umgesetzt werden. Jemand, der »Luftschlösser« baut, ist ein klassisches Beispiel für Holz-Mangel: Ständig heißt es »eines Tages …«, aber dieser Tag kommt nie. Wenn ein Holz-Mangel das primäre Ungleichgewicht darstellt, können als Folge davon auch andere Elemente aus dem Gleichgewicht geraten. Im Laufe der Zeit kann das Holz-Element beispielsweise die Kraft verlieren, sein Kind im Kreislauf der Erzeugung zu nähren, so daß dieses ebenfalls schwach wird. Oder das Holz-Element ist nicht mehr fähig, das ihm untergeordnete Element im Kreislauf der Kontrolle zu beherrschen, so daß dieses sich übermäßig aufbäumt. Die folgende Abbildung verdeutlicht die häufigsten Störungen, die sich aus einem primären Mangelzustand des Holz-Elementes ergeben können.

Ein Beispiel für Holz-Mangel

Die Tochter von Donna M. brachte ihre Mutter zur Akupunktur, weil diese unter der Parkinson-Krankheit litt. Donna war einundsiebzig Jahre alt, ihre Hände zitterten, und ihre Bewegungen zeigten erste Anzeichen von Spastik. Ihr Gesicht und ihre Lippen waren sehr blaß, Hände und Füße waren kalt, und

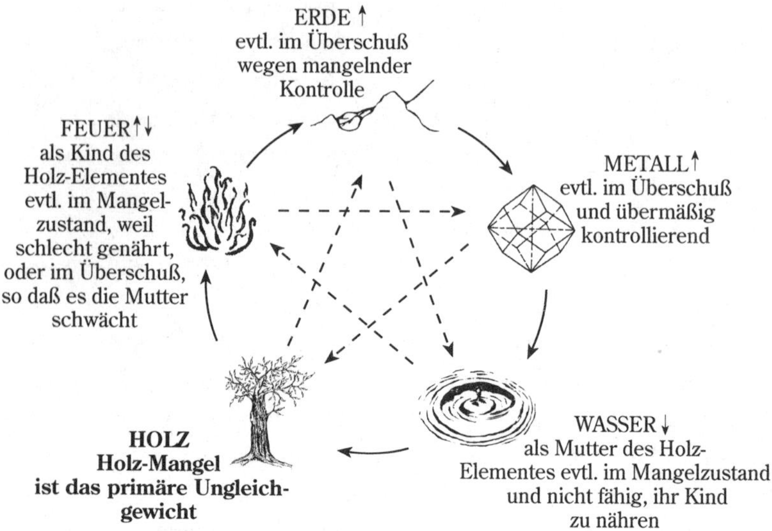

sie litt oft unter Schwindel. Außerdem war ihr Verhalten im Sprechzimmer sehr bezeichnend. Es fiel ihr schwer, über sich selbst zu reden, und sie lobte im Gespräch immer wieder ihre Tochter und betonte, daß diese sehr hart arbeite und sich trotzdem die Zeit nehme, die Mutter zur Behandlung zu bringen. Donna fragte mehrmals, ob sie auf dem falschen Stuhl sitze und bot ihren Stuhl wiederholt ihrer Tochter und mir an, obwohl wir beide bequem saßen.

Donna litt unter einem Schwächezustand des Holz-Elementes, der sich in Symptomen manifestierte, die auf mangelhafte Leberfunktionen und einen Mangel an Blut hinwiesen. Zittern ist ein klassisches Wind-Zeichen – der dem Holz zugeordnete Klimafaktor –, und obwohl es verschiedene Ursachen dafür geben kann, handelte es sich in diesem Fall um die Unfähigkeit der *Leber,* das Blut angemessen zu nähren und zu speichern. Das unzureichend genährte Blut war bei Donna die Ursache für weitere Symptome des Blutmangels – die Blässe von Gesicht und Lippen, Schwindel und kalte Hände und Füße. Ihr Verhalten wies ebenfalls klar auf einen Holz-Mangel hin: Passivität und Selbstverleugnung führten dazu, daß sie unfähig war, über sich selbst zu sprechen und das Gefühl hatte, sie verdiene weder die Zeit, die ihre Tochter für sie aufbrachte, noch den Stuhl, auf dem sie saß.

Obwohl Donnas Mangel an Selbstwertgefühl extrem war, äußert sich ein Holz-Mangel bei vielen Menschen auf ähnliche Weise.

Bei Donnas Behandlung würde man sich darauf konzentrieren, ihr Holz-Element zu stärken – besonders im Hinblick auf die Fähigkeit der *Leber,* das Blut zu speichern. Zusätzlich würde man Metall zerstreuen, um zu verhindern, daß es das Holz übermäßig kontrolliert.

Holz im Überschuß

Bei einem Überschuß an Holz (oder eines anderen Elementes) kommt es zu überschießenden Funktionen, wobei die Fülle von Energie und Flüssigkeiten Schmerzen, Hitze, Schleim, Entzündungen etc. verursachen kann. Dieser Zustand der Fülle kann im Kreislauf der Erzeugung auf das Kind des Holz-Elementes über-

Entsprechend dem Inflationsmodell gab es im Universum eine kurze Phase sehr schneller Expansion oder »Inflation«, während der sich der Durchmesser um einen Faktor vergrößerte, der mindestens 10^{25}mal höher war (und vielleicht noch wesentlich höher ist) als bisher angenommen. Während dieses phantastischen Wachstumsschubs könnte die gesamte Materie und Energie des Universums praktisch aus dem Nichts entstanden sein.

Alan Guth
und Paul Steinhardt
The New Physics

greifen und hier ebenfalls einen Überschuß entstehen lassen. Gleichzeitig ist es sehr wahrscheinlich, daß das Holz-Element im Zustand der Fülle das ihm untergeordnete Element im Zyklus der Kontrolle zu stark einschränkt, so daß es hier zu Mangelerscheinungen kommt.

Verbreitete Symptome eines Überschusses an Holz sind:

- launisches Verhalten, Reizbarkeit, Depression
- hoher Blutdruck
- Zorn
- Prämenstruelles Syndrom
- Menstruationskrämpfe
- Starre oder Spastik
- Allergien, Überreaktion des Immunsystems
- Entzündungen
- Blähungen, Verstopfung, Durchfall, Übelkeit, Schluckauf oder Aufstoßen
- hämmernde Kopfschmerzen

Als weitere Symptome können Schmerzen, Juckreiz, juckende oder gerötete Augen, Energiemangel, Kurzatmigkeit, gewalttätiges Verhalten, dumpfer Druck im Kopf oder in der Brust, Sehnenentzündungen oder Schwierigkeiten beim Beugen und Strecken, Lähmungen des Gesichtsnervs und Steifheit auftreten. Im Hinblick auf die Kreativität zeigt sich ein Überschuß an Holz darin, daß jemand viele Pläne, aber große Schwierigkeiten bei ihrer Realisierung hat.

Wenn ein Überschuß an Holz das primäre Ungleichgewicht darstellt, können die anderen Elemente davon auf folgende Weise betroffen sein:

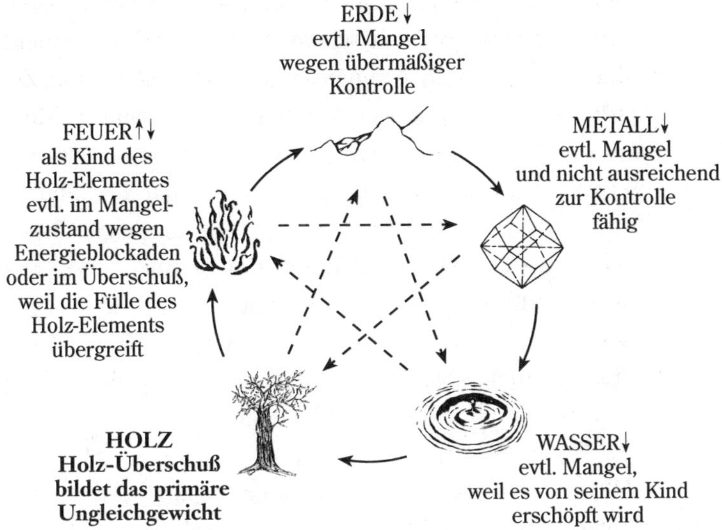

Mercedes K. ist ein gutes Beispiel für einen Überschuß an Holz. Sie kam zur Akupunktur, um ihre chronische Migräne behandeln zu lassen. Mehrmals in der Woche litt sie unter hämmernden Kopfschmerzen auf der rechten Seite, die von Schwindel, Übelkeit und Sehstörungen begleitet wurden. Die Schmerzen waren so stark, daß sie oft stundenlang im Bett liegen mußte. Als ich sie bat, mir genau zu zeigen, wo die Schmerzen saßen, wies sie auf Punkte des *Gallenblasen*-Meridians an der Seite des Kopfes und über dem Auge. Mercedes litt auch unter prämenstruellen Stimmungsschwankungen und Schmerzen am Eierstock während des Eisprungs.

Bei der Untersuchung war der *Gallenblasen*-Meridian sehr angespannt und reagierte an mehreren Stellen empfindlich auf Berührung. Das sind Anzeichen der Fülle bei einem Holz-

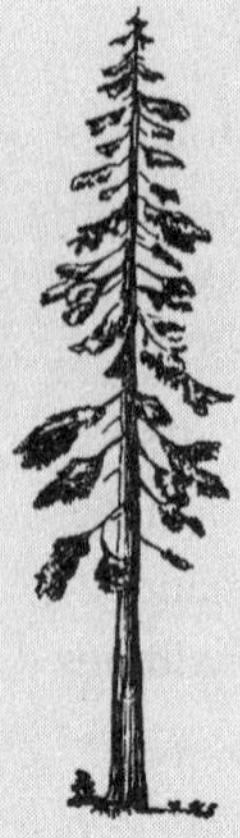

Kalifornischer Mammutbaum

Verfolge deine Angelegenheiten wie ein Baum. Stehe fest, greife kraftvoll zu, strebe aufwärts, beuge dich den Winden des Himmels und lerne, gelassen zu sein.

für Richard St. Barbe Baker, den Vater der Bäume

Meridian. Die Übelkeit wurde dadurch verursacht, daß das überaktive Holz in die Erde eindrang, während der Schwindel und die hämmernden Schmerzen anzeigen, daß das *Leber*-Blut aufstieg, statt sanft zu fließen. Schmerzen an den Eierstöcken und prämenstruelle Stimmungsschwankungen zeigen ebenfalls an, daß die *Leber* nicht für den sanften Strom von Qi, Blut oder Emotionen sorgt. Die Behandlung würde bei Mercedes damit beginnen, daß man den Überschuß an Holz-Energie zerstreut. Gleichzeitig würde man das Erd-Element tonisieren, damit es der übermäßigen Kontrolle der Holz-Energie mehr Widerstand entgegensetzen kann.

Überschuß und Mangel können gleichzeitig auftreten, wenn im Kreislauf der Erzeugung der Fluß der Energie zwischen einem Element und seinem Kind blockiert ist. In diesem Fall baut sich im Mutter-Element der Überschuß auf, weil die Energie nicht an das Kind weitergegeben werden kann, welches dann seinerseits in einen Mangelzustand gerät. In einem komplizierteren Szenario kann ein ausgeprägter Überschuß oder Mangel, der über lange Zeit besteht, in sein Gegenteil umschlagen – langdauernder Zorn (Überschuß) kann in eine schwere Depression (Mangel) münden; Taubheit und Schwindel (Mangel) können sich in hämmernde Kopfschmerzen (Überschuß) verwandeln.

Das Holz-Element und die Akupunktur

In der Akupunktur kann man Ungleichgewichte des Holz-Elementes über die Meridiane von *Leber* und *Gallenblase* in Kombination mit anderen Vorgehensweisen behandeln. Diese Meridiane haben wie alle anderen zwölf Hauptmeridiane Punkte an den Gliedmaßen, die jedem der Fünf Elemente entsprechen. Mit speziellen Nadeltechniken kann die Energie an diesen Punkten tonisiert oder zerstreut (oder neutral behandelt) werden, um die Dynamik des Holz-Elementes innerhalb des Kreislaufs der Fünf Elemente zu beeinflussen.

Übersicht über die Punkte der Fünf Elemente auf den Meridianen von Gallenblase und Leber

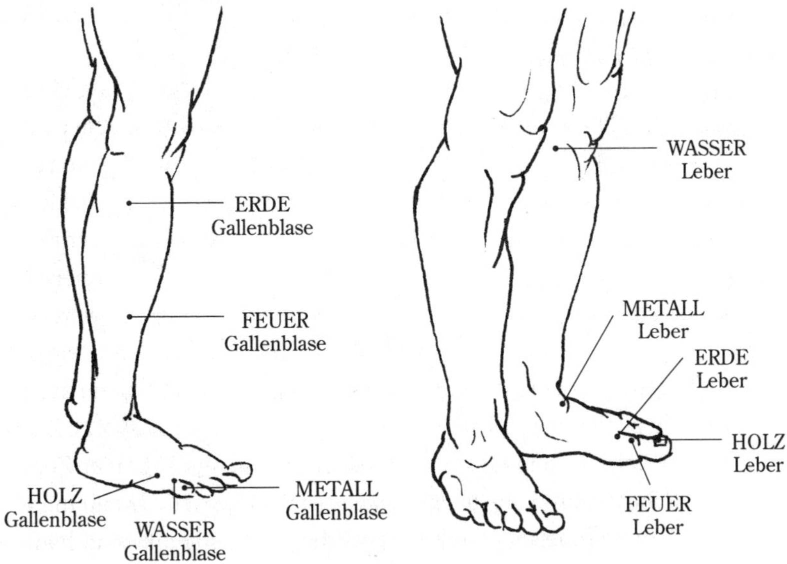

Die **Holz**-Punkte auf den Holz-Meridianen haben eine besonders starke Wirkung auf das Holz-Element. Man kann sie benutzen, um die Energie bei Mangelzuständen zu tonisieren oder einen Überschuß zu zerstreuen.

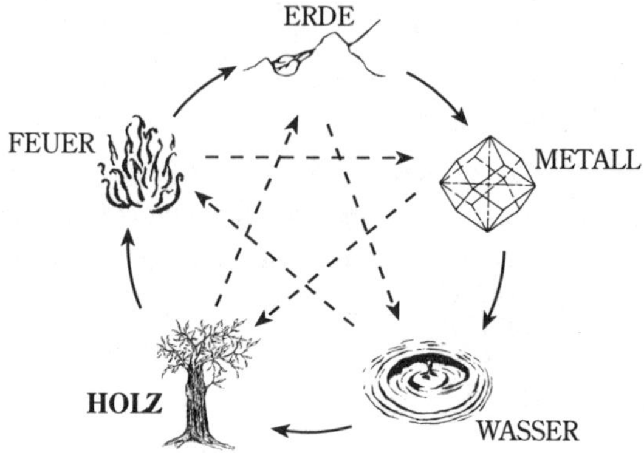

Die **Feuer**-Punkte auf den Holz-Meridianen werden gewöhnlich behandelt, um einen Holz-Überschuß zu beseitigen, der außer Kontrolle geraten ist und auf das Feuer-Element übergegriffen hat.

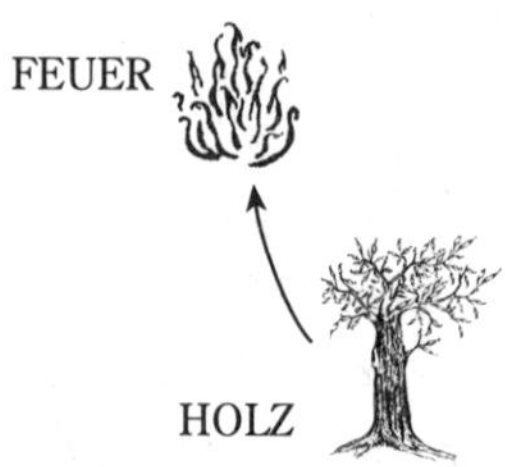

Die **Erd**-Punkte auf den Holz-Meridianen werden behandelt, um die Beziehung zwischen Erde und Holz zu beeinflussen. Man setzt sie gewöhnlich bei Beschwerden ein, die dadurch zustande kommen, daß Holz in die Erde eindringt oder sie übermäßig kontrolliert.

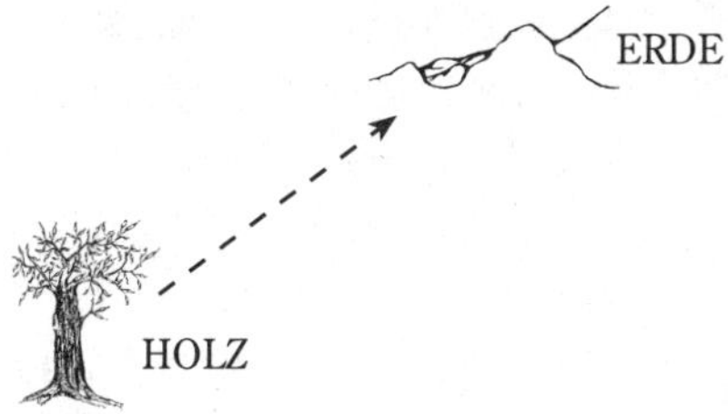

Die **Metall**-Punkte auf den Holz-Meridianen beeinflussen die Beziehung zwischen Metall und Holz. Bei einem Holz-Überschuß mit den oben dargestellten Symptomen und Zeichen kann man diese Punkte tonisieren, damit das Metall-Element die Holz-Energie stärker kontrolliert.

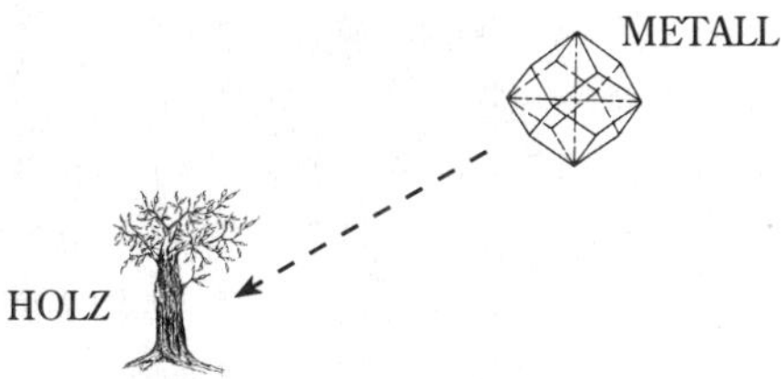

Die **Wasser**-Punkte auf den Holz-Meridianen beeinflussen die Dynamik zwischen dem Holz-Element und seiner Mutter, sie sind deshalb besonders nützlich, um die Energie bei einem Holz-Mangel zu tonisieren. Man kann sie jedoch auch einsetzen, wenn ein Holz-Überschuß die Mutter erschöpft, oder wenn ein Wasser-Überschuß auf das Holz-Element übergreift.

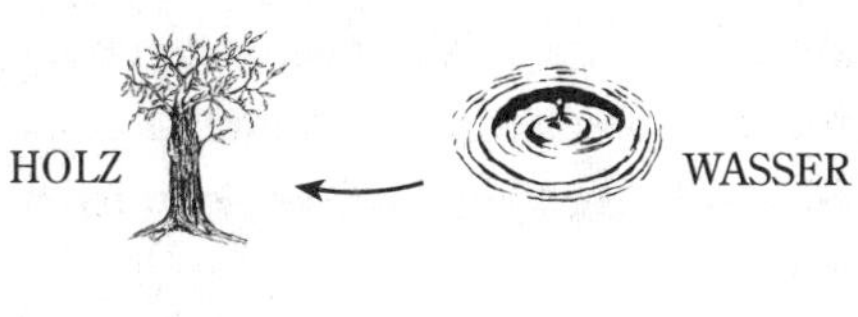

Bis zu jenem stürmischen Tag, als sie im Wind hin- und herschwangen, war es mir nie in den Sinn gekommen, daß Bäume ganz normale Reisende sind. Sie unternehmen viele Reisen, auch wenn sie sich nicht entfernen, aber unsere eigenen kleinen Reisen, fort und wieder zurück, sind kaum mehr als das Schwingen der Bäume – viele von ihnen gehen nicht einmal so weit.

John Muir
The Mountains of California

Behandlungen bei Überschuß oder Mangel an Holz

Bei Holz-Mangel behandelt man üblicherweise die Elemente Holz und Wasser sowie Metall, welches das Holz kontrolliert. Wasser-Punkte auf den Holz- und Wasser-Meridianen tonisieren das Holz-Element über seine Mutter, während Metall-Punkte auf Holz- und Metall-Meridianen die übermäßige Kontrolle des Metalls über das Holz-Element beenden.

Die oben erwähnte Patientin Donna M. wurde über solche Punkte behandelt, um ihre Holz-Energie zu stärken. Im Laufe der Zeit verschwand ihre Spastik, und ihr Zittern ließ nach, während ihr Teint rosiger wurde. Donna begann außerdem, Zeichen eines wachsenden Selbstbewußtseins zu zeigen. Sie begann während ihrer Besuche über ihre eigenen Gefühle zu sprechen und direkt um Dinge zu bitten, die sie brauchte – ein Glas Wasser, eine Decke etc. Eines Tages schimpfte sie sogar mit ihrer Tochter, weil diese sie unterbrochen hatte.

Einen Holz-Überschuß behandelt man über das Metall-Element, welches die Holz-Energie kontrolliert, und über das Feuer als Kind des Holz-Elementes. Metall-Punkte helfen, das Holz zu kontrollieren, während Feuer-Punkte die Holz-Energie nach der Mutter-Kind-Regel verringern.

Im Fall der Patientin Mercedes verschwanden die Kopfschmerzen im Laufe der Behandlung fast vollständig. Alle paar Monate bekommt sie vielleicht noch einmal Kopfschmerzen oder hat das Gefühl, sie könnten wieder auftreten, aber in solchen Fällen hilft jetzt ein Aspirin oder ein Nickerchen. Da der Zorn sie nicht mehr umtreibt, hat sich das Verhalten von Mercedes völlig verändert: Ihre Stimme wurde sanfter, sie hat aufgehört ein böses Gesicht zu machen, und ihre Kleidungsstücke passen jetzt besser zusammen als früher. Sie machte sich selbständig und begann, ihre finanzielle Zukunft zu planen. Als ihr Holz-Element wieder ins Gleichgewicht kam, konnte Mercedes sich besser in ihre Welt einfügen, ihre Ziele erkennen und sie sogar wirkungsvoll umsetzen.

Das Holz-Element und die Ernährung

Das Holz-Element manifestiert sich in den Nahrungsmitteln, die wir essen, über seinen spezifischen Geschmack, die Form und die Farbe. Generell wird das Pflanzenreich dem Holz zugeordnet, weil Pflanzen das Wachsen und Grünen des Holzes ebenso verkörpern wie seine Fähigkeit, Energie in Materie zu verwandeln. Alle Gemüsesorten, und hier vor allem die grünen Gemüse, haben zusammen mit ihren anderen Eigenschaften etwas vom Wesen der Holz-Energie.

Die Art der Nahrungsmittel, die wir im Frühjahr, der dem Holz zugeordneten Jahreszeit, essen, beeinflußt die Gesundheit des Holz-Elementes ebenso wie die Qualität der Speisen, denn die *Leber* nimmt die Giftstoffe (aus den Chemikalien) und die überschüssigen Stoffwechselprodukte (von Zucker und Fett) auf, die der Körper nicht sofort verarbeiten kann.

Der Geschmack des Holz-Elementes: sauer

Das Holz-Element hat einen sauren Geschmack. Er kühlt den Körper, verdichtet die Energie und zieht die Flüssigkeiten zusammen. (Dadurch wird das Gewebe gefestigt. Es ist das, was im Mund geschieht, wenn man eine Zitrone ißt.) Dabei muß man jedoch beachten, daß Verdichtung die Dinge schrumpfen läßt und Zusammenziehen sie entfernt. Diese Funktionen sind das Gegenteil von Wachstum und Ausdehnung, den Eigenschaften, die man normalerweise mit dem Holz-Element verbindet, und entsprechen statt dessen Metall-Energie. Das hängt damit zusammen, daß die Geschmacksrichtungen vom Körper über den Kreislauf der Kontrolle aufgenommen werden. Metall kontrolliert Holz, folglich durchdringen Metallwirkungen wie die Verdichtung das Holz-Element und beeinflussen seine Energien, indem sie gegenteilig wirken. Die Energien der Geschmacksrichtungen wirken überwiegend auf diese Weise durch den Kreislauf der Kontrolle, und das ist der Grund dafür, daß der übermäßige Genuß einer bestimmten Geschmacksrichtung das ihr zugeordnete Element sehr schnell schwächt.

Saure Nahrungsmittel dringen in die *Leber* und die *Gallenblase* ein, stimulieren sie und beeinflussen ihren Energiefluß. Kleine Mengen saurer Nahrungsmittel können so eine heilsame Wirkung haben, wenn *Leber* oder *Gallenblase* aus dem Gleichgewicht geraten sind, aber große Mengen werden sie mit Sicherheit schwächen. Beispiele für saure Nahrungsmittel sind Zitronen, saure Pflaumen, Joghurt, Weißdornbeeren, Limonen, sauer Eingelegtes und Sauerkraut. Andere Nahrungsmittel sind vorwiegend sauer, verfügen jedoch noch über einen zweiten Geschmack: Essig ist beispielsweise sauer und

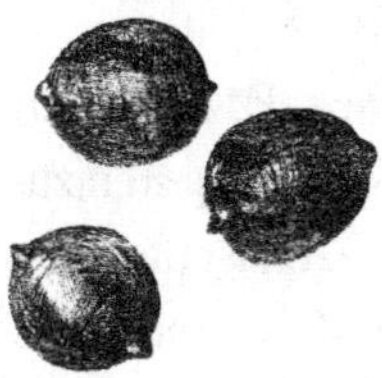

Zitronen werden wegen ihres sauren Geschmacks mit dem Holz-Element in Verbindung gebracht. Die aufrechten Stengel und die grüne Farbe des Sellerie machen ihn ebenfalls zu einem Holz-Nahrungsmittel.

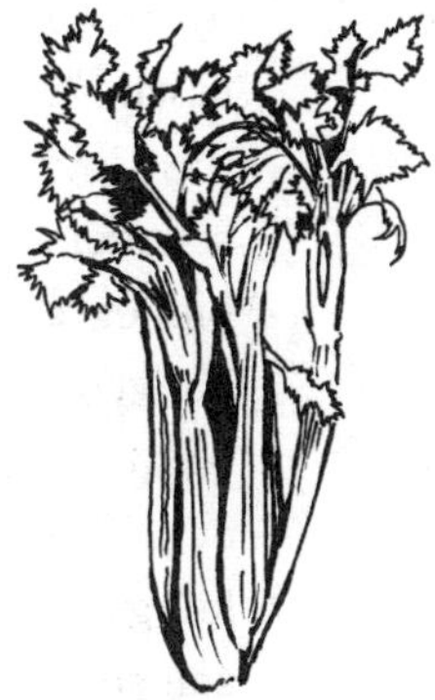

bitter, und Lauch ist sauer und scharf, während Adzuki-Bohnen, Äpfel, Brombeeren, Käse, Trauben, Mangos, Oliven, Sauerteigbrot und Tomaten alle als sauer und süß gelten. Zu den sauren Kräutern zählen Hagebutten, Sumach und Portulak.

*Die Gemüsesorten des Holz-Elementes: Stielgemüse**

Nahrungsmittel, die auf starken Stielen oder Stengeln nach oben wachsen, verkörpern die Wachstumsenergie des Holzes und haben deshalb einen Bezug zum Holz-Element. In diese Kategorie gehören Spargel, Weizen und Sellerie. Diese Nahrungsmittel haben eine stark aufstrebende Yang-Energie, und sie eignen sich gut zur Behandlung von Symptomen des Holz-Mangels.

Die Früchte des Holz-Elementes: Beeren

Beeren wirken stark zusammenziehend und entwässernd – Eigenschaften des Metalls – und eignen sich deshalb gut, um einen Holz-Überschuß zu kontrollieren. Dies gilt für Stachelbeeren, Himbeeren, Preiselbeeren und Blaubeeren.

* Die Informationen über die Entsprechungen der Fünf Elemente mit Formen und Wachstumsmustern von Nahrungsmitteln wurden durch die Arbeit von Jeffrey Yuen angeregt.

Die Farbe des Holz-Elementes: Grün
Alle grünen Gemüse haben einen besonderen Bezug zum Holz-Element. Man kann sie einsetzen, um bei Mangelzuständen zu tonisieren oder bei Überschuß zu kontrollieren. Allerdings sollten Menschen, die unter einem starken Holz-Mangel leiden, ihr Gemüse gut gekocht und zusammen mit stärker wärmenden Nahrungsmitteln verzehren.

Tonisierung bei Holz-Mangel
Um das Holz-Element bei Mangelzuständen zu tonisieren, sollte man Holz-Gemüse zusammen mit süßen (Erde) und salzigen (Wasser) Nahrungsmitteln essen, wie es in den betreffenden Kapiteln beschrieben wird. Da Holz das erste Yang-Element im Kreislauf darstellt, geht mit einem Holz-Mangel oft auch ein Yang-Mangel einher, der zu kalten, schlecht durchbluteten Extremitäten und einem Mangel an Energie führt. Deshalb sind hier wärmende Nahrungsmittel, wie sie im Kapitel über das Feuer-Element beschrieben werden, ebenfalls hilfreich. Weil Metall das Holz-Element kontrolliert, sollten Metall-Nahrungsmittel gemieden werden.

Gebratene Nahrungsmittel wirken bei Holz-Mangel ebenfalls tonisierend, indem sie die Körperenergie erwärmen und ausdehnen. Gebratenes Gemüse und Fleisch ißt man traditionell im Herbst und Winter, weil ihre Wärme hilft, die jahreszeitlich bedingte Kälte zu vertreiben.

Holz-Überschuß: eine Frühjahrsdiät
Im Frühjahr sind *Leber* und *Gallenblase* von Natur aus aktiv und neigen zum Überschuß. Viele Menschen fühlen sich in dieser Jahreszeit innerlich oft etwas gestaut, weil man sich im

Rezept zur Behandlung von Holz-Mangel

Rindfleisch mit Spargel, Wasserkresse und grünem Pfeffer

(5 Personen)

- 5 Teelöffel frischer Zitronensaft
- 9 Teelöffel Olivenöl
- $^1/_4$ Teelöffel Meersalz
- 675 Gramm Rindfleisch aus der Lende in fünf gleichgroße Stücke geschnitten und flachgeklopft
- 3 Eßlöffel getrocknete grüne Pfefferkörner, im Mörser grob zerstoßen
- 10 Spargelstangen, leicht gedämpft und in 2,5 cm große Stücke geschnitten
- 2 Tassen Wasserkresse-Blätter

1. Mischen Sie Zitronensaft, Olivenöl und Salz in einer kleinen Schale und stellen Sie sie beiseite.
2. Erhitzen Sie eine große Bratpfanne, bis sie sehr heiß ist.
3. Bestreuen Sie das Fleisch von beiden Seiten mit den Pfefferkörnern; legen Sie es in die Pfanne, und braten Sie es von beiden Seiten jeweils etwa 30 Sekunden (medium).
4. Legen Sie das Fleisch auf die Teller, und verringern Sie die Hitze unter der Pfanne. Geben Sie 2 Teelöffel der Zitronensaft/Olivenöl-Sauce in die Pfanne, und wenden Sie den Spargel und die Wasserkresse kurz darin, bis sie weich werden. Geben Sie den Rest der Sauce darüber und servieren Sie das Gemüse zum Fleisch.

Winter weniger bewegt und mehr ißt. Dann kann es leicht vorkommen, daß man Symptome von *Leber*-Fülle entwickelt, beispielsweise Allergien, Reizbarkeit, Rastlosigkeit, Zorn, Entscheidungsunfähigkeit und Verstopfung.

Eine Diät für das Frühjahr – oder wann immer ein Holz-Überschuß verringert werden muß – sollte einen guten Anteil saurer Nahrungsmittel und viel grünes Gemüse enthalten. Da die *Leber* während der Verdauung so viele Giftstoffe aufnimmt, ist die reinigende Wirkung saurer Nahrungsmittel unverzichtbar, um den Überschuß abzubauen. Der saure Geschmack zieht (durch seine zusammenziehende Wirkung) alles Unreine aus der *Leber* heraus, wirkt als Lösungsmittel und bricht die Giftstoffe auf, damit sie ausgeleitet werden können.

Bittere und scharfe Nahrungsmittel, wie sie in den Kapiteln über Feuer und Metall beschrieben werden, können ebenfalls verwendet werden. (Wenn der Holz-Überschuß jedoch sehr viel Hitze verursacht hat – die sich in Feuer-Symptomen wie Infektionen, Kopfschmerzen oder Zornausbrüchen manifestiert –, sollte man die wärmenden, scharfen Nahrungsmittel meiden.)

Im Frühjahr sollten die Mahlzeiten die leichteren, aufstrebenden Yang-Eigenschaften des Holz-Elementes betonen, man sollte weniger und leichter essen als in den anderen Jahreszeiten. Auf salzige und schwere, süße und fette Speisen verzichtet man besser.

Eine Diät, die das Holz-Element unterstützt, gleich ob es sich im Fülle- oder Leerezustand befindet, sollte vor allem *rein* sein – je mehr Fett, Zucker, Alkohol, Kaffee, chemische Stoffe oder Milchprodukte wir zu uns nehmen, desto schlimmer werden bestehende Holz-Ungleichgewichte. Solche »Problem-Nahrungsmittel« essen wir zwar gerne, wenn wir unter Streß und Depressionen leiden, doch der vorübergehende Trost, den sie spenden, geht zu Lasten unserer langfristigen

Rezept zur Leberreinigung bei Holz-Überschuß

Ein- oder zweimal im Jahr durchzuführen:

Fasten Sie einige Tage oder essen Sie nur leichte Speisen, und nehmen Sie morgens als erstes eine Mischung aus zwei Eßlöffeln Extra Virgin Olivenöl und dem Saft einer halben Zitrone oder Limone (oder einem Löffel Apfelessig) zu sich. Das zieht die Giftstoffe aus der *Leber,* so daß sie ausgeschieden werden können, und nach drei bis sechs Tagen fühlt sich Ihr ganzer Körper erneuert an.

Dieses Rezept ist auch ein gutes Mittel gegen Depressionen, sollte jedoch nicht länger als eine Woche angewendet werden.

Gesundheit und richtet mehr Schaden an, als die meisten Leute meinen. So schwierig es zu Anfang sein mag, der Verzicht auf diese Dinge wird wahrscheinlich einen Großteil Ihrer Beschwerden beseitigen.

Als Einstimmung auf eine Ernährungsumstellung beginnen viele Leute gerne mit einer Fastenzeit oder einem modifizierten Fasten, um die Leberreinigung zu beschleunigen. (Modifiziertes Fasten kann bedeuten, daß man einige Tage lang nur eine Art Getreide oder nur Gemüse oder nur klare Brühe zu sich nimmt.)

Zu Beginn des Frühjahrs oder wann immer die *Leber* zu stark belastet ist, kann eine Fastenzeit in Verbindung mit der Olivenöl/Zitronensaft-Reinigungsmischung, die oben beschrieben wird, eine ausgezeichnete Maßnahme sein, um das Holz-Element wieder ins Gleichgewicht zu bringen.

Das Holz-Element und Qi Gong

Die Stärke des Holzes ist ein Ergebnis seiner Festigkeit, die durch Flexibilität gemäßigt wird – eine Folge der *Leber*tätigkeit, die einen sanften Qi-Fluß gewährleistet.

Die körperlichen Qi-Gong-Übungen fördern den Fluß der *Leber*-Energie und die Bewegung des Windes. Außerdem kontrollieren sie die Körperenergie, welche der Qi-Gong-Schatz ist, der die engste Verbindung zum Holz-Element aufweist. Im Osten, wo man Bewegung einsetzt, um die Stagnation zu verhindern, die der Krankheit vorausgeht, gilt die Bewegung seit langem als wesentlich für die Gesundheit. Die Qi-Gong-Tradition geht auf zwei klassische Übungsbücher zurück – den Klassiker der Muskel/Sehnen-Veränderung und den Klassiker der Gehirn/Knochenmark-Reinigung. Letzterer paßt besser zum Wasser-Element, aber die Übungen des Klassikers der Muskel/Sehnen-Veränderung beziehen sich klar auf die Sehnen, welche vom Holz-Element beherrscht werden.

Die Bewegungen von Qi-Gong-Übungen passen besonders gut zum Holz-Element, weil sie sanft, beständig und regelmäßig fließen. (Dies gilt genauso für kontemplative Übungen wie Yoga und Tai Chi.) Diese Übungen strecken Muskeln und Bindegewebe und bringen Feuchtigkeit, Blut und lebenswichtige Nährstoffe in jeden Winkel des Körpers. Viele Qi-Gong-Übungen beginnen mit einer Haltung, die als Reiterstellung bezeichnet wird. Als eigenständige Übung hilft sie, die Energie frei durch den Körper fließen zu lassen. Sie sorgt für ein perfektes Gleichgewicht zwischen Festigkeit und Flexibilität. Wenn man sie als Anfangsposition für andere Übungen benutzt, verwurzelt die Reiterstellung den Körper stark und fest

– wie einen Baum – und schafft so eine sichere Basis für die anschließenden Bewegungen.

Obwohl sich Menschen mit einem Holz-Überschuß vielleicht mehr von aktiveren Übungen wie Aerobic, Sport oder Laufen angezogen fühlen, erreicht man den größten Nutzen, wenn man ein solches Programm mit den Dehnübungen des Qi-Gong oder Yoga verbindet, weil sie ein gutes Training darstellen und die Organe reinigen und tonisieren.

Die Reiterstellung

Die Füße werden schulterbreit auseinander flach auf den Boden gestellt, wobei die Zehen in einem 45-Grad-Winkel nach außen weisen. Die Knie werden entspannt und ganz leicht gebeugt, gerade genug, um zu verhindern, daß sie blockieren. Das Steißbein wird ein wenig nach innen gezogen und der Dammpunkt dabei leicht angezogen. Die Schultern werden gelockert, die Wirbelsäule aufgerichtet und der Bauch leicht eingezogen. Die Ellbogen sollten leicht gebeugt sein und die Hände ohne irgendeine Anspannung der Finger locker herunterhängen. Nun wird der Nacken ein wenig gedehnt – als ob der Kopf an einem Faden von der Decke hängen würde. In dieser Haltung ist das Kinn automatisch etwas angezogen, was dazu beiträgt, die Halswirbelsäule zu strecken. Augen und Mund sollten entspannt und locker geschlossen sein. Die Zunge hält man leicht gegen den Gaumen gedrückt und entspannt den Unterkiefer.

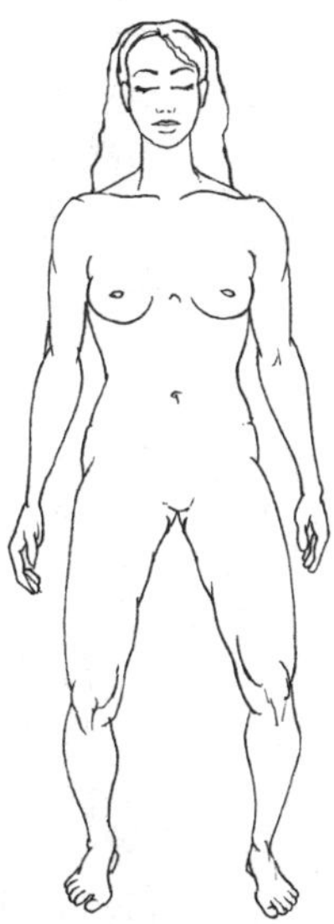

Reiterstellung

Wenn Sie diese Stellung eingenommen haben, versuchen Sie, Ihren Körperschwerpunkt auf den

Boden und noch tiefer sinken zu lassen. Fühlen Sie, wie sich Ihre Füße wie ein Baum in der Erde verwurzeln. Versuchen Sie, mit Ihren Fußsohlen so viel Bodenkontakt wie möglich zu halten. Versuchen Sie, die Oberflächenstruktur und die Temperatur des Bodens zu spüren. Fühlen Sie, wie die Erde gegen Ihre Füße drückt und Sie trägt. Verteilen Sie Ihr Körpergewicht auf beide Schenkel und gleichmäßig auf beide Füße. Vielleicht haben Sie nun das Bedürfnis, leicht hin und her zu schwanken, um die Verteilung des Körpergewichts zu spüren. Versuchen Sie es anschließend wieder zu zentrieren und auszugleichen.

Während Sie sich verwurzeln und im Unterkörper zentrieren, sollten Sie darauf achten, daß der Oberkörper nicht zusammensinkt. Denken Sie daran, daß er genauso stark nach oben in den Himmel gezogen wird, wie Ihre Füße in die Erde gezogen werden. Visualisieren Sie, wie sich jeder Wirbel hebt und von seinen Nachbarwirbeln trennt. Spüren Sie, wie fest Ihre Wirbelsäule den gesamten Rumpf unterstützt, der sich mit jedem Atemzug ausdehnt und entspannt.

Als einzelne Übung sollten Sie die Reiterstellung jeweils zehn Minuten praktizieren. (Übernommen aus Yang Jwing-Ming, *The Root of Chinese Chi Kung.)*

Das Holz-Element und Feng Shui

Draußen findet man das Holz-Element in den Bäumen, im Gras und in allem, was wächst. Wenn das Holz-Element gesund und reichlich vorhanden ist, spiegelt sich darin das Wesen des Qi an einem bestimmten Ort. So zeigen beispielsweise starke, gesunde Bäume, daß an diesem Ort ein gutes Qi herrscht, während schlechtes Wachstum oder schwache Pflanzen auf das Gegenteil hinweisen.

Außerdem haben Bäume in der Feng-Shui-Praxis noch einige spezifische Entsprechungen und können in diesem Zusammenhang für verschiedene Zwecke eingesetzt werden.

Aufgrund ihrer Stärke kann man Bäume benutzen, um ein Gebäude vor schlechtem Qi zu schützen, von dem es vielleicht bedroht wird. So gilt beispielsweise ein Haus, auf das ein Fluß oder eine Straße direkt zuläuft, normalerweise als verwundbar im Hinblick auf die schnellfließende Energie, die von einem solchen Fluß ausgeht. Aber eine Abschirmung aus Bäumen oder Bambusstangen schützt das Haus vor den unerwünschten »Pfeilen« dieser Energie. Auf ähnliche Weise kann man Bäume benutzen, um sich gegen andere »schlechte« Einflüsse des Standortes wie beispielsweise schroffe Felsen oder steile Abhänge abzuschirmen.

Ein Grundstück sollte im Norden oder Nordosten durch Bäume oder einen Berg abgeschirmt sein, weil schlechte Einflüsse traditionell aus dieser Richtung kommen. Bäume selbst können schlechtes Qi anziehen, wenn sie in der Nähe des Eingangstors stehen, oder sie können verhindern, daß Reichtum ins Haus strömt, wenn sie zu nahe an der Haustür stehen.

Berge oder Gebäude mit einem hohen, rechteckigen Turm werden dem Holz-Element zugeordnet. Die Türme des World Trade Centers sind ausgezeichnete Beispiele dafür, ebenso die meisten hohen Bürogebäude. (Spitze Türme – wie sie das Empire State Building hat – entsprechen dem Feuer-Element.) Gebäude mit Säulen haben ebenfalls einen Bezug zum Holz-Element.

Im Inneren von Häusern und Räumen assoziiert man die Farbe Grün mit dem Holz-Element. Wie grüne Pflanzen, welche die Holz-Energie charakterisieren, repräsentiert die Farbe Grün Wachstum und Aktivität. Grün kann in der Garderobe erscheinen – in Form von Kleidungsstücken oder Accessoires –, in den Polstermöbeln, Gemälden, Kunstwerken, Töpferwaren, Teppichen und zahlreichen Gegenständen wie Briefpapier, Schreibgeräten, Kerzen, Flaschen etc. Grün ist eine gute Farbe für einen Schreibtisch oder ein Arbeitszimmer, weil sie uns hilft, unsere Energien und Gedanken zu konzentrieren. Die Farbe eignet sich besonders für Kinder, deren geistige Energien leicht zerstreut werden.

Das Holz-Element kann im Haus auch in Gestalt von Möbeln und Dekorationen in Erscheinung treten. Form, Funktion und Material Ihrer Möbel haben einen Einfluß auf das gesunde Gleichgewicht der Fünf Elemente. Alle hohen, säulenartigen Formen, die an einen Baumstamm erinnern, sind Holz-Formen. Stehlampen, Kerzenhalter, Säulen und ähnliche Formen repräsentieren das Holz-Element ebenso wie Zimmerpflanzen und Bäume. Holz-Farben sind Grün und Grünblau. Holz-Materialien sind alle Gegenstände aus Holz: Schreibtische, Regale, Bilderrahmen, Türen, Fensterrahmen und Dielenbretter.

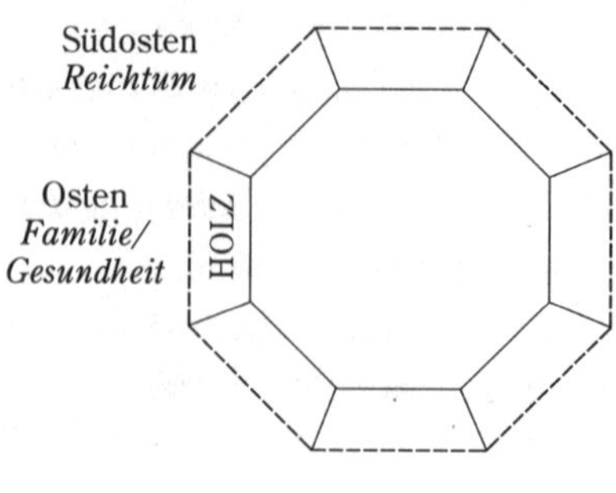

Die Bagua-Zone, die dem Holz-Element entspricht, ist der Osten. Dieser Bereich hat auch einen Bezug zu Familie und Gesundheit. Wenn es Unstimmigkeiten in der Familie gibt, können Sie einen Kristall oder ein rotes Band an eine Wand im

Osten hängen, dort eine große gesunde Zimmerpflanze hinstellen oder einen Spiegel oder ein Kunstwerk anbringen, das Ihnen gefällt. Diese Maßnahmen kann man zwar grundsätzlich in jedem Raum durchführen, aber besonders wirksam sind sie beispielsweise im Wohnzimmer oder im Sprechzimmer eines Arztes, wo diese Bagua-Zone einen besonderen Bezug zur Heilung hat.

Der Südosten entspricht dem Reichtum, der dadurch gefördert werden kann, daß man eine gesunde Grünpflanze oder ein rotes Band an der südöstlichen Wand anbringt oder in die entsprechende Ecke plaziert.

Ein gesundes Holz-Element bringt einen Menschen hervor, der sich seiner selbst sicher ist und für seine Bedürfnisse eintreten kann, der aber auch weiß, wann er sein Kontrollverhalten lockern und mit dem Strom treiben muß. Mit einer ausgeglichenen und angemessenen Stimmung reagiert ein gesunder Mensch gelassen auf Probleme.

Die drei Monate des Frühlings nennt man den Zeitabschnitt des Lebensbeginns und der Lebensentwicklung. Die Energie von Himmel und Erde ist bereit, so daß alles blüht und gedeiht. Nach dem Schlaf in der Nacht sollte man früh aufstehen, im Hof herumwandeln, das Haar lockern und sich körperlich nur gemächlich bewegen. So kann man ein gesundes Leben führen. In dieser Zeit sollte dem Streben des Körpers nach Leben Rechnung getragen werden: Man sollte ihm geben anstatt von ihm zu nehmen, man sollte ihn belohnen anstatt ihn zu bestrafen. Alles das ist in Übereinstimmung mit der Energie des Frühlings, und das ist die Methode zum Schutz des eigenen Lebens. Diejenigen, die diesen Gesetzmäßigkeiten des Frühlings keine Rechnung tragen, werden durch eine Beeinträchtigung der Leber bestraft.

Der Klassiker des Gelben Kaisers zur Inneren Medizin

Korrigierende Maßnahmen bei Holz-Ungleichgewichten

Wenn das Holz-Element in Ihrem Leben angeregt werden muß, versuchen Sie die Farbe Grün in Ihrer Kleidung, ihrem Haus oder am Arbeitsplatz stärker zu betonen. Tragen Sie grüne Kleidung oder legen Sie grüne Gegenstände in Ihr Gesichtsfeld. Weichere, zartere Grüntöne sind besser bei Ärger und anderen Zuständen von Holz-Überschuß. Kräftigere Grüntöne verleihen Ihnen mehr Stabilität, wenn Sie sich überfordert fühlen oder sonst an einem Mangelzustand leiden. Wenn größere Veränderungen anstehen, sollten Sie Möbel und Einrichtungsgegenstände aus Kunststoff oder Metall durch solche aus Holz ersetzen. Zusätzlich können Sie ein Bild mit vielen Grüntönen malen, grüne Socken und grünes Gemüse kaufen und sich aus der Bücherei ein Buch mit Farbfotos von Bäumen besorgen. Seien Sie kreativ – Grün findet man an vielen Stellen. Weil Pflanzen ein ausgewogenes Holz-Element repräsentieren, ist es eine gute Idee, einige Zeit in ihrer Gesellschaft zu verbringen. Kaufen Sie ein paar neue Zimmerpflanzen, beschäftigen Sie sich mit grünem Gras und Laubbäumen, besuchen Sie einen botanischen Garten, oder sehen Sie einfach eine Topfpflanze an. Auch im Wasser-Kapitel finden Sie Hinweise, wie Sie das Holz-Element über seine Mutter im Energiekreislauf anregen können.

Wenn Sie einen Holz-Überschuß haben, versuchen Sie, die grüne Farbe eine Weile aus Ihrem Leben zu entfernen. Bedecken oder entfernen Sie grüne Gegenstände möglichst aus Ihrer Umgebung, und tragen Sie keine grüne Kleidung, bis Sie sich wieder ausgeglichener fühlen. Es ist zwar unnötig, Möbel und andere Haushaltsgegenstände aus Holz zu entfernen, aber Sie können etwas anderes tun: Nähen oder kaufen Sie weiße oder silberne Kissen für Ihre grüne Couch (Metall kontrolliert Holz), kaufen Sie Kerzenständer oder andere Dekorationsgegenstände aus Kupfer oder Messing, und streichen Sie die Wände neu, wenn die weiße Farbe nachgedunkelt ist. Da Bäume eine ausgeglichene Holz-Energie repräsentieren, sind Zimmerpflanzen oder ein Spaziergang im Wald sowohl bei einem Überschuß als auch bei einem Mangel an Holz hilfreich. (Im Metall-Kapitel finden Sie weitere Tips zur Anregung des Metall-Elementes.)

Er entscheidet, was zu tun ist, macht entsprechende Pläne und setzt sie in Handeln um.

Die Lektionen des Holz-Elementes offenbaren sich in den Bäumen, die das Wesen dieser Energie so beredt ausdrücken. Wie die Individuen, die zu werden wir anstreben, hat jeder Baum seine eigene Gestalt und Identität, die mit jedem Sturm deutlicher hervortritt und mit jedem weiteren Jahr mehr zu sich selbst findet. Die Ringe, die die Geschichte des Baums aufzeichnen, sind Ausdruck der Stärke, Zuverlässigkeit und Kraft. Mit seinen im Boden verankerten Wurzeln und den Zweigen, die in den Himmel reichen, verbindet ein Baum Himmel und Erde in einer Geste des Strebens und Anmut.

Während wir uns durch die kraftvoll bestimmende Energie der Holz-Phase bewegen, gewinnen wir Kraft und Schwung, die uns bis dahin gefehlt haben. Fest verwurzelt können wir höher und weiter reichen als zuvor. Unser Blickwinkel verändert sich, wenn wir beginnen, die Welt um uns herum zu erforschen. In der Verpflichtung gegenüber anderen Menschen betreten wir das flammende Territorium der Feuer-Phase.

3 Das Feuer-Element

Feuer ist ein Symbol des Göttlichen, der Transformation und der Leidenschaft. In vielen Mythologien der Welt (bei den Griechen, den Polynesiern, den amerikanischen Ureinwohnern) ist das Feuer eine göttliche Kraft, die von den Menschen oder für sie gestohlen wurde. Als einziges Element, das Menschen hervorbringen können, erinnert uns das Feuer daran, daß auch wir Schöpfer sind. Es symbolisiert den Teil von uns, der gottähnlich ist.

Lange mit Göttlichkeit assoziiert, signalisiert das Feuer oft die Gegenwart Gottes. In Mythen und Sagen werden Visionen und Prophezeiungen vom Blitz begleitet, während im Alten Testament die Stimme Gottes aus einem brennenden Busch erklingt. Überall in der Welt manifestiert das Feuer in Gestalt von brennenden Kerzen in christlichen Kirchen, von Tempelfeuern im alten Griechenland und von Kiva-Feuern bei den amerikanischen Ureinwohnern die Gegenwart Gottes in den Gebäuden, die seinem Dienst geweiht sind.

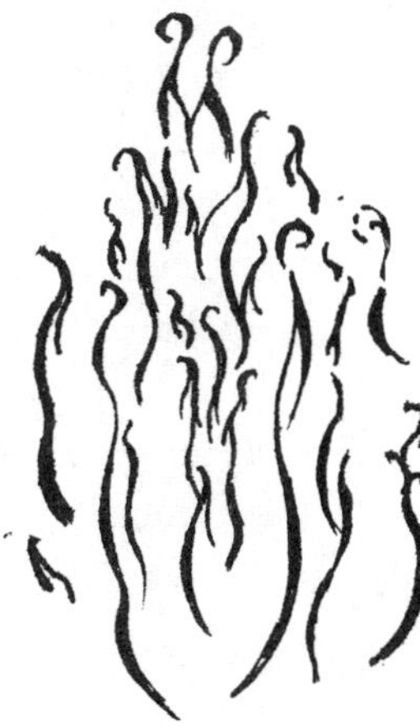

Gleichzeitig ist das Feuer ein mächtiges Reinigungssymbol. Die Christen haben es benutzt, um Sünden (und Häretiker) zu verbrennen, und die alten Assyrer sprachen Beschwörungsformeln in Ritualfeuer, um dem

Wirken von Zauberern seine Macht zu nehmen. Wie durch die Phoenix symbolisiert (dessen Name »rot« bedeutet; die Farbe des Feuers), kündigt Feuer die Auferstehung an, die nach der Reinigung erfolgt.

Aber Feuer ist auch ein Symbol der Zerstörung. Die Höllenfeuer bestrafen die Sünder, während Pele, die Hawaiische Göttin der Vulkane, durch Feuer jene tötet, die ihren Mißfallen erregt haben. Die feuerspeienden Drachen des alten Europa personifizierten das Böse, verbrannten Städte und raubten Jungfrauen. Auf diese zerstörerischen Kräfte beziehen wir uns, wenn wir Dinge, die uns an die absoluten Grenzen des Erträglichen bringen, mit Worten des Feuers beschreiben – unvorstellbare Schmerzen als Holocaust, Höllenpein oder Feuerprobe bezeichnen.

In der Weltliteratur ist Feuer beinahe ein Synonym für die brennende Leidenschaft, sei sie nun körperlich, emotional, intellektuell oder spirituell. Diese Bilder des Feuers beziehen sich auf Gefühle, die so mächtig sind, daß sie einen Menschen geradezu verzehren.

Im Kreislauf der Fünf Elemente entspricht die Feuer-Phase einem Zustand höchster Kraft. Während das Holz-Element Geburt und Werden ausdrückt, feiert das Feuer-Element das, was geworden ist. Im Kreislauf der Erzeugung ist Feuer das Kind des Holzes. Es verzehrt die Holz-Energie, um sich voll auf die Herausforderung der gegenwärtigen Situation einzustellen. Im Kreislauf der Kontrolle wird Feuer von Wasser kontrolliert, dessen Ruhe die verzehrende Glut des Feuers dämpft. Auf der körperlichen Ebene verwandelt die Feuer-Phase alle verfügbare Energie in Bewegungsenergie und manifestiert so das volle Potential eines bestimmten Systems.

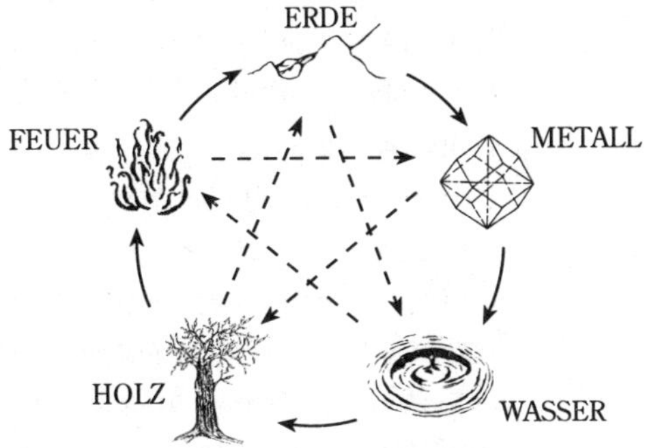

Weiterhin geht es beim Feuer um den Gipfelpunkt, um das Erreichen der maximalen Aktivität. Alles, was ein Höchstmaß an Aktivität erreicht – ein Motor unter Vollgas, ein Körper im Orgasmus, ein Läufer beim Endspurt – befindet sich in einer Feuer-Phase. Unsere Sprache verfügt über viele Ausdrücke, welche die Feuer-Phase beschreiben, wie etwa der »Gipfelpunkt der Macht«, »Vollgas geben«, »mit Karacho fahren« oder »Volldampf voraus«. Wie diese Ausdrücke andeuten, ist Feuer eine Phase des maximalen Energieausstoßes, in der Projekte oder Kreisläufe ihren Gipfelpunkt erreichen.

Es ist wichtig, sich im Zusammenhang mit der Feuer-Phase klarzumachen, daß sie eine direkte Verbindung zu den Phasen hat, die ihr im Kreislauf der Fünf Elemente vorausgehen. Ein Feuer muß etwas verbrennen; folglich kann es nur die Kraft haben, die dem Potential entspricht, das in der Wasser-Phase gespeichert und in der Holz-Phase aktiviert wurde. Der Gipfel wird erreicht, wenn das gesamte Potential realisiert ist, wenn alle gespeicherten Reserven eingesetzt werden und brennen. Raketenforscher arbeiten aktiv mit den Feuer-Energien, wenn sie den Start einer Rakete vorbereiten. Der Treibstoffbedarf hängt von der genauen Berechnung der Geschwindigkeit und der Verbrennungsintensität ab. Eine zu hohe Verbrennungsintensität kann die Rakete explodieren oder übers Ziel hinausschießen lassen, bei einer zu langsamen Verbrennung wird sie ihr Ziel nicht erreichen. Auf dem schmalen Grat der Feuer-Phase gibt es nicht viel Spielraum für Irrtümer.

Im Kreislauf der Jahreszeiten entspricht das Feuer-Element dem Sommer. Die Knospen der Sommerblumen explodieren und verkörpern in ihrer Leuchtkraft, ihrem Expansionsdrang und ihrer üppigen Verbreitung die Energie des Feuers. Insekten schwirren und summen beständig umher, bis die Luft selbst sich zu bewegen scheint, während Schmetterlinge wie Flammen aufflackern und wieder verschwinden. Und durch alles hindurch strömen Licht und Hitze mit einer Intensität, bei der einem Hören und Sehen vergeht.

Im Sommer gibt es nichts, was subtil oder verborgen wäre – alles tritt offen zutage. Jede potentielle Blume und jedes potentielle Blatt tritt ins Sein; alle Jungtiere verlassen ihre Nester und Bauten, um die Welt zu entdecken. Dicke Fell- und Federkleider weichen leichteren Gewändern, und sogar die Menschen präsentieren ihren Körper mehr oder weniger unbedeckt der Sonne.

Im Verlauf eines 24-Stunden-Tages entspricht die Zeit des vollen Tageslichtes der Feuer-Energie. Dann arbeiten die meisten Menschen am härtesten und kanalisieren die Energie in Konzentration, Aktivität und Produktion. Ob in einem Büro, einem Klassenzimmer, zu Hause, bei körperlicher Arbeit oder beim Spiel – Erwachsene und Kinder setzen ihre kreativen und aktiven Energien während dieser Zeit am intensivsten ein. Beim Bau eines Hauses entspricht die Feuer-Phase der Zeit, wenn die Mauern hochgezogen werden. Balken werden auf Streben gelegt und Zement auf Balken, und die Arbeit geht stetig und aktiv voran, wobei die Baustoffe und Pläne eingesetzt werden, für die man sich in der Holz-Phase entschieden hat. In diesem Stadium ist das Gebäude ein Arbeitsvorgang, der mit dem ihm eigenen Schwung fortschreitet (solange die Ressourcen nicht blockiert oder verbraucht sind). In der Feuer-Phase befindet sich alles fast ständig in Bewegung.

Gewaltige Wolken während der Hundstage
Nehmen die Gestalt eines Dämons an
Und verwandeln sich dann in den Buddha.
Kobayashi Issa

Bei jedem kreativen Vorhaben ist Feuer das beherrschende Element, wenn ein Projekt voll in Schwung gekommen ist – wenn ein Gemälde, eine Geschichte oder eine finanzielle Investition zu etwas Eigenständigem geworden ist. In diesem Stadium scheinen die Projekte ein Eigenleben zu entwickeln und eher ihrer eigenen inneren Logik als den ursprünglichen Plänen zu folgen. Die Menschen können in diesem Stadium von Erregung »angefeuert« sein – sie sind dann mit voller Konzentration bei der Arbeit, schlafen nur wenig und verlieren sogar das Gefühl für die Zeit. Dieses Verhalten ist bezeichnend für das Feuer-Element mit seiner intensiven »Hitze« und der Anziehungskraft, die es auf die Sinne ausübt.

In der Natur ist Feuer ein Element mit spezifischen Eigenschaften: Wenn es nicht kontrolliert wird, kann es sich über weite Landstriche ausbreiten; es verzehrt und verschlingt die Vitalität aller Lebewesen, die seinen Weg kreuzen, und es wirkt zerstörerisch. Aber Feuer kann auch der Erneuerung dienen. Wenn sie auf natürliche Weise brennen dürfen, beseitigen Waldbrände alte Schichten pflanzlichen Lebens und erlauben den eher bescheidenen einheimischen Pflanzen wieder zu wachsen.

Im Kreislauf der Fünf Elemente entspricht das Feuer dem Tierreich, welches den Wald des Pflanzenreichs verzehrt und verdaut. (Die Kohlenhydrate, in die Pflanzen das Sonnenlicht umwandeln, stellen fünfzig bis achtzig Prozent der menschlichen Nahrung dar.) Innerhalb des Tierreichs sind die Menschen der feurigste Teil des Feuer-Elementes: Wir verzehren den größten Teil des Brennstoffs – Tiere, Pflanzen und Mineralien (in Form fossiler Brennstoffe); wir entwickeln die meisten Aktivitäten – errichten Gebäude auf dem ganzen Planeten und legen die größten Entfernungen zurück; wir haben das Feuer sogar als Werkzeug in unseren Dienst genommen und lenken es in Form von Hitze, Elektrizität, Verbrennungsmaschinen und Industrieanlagen, mit deren Hilfe wir unsere feurigen Aufgaben erfüllen.

Als Feuer-Wesen geben wir jedoch auch seiner enormen Zerstörungskraft Ausdruck. Wie ein Lauffeuer, das außer Kontrolle geraten ist, verzehren wir alle Ressourcen und Produkte, deren wir habhaft werden können.

Auf der kosmologischen Ebene entspricht die Feuer-Phase der Ausdehnung des Universums direkt nach dem Urknall. Man geht davon aus, daß die ursprüngliche Bildung von Helium und anderen Elementen – die Schöpfung der universellen Materie, welche die Holz-Phase kennzeichnet – nach einigen Stunden beendet war. Danach, so wird angenommen, hat sich das Universum etwa eine Million Jahre lang nur noch ausgedehnt, bevor es sich stabilisierte und die Galaxien entstanden.*

Diese Ausdehnung ist typisch für eine Feuer-Phase, weil sie

* Trinh Yuan Thuan, *Die Geburt des Universums.*

eine fast zufällige Inflation von Teilchen einschließt, was dazu führte, daß sich das Universum wie ein Lauffeuer ausbreitete.

Im Menstruationszyklus entspricht die Feuer-Phase dem Eisprung, der etwa um den vierzehnten Tag des Zyklus einsetzt. Die Östrogenausschüttung erreicht um diese Zeit ihren Höhepunkt und löst die Produktion des Luteinisierungshormons aus, welches den Eisprung anregt. Dies ist der feurige Höhepunkt des weiblichen Fruchtbarkeitszyklus und die Zeit, in der die Wahrscheinlichkeit der Empfängnis am größten ist. Für viele Frauen ist die Zeit des Eisprungs auch der Höhepunkt ihres sexuellen Verlangens.

Bei allen Aktivitäten, die mit Feuer oder Hitze verbunden sind (beispielsweise Kochen, Töpfern oder Metallbearbeitung) stellt der Teil des Prozesses, in dem Feuer benutzt wird, die Feuer-Phase dar. Beim Kochen oder Backen beispielsweise kommt das Feuer zum Einsatz, wenn die Form in den Ofen oder die Pfanne auf den Herd gestellt wird und das Gericht zu kochen beginnt. Der Brennofen des Töpfers verkörpert ebenfalls das Feuer, weil der Werkstoff hier erhitzt und Ton in ein festes Gefäß verwandelt wird.

Feuer, das auf diese Weise genutzt wird, ist ein Mittel zur Transformation: Es verändert die innere Struktur von Stoffen und verwandelt sie in etwas anderes. Der Backvorgang verwandelt die Eigenschaften der Zutaten, so daß aus dem Teig ein Kuchen entsteht und aus Eiern ein Soufflé wird. Auf ähnliche Weise verwandelt ein Glühofen Metall, so daß es formbar wird, bearbeitet und neu gestaltet werden kann. In der Feuer-Phase überwinden Werkstoffe ihre ursprüngliche Form und können zu etwas ganz anderem werden, oder sie können vorübergehend schmelzen und sich miteinander vermischen.

Alles Lebendige brennt. Das ist eine grundlegende Tatsache der Natur. Und Moses sah dieses Feuer direkt mit seinen beiden Augen. Dieser Funke der wirklichen Welt – in unserer Welt nennen wir ihn Gott.

Wiliam Bryant Logan
Dirt: The Ecstatic Skin of the Earth

Die alte Wissenschaft der Alchemie setzt als hauptsächliches Werkzeug die veränderten Eigenschaften des Feuers ein. In alchemistischen Traditionen wird die ursprüngliche Materie der Erde zusammen mit einem Katalysator in einem Ofen erhitzt und (allmählich) in Gold (tatsächlich oder metaphorisch) verwandelt. Das magische Feuer, das diese strukturellen Veränderungen hervorbringt, ist nicht nur ein materielles Feuer. Der Prozeß funktioniert nur, wenn der Alchemist, der ihn vollzieht, reinen Herzens, gläubig und voller Hingabe ist. Er muß sein eigenes inneres »Feuer« einsetzen, um die Verwandlung zu vollbringen.

Obwohl die Alchemie auf materieller Ebene praktiziert wurde und wird, sind die damit verbundenen Begriffe und Vorstellungen zugleich Symbole emotionaler und spiritueller Transformation. Viele mystische Praktiken sowie die Psychologie C. G. Jungs benutzen die Symbolik der Alchemie, um innere Transformationen zu beschreiben. Es ist eine Metapher für qualitative Veränderungen, die es uns erlauben, Schmerzen in Wachstum, Neid in Freude und Angst in Liebe zu verwandeln. Alte taoistische Traditionen beschreiben außerdem eine Form der sexuellen Alchemie – ein Prozeß, in dem sexuelle Energie in lebensverlängernde Energie umgewandelt wird.

In diesem Sinne ist die Feuer-Phase ein Schmelzofen, der die essentielle Natur aller Dinge und Wesen, die mit ihm in Berührung kommen, verändert. Pläne verwandeln sich in Realitäten, Zutaten in Mahlzeiten; emotionale Feuer wie Trauer und Liebe verwandeln sich in Ganzheit. Indem sie neue Zustände der Materie und transzendente Augenblicke des Gewahrseins schaffen, verbrennen und transformieren die tatsächlichen und metaphorischen Feuer der Feuer-Phase die Wirklichkeit.

Die übernatürlichen Kräfte des Sommers schaffen Hitze im Himmel und Feuer auf der Erde, sie schaffen das Herz und den Pulsschlag im Körper … die rote Farbe, die Zunge und die Fähigkeit zu lachen … sie schaffen den bitteren Geschmack und die Emotionen von Glück und Freude.

Der Klassiker des Gelben Kaisers zur Inneren Medizin

Hitze ist der klimatische Ausdruck des Feuer-Elementes. Wie das Feuer ist die Hitze von Natur aus Yang, bewegt sich nach oben und außen. Sie beschleunigt alle Vorgänge und fördert sowohl Aktivität als auch Transformation. In unserer heutigen Welt begegnen wir vielen verschiedenen Wärmequellen: Sonnenlicht, warme Kleidung oder Decken, warme Getränke, Körperübungen, Feuer, geheizte Räume und Autos, Schmelzöfen, Lichter und Öfen.

Wärme ist eine wesentliche Voraussetzung für Leben und Wachstum. Sie fördert die Bewegung und katalysiert die chemischen Veränderungen, die den Prozeß des Lebens bestimmen. Hitze erwärmt den Planeten von außen und hilft in unserem Körper bei der Verdauung der aufgenommenen Nahrungsmittel, indem sie dem Organismus die Nährstoffe in einer Form aufbereitet, die er verwerten kann. An einem kalten Tag genügt ein einziger Sonnenstrahl, um zu verstehen, wie wichtig Wärme für das Leben ist.

Zu viel Hitze zerstört jedoch das Leben. Lebewesen verdorren bei extremer Hitze, trocknen aus, bekommen Fieber und sterben allmählich. In der chinesischen Medizin geht man davon aus, daß Hitze sehr spezifisch auf den Körper wirkt. Sie beschleunigt Herzschlag und Puls, kann zu Rötungen oder Entzündungen und zu heißen Zonen auf der Haut (wie Insektenstiche oder Hautentzündungen) führen. Weil Hitze nach oben steigt, äußern sich die Symptome meist in der oberen Körperhälfte – im Rumpf und im Kopf. Kopfschmerzen, Fieber, ein gerötetes Gesicht, Herzklopfen und ein Druckgefühl in der Brust sind alle Hitzezeichen. Infektionskrankheiten und Verbrennungen, beides »Hitzekrankheiten« in der chinesischen Medizin, können rasch außer Kontrolle geraten und alles verzehren, was mit ihnen in Berührung kommt.

Auf einer abstrakteren Ebene wird die Erwärmung unserer Atmosphäre durch einen Überschuß hervorgerufen. Überbevölkerung, Lärm, Umweltgifte und die Informationsflut sind einige Beispiele für solche »heißen« Einflüsse. Um diese Idee zu verstehen, kann man sich einen Raum mit perfekter Temperatur vorstellen. Stellen Sie sich nun vor, wie dieser Raum sich allmählich mit Leuten füllt. Während er immer voller wird, steigt die Temperatur an. Es gibt einfach nicht genug Platz, damit die Luft und die Leute sich ausreichend bewegen können, und so staut sich ihre Energie in Form von Hitze.

Auf der Gefühlsebene findet das Feuer seine Entsprechung in Freude und Erregung. Im rechten Maß wärmt, aktiviert und belebt Freude den Körper. Freude läßt die Augen leuchten und bringt die Energie in Bewegung; sie öffnet das *Herz* und regt die Menschen an, sich auf warmherzige Weise ihren Freunden, Kollegen und Partnern zuzuwenden. Freude breitet sich auch aus – Lächeln und Lachen wirken ansteckend, und glückliche Menschen genießen es, ihr Glück mit anderen zu teilen.

Die chinesische Medizin kennt jedoch auch einen Zustand von zuviel Freude – oder zuviel Erregung. Er tritt auf, wenn die Erregung zu einer alles verzehrenden Besessenheit wird, die mit anderen Aktivitäten in Konflikt gerät. Was wir in unserer Kultur als Ängstlichkeit, Überaktivität und Hysterie bezeichnen, sind Beispiele für diese Art von Feuer-Überschuß. Hysterisches Lachen, hektisches Reden, Bewegungen und Verhaltensweisen, die unpassend sind, weisen ebenso auf ein Übermaß an Hitze und Erregung hin wie Herzklopfen, Erröten und rote Augen. Manische Störungen und die Wirkungen von Koffein oder anderen anregenden Stoffen verkörpern ebenfalls einen Feuer-Überschuß.

Jonathan M. ist ein gutes Beispiel für jemanden mit einem chronischen Überschuß an Freude. Er redet pausenlos und springt dabei von einem Thema zum anderen, oft ohne einen logischen Bezug. In seinen Wortschwall sind viele Scherze eingeflochten (oft schlechte Wortspiele oder sexuelle Anspielungen), über die er vergnügt lacht, bevor er weiterredet. Er lacht sogar an traurigen Stellen seiner Monologe, wenn er seine Symptome oder unglückliche Romanzen schildert – und merkt nicht einmal, daß sein Lachen in diesem Augenblick unpassend ist. Jonathan schläft nur ungern, weil er sich lieber in Nachtclubs »vergnügt«. Selbst während der Akupunkturbehandlung, bei der die meisten Leute einschlafen oder dösen, redet er ununterbrochen weiter. Er hatte mich wegen seiner Panikattacken aufgesucht und litt außerdem an Herzklopfen, Ängstlichkeit und Atembeschwerden – alles Feuer-Symptome.

Freude und Erregung sind sowohl körperliche als auch emotionale Erfahrungen. Sie können dazu führen, daß die Energie im Körper aufsteigt – wie Feuer – und sich von den Beinen und dem Solarplexus zur Brust und zum Kopf bewegt. Dieses Aufsteigen der Energie entfernt uns von unserem Körper und drängt uns kopfwärts. Phantasien und Ängste sind Symptome dieses Ungleichgewichts, sie sind »Kopf-Trips«, die große Mengen ungeerdeter Energie verzehren.

Angemessene Freude ist eine andere Sache. Wie ein gutes Lachen tief aus dem Bauch oder ein köstlicher Spaß fühlt sich gesunde Freude körperlich gut an – sie führt nicht zu Hysterie und Hektik, sondern verlangsamt eigentlich alle Prozesse. Schöne Ferien oder besonders erfüllte Tage bleiben einem lange in guter Erinnerung – angemessene Freude dehnt die Zeit, indem sie das Herz für eine höhere Erfahrungsebene öffnet.

Das Feuer-Element im menschlichen Lebenszyklus

Im menschlichen Lebenszyklus entspricht dem Feuer-Element die Jugend und das frühe Erwachsenenalter, wenn der Mensch nicht nur wächst, sondern sich auch verändert – an Tiefe und intellektuellen Fähigkeiten gewinnt und seine Beziehung zur Welt erweitert. Jugendliche werden durch ihre Feuer-Phase verändert, wenn die Hormone die sexuelle Entwicklung und das Verlangen anregen. Auf der körperlichen Ebene symbolisiert die Entwicklung der Körperbehaarung, der Brüste und des Bartes die sich ausbreitende und ausdehnende Natur des Feuers.

Jugendliche verändern sich auch im sozialen Bereich, indem sie sich auf intensive Freundschaften oder romantische Beziehungen einlassen, die oft stärker sind als alle Familienbande. Wenn sie beginnen, in die Welt hinauszugehen, nehmen die Jugendlichen vielleicht einen Arbeitsplatz in einer anderen Stadt an, gehen ihren Interessen außerhalb der Familie nach und machen ihre eigenen Erfahrungen im materiellen, intellektuellen und sozialen Bereich. In dieser Phase vertiefen die Jugendlichen ihre emotionale, intellektuelle und praktische Selbsterfahrung und verwandeln sich in eigenständige, unabhängige Geschöpfe.

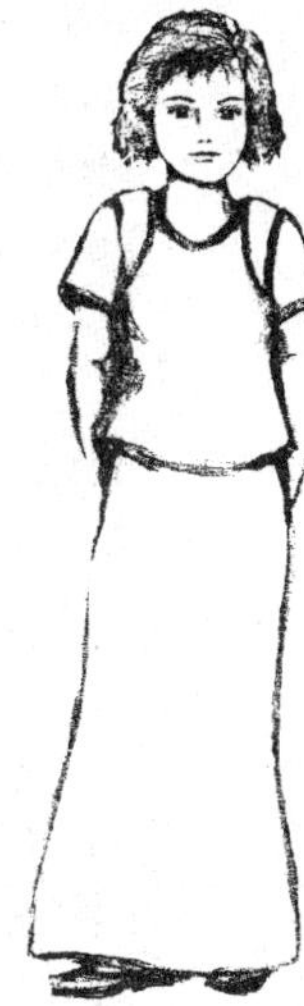

Aus einem Mädchen wird eine junge Frau

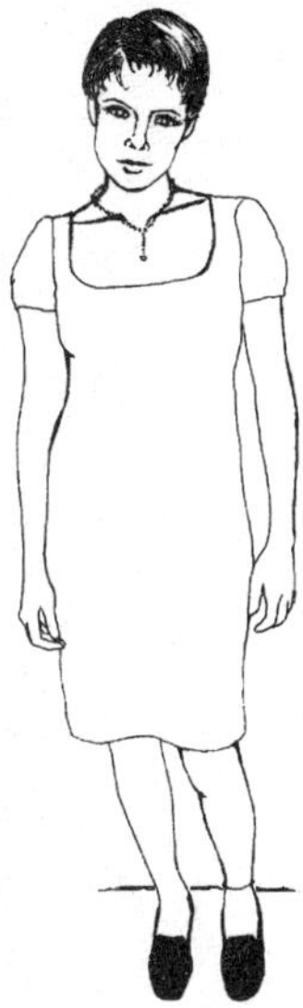

Verlangen – eins der Kennzeichen der Feuer-Phase – tritt in diesem Lebensabschnitt stark in den Vordergrund. Anders als Kinder, die ihre Bedürfnisse oft schnell vergessen, werden Teenager völlig von ihrem Verlangen getrieben: nach Unabhängigkeit, nach einem Menschen, der sie versteht, nach Frieden und sozialer Gerechtigkeit, nach Liebe, nach Wissen, nach Sex, nach Freiheit und nach Lebenssinn. Dieses rastlose Verlangen bringt ihnen unendliche Schmerzen, führt aber auch dazu, daß sie in die Welt hinausgehen, um nach Befriedigung zu suchen.

Verlangen entspricht insofern dem Feuer, als es verzehren, verändern und verschmelzen will. Sexuelle Energie ist eine Form des Verlangens, welche die Feuer-Phase perfekt verkörpert: Sie treibt uns nicht nur in die Welt hinaus, sondern läßt uns auch danach hungern, mit einem anderen Wesen zu verschmelzen. Dieses Verschmelzen mit einem anderen Menschen – und die körperliche Vereinigung, die dazugehört – ist das Feuer im Feuer.

Als Katalysator für emotionales Wachstum ist Feuer lebenswichtig für den Geist, denn es führt uns zur Transzendenz – der spirituellen Eigenschaft des Feuers. So wie das Streben als spirituelle Eigenschaft des Holzes uns zu unserem höheren und besten Selbst leitet, ruft uns das Feuer auf die höchsten Ebenen der Erfahrung und des Verstehens. Wenn wir unser weltliches Selbst transzendieren, vereinigen wir uns mit den Kräften der Schöpfung, sehen die Welt aus der Warte der Götter und verstehen in einem kurzen Aufleuchten, was sie immer verstehen.

Es gibt einen Moment, in dem ein brennender Gegenstand sein materielles Selbst transzendiert und sich in Luft, Rauch und Asche verwandelt. Wenn der Geist brennt, überwindet er auf ähnliche Weise seine menschlichen Begrenzungen und wird göttlich. Gläubige, die im Gebet verharren, Schamanen, die in Ekstase tanzen, und Liebende in der sexuellen Vereinigung erleben Momente vollständiger Transzendenz, wenn sie ihr persönliches Ich loslassen und für einen Augenblick mit der Schöpfung verschmelzen, aus der sie selbst hervorgegangen sind.

Obwohl solche Momente des Einsseins zwischen dem Geist und dem Göttlichen kurz sind, schaffen sie einen dauerhaften Widerhall des Vertrauens, daß wir solche Erfahrungen wiederholen können. Glaube ist das Wissen, daß es die Einheit gibt, und als Versprechen der Transzendenz eine Eigenschaft des Feuer-Elementes.

Auf der seelischen Ebene ist Feuer das Element der Gemeinschaft. Das Feuer der Seele fordert uns auf, die Gemeinschaft mit anderen zu suchen und die Erfahrung zu schätzen, daß wir uns letztlich gar nicht so sehr voneinander unterscheiden. Indem wir uns mit anderen verbinden, finden wir Gemeinsamkeiten; es ist der Moment, in dem sich unsere Augen treffen, in dem wir über denselben Scherz lachen, in dem wir uns verbinden, um ein gemeinsames Ziel zu erreichen. Während die Transzendenz uns mit Gott vereint, vereinigt uns die Gemeinschaft mit anderen Erdenwesen. Wir können uns mit unseren Haustieren verbunden fühlen, mit den traurigen Gorillas, die wir im Zoo sehen, oder mit unseren Vorfahren. Die Gemeinschaft erinnert uns daran, daß wir alle eine Seele sind.

Echte Gemeinschaft setzt jedoch eine echte Individuation voraus, denn nur, wenn wir verstehen, wer wir sind, können wir auch verstehen, was uns mit anderen verbindet. Wahre Selbsterkenntnis führt zu wahrer Liebe: romantischer Liebe, familiärer Liebe und mitfühlender Liebe zu allen Wesen, die die Erfahrung des Lebens mit uns teilen.

Auf der Beziehungsebene vermittelt das Feuer zwischen dem eigenen Bedürfnis, nach außen zu gehen und der Öffnung, um andere hineinzulassen. In gewisser Hinsicht spielen sich alle Beziehungen im Feuer-Kontext ab, weil es das Feuer danach drängt zu verbinden, und das ist der Antrieb, der in erster Linie hinter einer Beziehung steht. Feuer ist die Sehnsucht nach Vereinigung, die uns zu anderen Menschen treibt. In Freundschaften oder Liebesbeziehungen ist die Sehnsucht gewöhnlich das erste Stadium. Sie führt dazu, daß wir außerhalb von uns selbst nach einer Verbindung mit anderen suchen.

Das Feuer-Element und das Herz

Das Organ, das hauptsächlich mit dem Feuer assoziiert wird – das *Herz* – hat in allen Mythen und Sprachen der Welt einen starken Bezug zu Liebe und Partnerschaft. Es ist die emotionale Kraft des *Herzens,* Verbindungen herzustellen, die es einem Menschen erlaubt, mit anderen in Beziehung zu treten. Das *Herz* strebt nach Vereinigung und freut sich daran. Je mehr Einheit, desto mehr Liebe. Je mehr Freude das *Herz* empfindet, desto mehr davon strahlt es aus. Wie ein glühendes Kaminfeuer verströmt es Wärme und Intimität auf alle, die ihm nahekommen.

In der westlichen Welt gibt es eine lange Tradition der Verbindung zwischen *Herz* und Liebe, obwohl das gegenwärtig vorherrschende wissenschaftliche Weltbild den Sitz der Emotionen ins Gehirn verlagert hat. In der chinesischen Medizin bleibt das *Herz* jedoch der Sitz der Emotionen und des Geistes. Hier geht man davon aus, daß das *Herz* das »Haus« des Geistes ist, so daß die Emotionen und Leidenschaften, von denen es durchdrungen ist, sowohl nach oben als auch nach unten strömen. Sie erlauben Beziehungen, welche über die irdische Ebene hinausgehen und einen mit dem Göttlichen verbinden. Die verzehrende Leidenschaft des Feuers – für andere Menschen, für bestimmte Nahrungsmittel oder Aktivitäten – weckt deshalb so starke Gefühle in uns, weil sie uns durch die Schirmherrschaft des Geistes mit dem Göttlichen verbindet.

Das *Herz* verströmt Liebe, aber es empfängt auch Liebe, indem es anderen erlaubt, in sein höchst privates Herrschaftsgebiet einzutreten, was der größte Akt des Vertrauens ist, den ein Mensch vollbringen kann. In der Mitte unseres *Herzens* haben andere die Macht, uns nicht nur mit ihrer Liebe zu heilen, sondern uns auch zu zerstören, wenn sie uns diese Liebe verweigern oder sie mißbrauchen. Insofern ist das *Herz* unser am meisten verwundbares Organ. Es muß offen sein, um zu empfangen, was es braucht, aber in eben dieser Offenheit liegt auch die Saat der Verzweiflung. Dieses Paradox erschreckt alle, die darüber nachdenken, und hält viele Menschen davon ab, sich für die Liebe zu öffnen, nach der sie sich so sehr sehnen.

Das Feuer-Element und der Dünndarm

Der *Dünndarm,* ein Yang-Feuer-Organ, trennt das Wahre vom Unwahren. Er unterscheidet zwischen verschiedenen Konzepten der Selbstwahrnehmung, die entweder im »innersten *Herzen*« für wahr gehalten oder verworfen werden. Die Quelle dessen, was unser »Bauch« uns sagt, ist der *Dünndarm,* der unsere Gedanken für uns sichtet und entscheidet, ob wir »es tut mir leid« oder »ich liebe dich« sagen sollen.

Feuer-Energie und das Perikard/ der Dreifache Erwärmer

Weil das *Herz* notwendigerweise so verletzlich ist, hat der Körper ihm einen starken Schutzwall geschaffen. Ein zweites Organpaar – das *Perikard* (der Herzbeutel) und der *Dreifache Erwärmer* – begleiten das *Herz* und den *Dünndarm* im Feuer-Element. (Das ist eine Ausnahme: Das Feuer-Element ist das einzige im Kreislauf der Fünf Elemente, das über zwei Organpaare herrscht.)

Das *Perikard* umgibt das *Herz* wie eine Hülle und schützt es vor unerwarteten Schmerzen und Verletzungen. Indem es ständig die Einflüsse filtert, die Zugang zum *Herzen* suchen, bewertet das *Perikard* den möglichen Schaden, den eine Person, Bemerkung oder Handlung anrichten kann und gibt den Weg zum *Herzen* nur bei akzeptablen Risiken frei.

Ein wichtiger Teil dieser Schutzfunktion besteht darin, die emotionale Glaubwürdigkeit der Menschen in unserer Umgebung zu prüfen. Das *Perikard* gestattet uns, daß wir uns jenen

Feuer bewegt: Elch und Bison laufen vor dem Wind, Feuer springt über Canyons und Bärenhöhlen und fliegt über wacklige Ochsenkarren ... Die Flamme wird zur Feuerwand, die ganze Wälder mit ihren Krakenarmen umfängt und alles Leben in Asche legt.

Gretel Ehrlich
Islands, the Universe, Home

öffnen, die sich uns gegenüber verantwortlich zeigen, fordert uns jedoch zum Rückzug und zum Abwarten auf, wenn es Verwirrung oder Vertrauensbrüche gibt.

In bestehenden Beziehungen herrscht das *Perikard* über unsere Bereitschaft zur Offenheit, unsere Präsenz und Aufrichtigkeit in der Beziehung und unsere Reaktion auf Verletzungen. Wenn Freunde, Partner oder Geschwister etwas sagen, was grausam oder gedankenlos ist, schließt das *Perikard* uns dagegen ab. Nach außen ziehen wir uns vielleicht zurück, werden wütend oder brechen in Tränen aus, während im Inneren eine persönliche Tür zuschlägt und verhindert, daß weitere Bemerkungen oder Taten unser *Herz* treffen. Es ist auch das *Perikard,* welches uns aus unserer selbstgewählten Isolation entläßt, wenn die Umgebung wieder sicher ist. Entschuldigung und Vergebung sind zwar Aktivitäten des *Herzens*, aber es ist das *Perikard,* das uns erlaubt, um Entschuldigung zu bitten oder die Erklärung eines anderen Menschen in unser *Herz* vordringen läßt, um Vergebung zu erzeugen.

Das *Perikard* wirkt auch auf der medialen Ebene als Filter und verhindert, daß unser *Herz* von den zahllosen Signalen überwältigt wird, die andere Menschen über sich selbst aussenden. Wie eine empfindliche Satellitenschüssel sammelt das *Perikard* Informationen über die Menschen, denen wir begegnen – beispielsweise ein neuer Geschäftspartner – und entscheidet, ob das Gegenüber feindlich oder freundlich, stark oder schwach, ruhig oder aufbrausend, gefährlich oder warmherzig ist. Obwohl die betreffenden Frequenzen für das bloße Auge oder Ohr kaum zu unterscheiden sind, nimmt das *Perikard* sie deutlich wahr und öffnet oder schließt entsprechend den Zugang zum *Herzen.*

Der *Dreifache Erwärmer* beurteilt alles, von der Umgebungstemperatur bis zur Sicherheit des Gebäudes, in dem wir uns befinden. So ist es beispielsweise der *Dreifache Erwärmer,* der die »Schwingungen« eines Raumes beurteilt und darüber entscheidet, ob wir uns darin wohl und sicher oder unbehaglich fühlen.* Der *Dreifache Erwärmer* herrscht auch über jene medialen Fähigkeiten, die sich eher auf äußerliche Dinge beziehen – die Fähigkeit, Bewegungen des Aktienmarktes, politische Veränderungen, Flugzeugabstürze etc. vorauszusagen.

Das Feuer-Element im Körper

Das Feuer-Element drückt sich durch die Yin-Organe *Herz* und *Perikard* und durch die Yang-Organe *Dünndarm* und *Dreifacher Erwärmer* aus. Diese Organe sind verantwortlich für die Außenbeziehungen und für die überschwengliche Energie, die das Feuer-Element kennzeichnet. Das *Herz* hat jedoch einen besonderen Rang unter den Organen und gilt als deren oberster Herrscher, den man in alten Texten als Kaiser bezeichnet. Die Feuer-Organe haben folgende physische Funktionen:

* Diese Erklärung der Rolle des *Dreifachen Erwärmers* ist aus dem Werk von Lonny S. Jarrett entnommen, insbesondere aus seinem Artikel »Chinese Medicine and the Betrayal of Intimacy« in *The American Journal of Acupuncture,* Vol. 23, No.1, 1995.

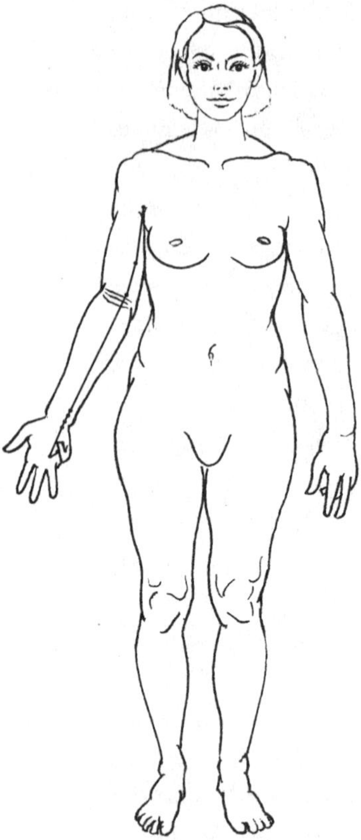

Der *Herz*-Meridian beginnt in der Brust und läuft über die Innenseite des Arms zur Handfläche und zum kleinen Finger.

Das *Herz* regiert das Blut. Während die blutspeichernde Funktion der *Leber* das Selbstbewußtsein reguliert, nährt das *Herz*-Blut die Selbstliebe. Es wirft das Licht der Liebe und Freude des *Herzens* auf unsere Selbstwahrnehmung. Das *Herz* bringt Blut hervor und läßt sein wärmendes Feuer durch das Netzwerk der Adern und Kapillaren im Körper strömen.

Wenn diese Funktion des *Herzens* gestört ist, können Müdigkeit, Schlaflosigkeit, Ängstlichkeit, Schwindel, Mangel an Liebe und geistige Störungen auftreten.

Das *Herz* kontrolliert die Pulse. Als grundlegendes diagnostisches Werkzeug in der chinesischen Medizin werden die Pulse vom *Herzen* kontrolliert, welches das Blut durch die Gefäße zirkulieren läßt. Während bestimmte Pulspositionen den Zustand der entsprechenden Organe anzeigen, geben Stärke, Regelmäßigkeit und Spannung der Pulse insgesamt Auskunft über die Qualität der Feuer-Energie – die Beständigkeit des *Herzens*. Eine gestörte *Herz*funktion kann sich in schwachen, unregelmäßigen Pulsen äußern.

Das *Herz* beherbergt den Geist. Der Geist lebt im *Herzen,* das auf diese Weise die emotionale Verbindung zwischen der Menschheit und den Göttlichen bewahrt. Es ist die Quelle des Feuers, das unser Leben transformiert. Wenn ein Ungleichgewicht im *Herzen* stark genug ist und lange genug dauert, kann der Geist nicht angemessen darin wurzeln und wird gestört.

Zeichen einer solchen Störung sind Schlaflosigkeit, mangelnder Augenkontakt, unangemessenes Reden und Lachen sowie Geisteskrankheiten (Weitere Informationen über den Geist finden Sie im Abschnitt über Qi Gong am Ende dieses Kapitels.)

Das *Herz* manifestiert sich im Gesicht und öffnet sich in der Zunge. Gesichter enthüllen die Gefühle unseres *Herzens.* Ein offener Gesichtsausdruck signalisiert Vertrauen und Offenheit, während ein verschlossenes Gesicht auf das Gegenteil hindeutet. Zusätzlich spiegelt der Teint durch sein Strahlen, seine Elastizität, Feuchtigkeit und Farbe den Zustand von *Herz,* Blut und Kreislauf.

Die Farbe, Form und Feuchtigkeit der Zunge wird vom *Herzen* regiert, und die Sprache, die uns durch die Zunge ermöglicht wird, gibt Auskunft darüber, in welchem Zustand sich der Geist unseres *Herzens* befindet. Auf diese Weise enthüllen Sprachmuster, Stottern und Sprechpausen Ungleichgewichte des *Herzens.*

Der *Dünndarm* trennt das Reine vom Unreinen. Der *Dünndarm* nimmt die teilweise verdauten Nahrungsmittel und Getränke aus dem *Magen* auf und trennt die reinen Essenzen aus Nahrung und Flüssigkeiten heraus. Diese Essenzen werden dann in die *Milz* weitergeleitet, während die unreinen Stof-

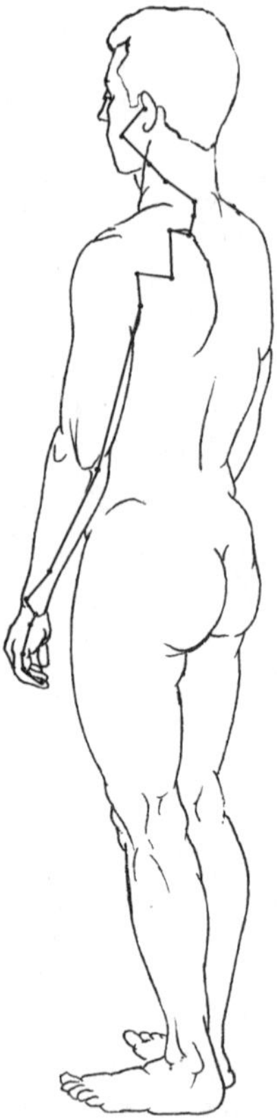

Der *Dünndarm*-Meridian beginnt am kleinen Finger und läuft über die Unterseite des Arms zur Spitze des Schulterblattes und dann seitlich über den Hals bis zu seinem Endpunkt vor dem Ohr.

fe über die *Blase* und den *Dickdarm* ausgeschieden werden. Auf der psychischen Ebene entspricht diesem Prozeß die Trennung von wahren (oder »reinen«) und unreinen Gedanken und Vorstellungen.

Funktionsstörungen des *Dünndarms* können Darmreizungen oder Zweifel an der eigenen Urteilsfähigkeit zur Folge haben.

Das *Perikard* umhüllt und schützt das Herz. Wie ein Premierminister, der den Kaiser schützt, so schützt das *Perikard* das Herz vor Übererregung und emotionalem Schock. Es empfängt und prüft auch die medialen Impulse. Wenn das *Perikard* überlastet ist, können Ängstlichkeit, Herzklopfen und wechselhafte Beziehungen zu anderen Menschen die Folge sein, wobei man zwischen allzugroßer Vertrauensseligkeit und Mißtrauen hin- und herschwankt.

Der *Dreifache Erwärmer* teilt den Körper in drei Abschnitte. Zum Oberen Erwärmer gehört alles vom Zwerchfell an aufwärts, einschließlich Lungen, Herz, Rippen, Hals, Kopf und Gehirn.

Der Mittlere Erwärmer umfaßt alles, was sich zwischen Zwerchfell und Nabel befindet, sowie die Organe *Milz, Bauchspeicheldrüse, Magen* und *Gallenblase.*

Der *Perikard*-Meridian beginnt in der Brust und läuft über die Armbeuge entlang der Innenseite des Arms durch die Handfläche und endet an der Spitze des Mittelfingers.

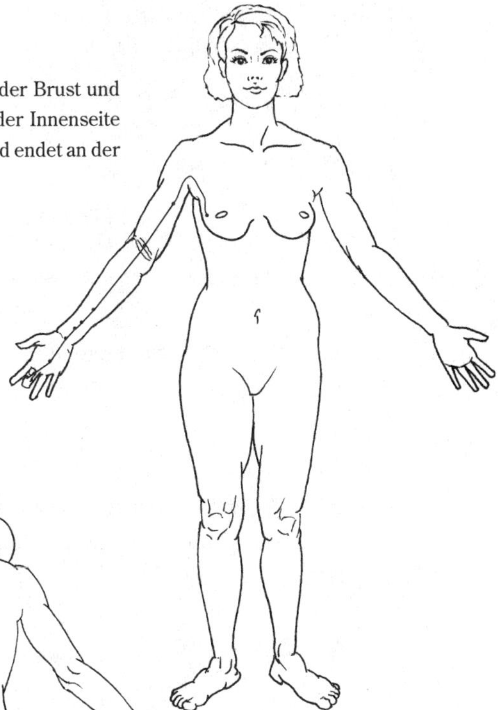

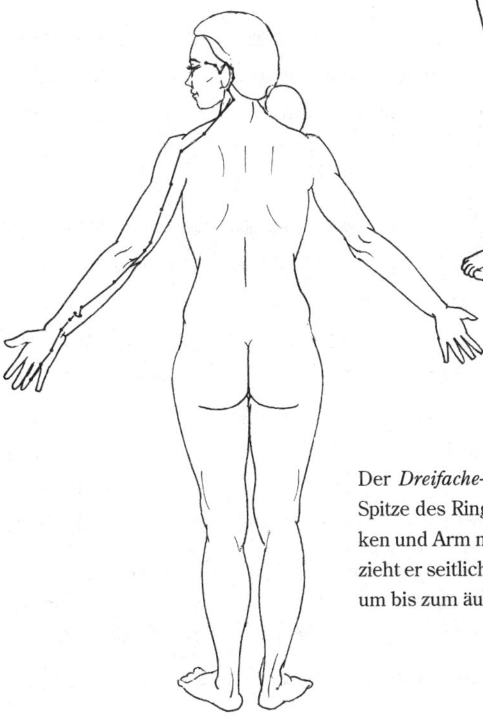

Der *Dreifache-Erwärmer*-Meridian beginnt an der Spitze des Ringfingers und verläuft über Handrükken und Arm nach oben zur Schulter. Von dort aus zieht er seitlich über den Hals und um das Ohr herum bis zum äußeren Ende der Augenbraue.

Zum Unteren Erwärmer gehört alles unterhalb des Nabels einschließlich der *Leber* (die als Teil des Unteren Erwärmers gilt, weil ihr Meridian einen Bezug zu den Geschlechtsorganen hat), *Dickdarm* und *Dünndarm, Nieren, Blase,* Uterus und die Geschlechtsorgane.

Der *Dreifache Erwärmer* verteilt das Ursprungs-Qi. Der *Dreifache Erwärmer* verteilt eine Art primärer Qi-Energie, die man als Ursprungs-Qi bezeichnet. Dieses wird von den *Nieren* gebildet und hat eine Katalysatorwirkung auf alle anderen Umwandlungen des Qi im Körper.

Der *Dreifache Erwärmer* kontrolliert die Verteilung des Wassers. Der *Dreifache Erwärmer* vermittelt zwischen Feuer und Wasser, indem er hilft, das Wasser und die Flüssigkeiten im Körper zu verteilen.

Der *Dreifache Erwärmer* regiert die Wechselwirkungen zwischen den Organen. Der *Dreifache Erwärmer* verbindet alle Organe und verteilt die Energie zwischen ihnen.*

Auf der Körperoberfläche manifestiert sich das Feuer-Element entlang der Meridiane des *Herzens,* des *Dünndarms,* des *Perikards* und des *Dreifachen Erwärmers.*

* Einige Autoren gehen davon aus, daß der *Dreifache Erwärmer* dem Bindegewebe in der westlichen Anatomie und Physiologie entspricht – eine provozierende These, weil die Bedeutung und Funktion des Bindegewebes im Körper auf vielfältige Weise dem *Dreifachen Erwärmer* entspricht: Das Bindegewebe umhüllt jedes Organ, jedes Blutgefäß, jeden Muskel, jede Sehne und jeden Nerv. Es verbindet buchstäblich jeden Teil des Körpers mit jedem anderen, und man hat auch festgestellt, daß es Bioelektrizität (wie Qi) leitet.

Das Feuer-Element im Ungleichgewicht

Wenn das Feuer-Element aus dem Gleichgewicht gerät, kann entweder ein Mangel oder ein Überschuß oder eine Kombination aus beidem entstehen.

Feuer-Mangel

Bei einem Feuer-Mangel fehlt der Körper-Seele-Geist-Einheit der obere Aktivitätsbereich. Als Symptome treten Kältezeichen auf, Zeichen von Schwäche, Antriebsmangel oder die Rastlosigkeit, welche typisch für Mangelzustände des Blutes ist, das dann die Prozesse im Körper nicht ausreichend nähren und erden kann.

Feuer-Mangel kann sich in einem oder mehreren der folgenden Symptome zeigen:

- ★ Herzklopfen
- ★ Blässe
- ★ Rastlosigkeit
- ★ schwache oder unregelmäßige Pulse
- ★ Ängstlichkeit
- ★ kalte Hände und Füße
- ★ glanzlose Augen
- ★ gestörte Träume
- ★ Schlaflosigkeit
- ★ Mangel an Lebensfreude
- ★ Unfähigkeit, eine Sache zu Ende zu bringen
- ★ Stottern oder Schwierigkeiten beim Sprechen

Weitere mögliche Symptome sind Taubheitsgefühle, Schwindel, Müdigkeit, die Unfähigkeit, enge persönliche Beziehungen einzugehen oder aufrechtzuerhalten, Mangel an Effizienz, fehlende Vitalität, Aphasie (zentrale Sprachstörungen), Katatonie (psychische Erkrankungen mit Störungen der willkürlichen Bewegungsabläufe) und Konzentrationsprobleme. Auf der kreativen Ebene beginnt jemand mit Feuer-Mangel viele Projekte, führt sie jedoch nicht zu Ende. Die intensive innere Anteilnahme, die in der Feuer-Phase erforderlich ist, um etwas wirklich auf den Weg zu bringen, ist für Menschen mit Feuer-Mangel zu überwältigend, so daß sie das Projekt abbrechen und sich einem anderen zuwenden.

Jim litt unter Feuer-Mangel. Zu seinen vorherrschenden körperlichen Symptomen gehörten ein Engegefühl in der Brust, Herzklopfen und Ängstlichkeit. Jims Hände fühlten sich kalt an, und seine Art zu sprechen war freudlos und jammernd. Er bewegte sich langsam und war unfähig, zu handeln und Entscheidungen zu treffen. Jim hatte keine Freunde und trank oft Alkohol, um sich anderen Menschen – besonders Frauen – gegenüber zu öffnen. Dadurch fühlte er sich vorübergehend weniger frustriert und einsam, obwohl er sich später dann zurückzog und feindselig gegen die Menschen wurde, denen er sich vorher auf diese Weise geöffnet hatte. Er konnte Beziehungen nicht aufrechterhalten. Schon während seiner Schulzeit war Jims mangelndes Durchhaltevermögen aufgefallen: Er hatte das College nach einem Jahr abgebrochen und hätte beinahe auch die Berufsschule nicht abgeschlossen. Auf die Frage, was ihm Spaß mache, antwortete Jim, er wisse es nicht, und erklärte dann, er sei zu »beschäftigt« um sich zu vergnügen.

Jims Feuer-Mangel zeigte sich körperlich und emotional. Seine Unfähigkeit, sich zu vergnügen und bedeutsame Beziehungen zu anderen Menschen zu pflegen, weisen auf einen *Herz*-Mangel hin. Herzklopfen, Ängstlichkeit und das Engegefühl in der Brust zeigen ebenfalls Herzprobleme an. Die Tatsache, daß Jim sich langsam bewegt und langsam handelt, läßt erkennen, daß ihm die schnellen und zufälligen Bewegungen des Feuers fehlen, während der Abbruch der College-Ausbildung – in diesem Fall – der Unfähigkeit zugeschrieben werden kann, sich mit dem »Volldampf« der Feuer-Energie einzusetzen.

Wenn Feuer-Mangel das primäre Ungleichgewicht darstellt, sind die anderen Elemente wahrscheinlich auf folgende Weise betroffen:

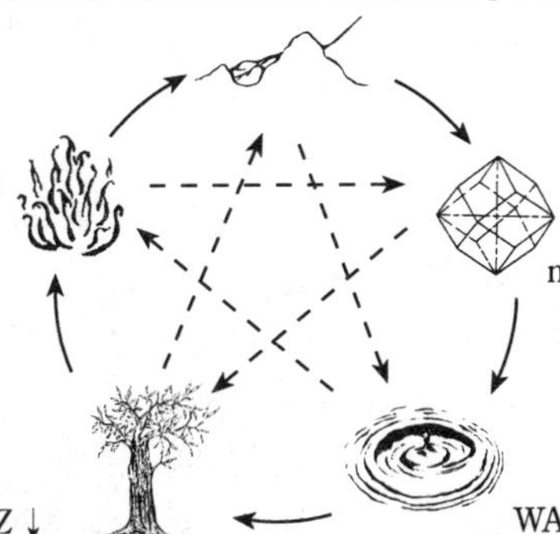

Feuer-Überschuß

Auf der anderen Seite manifestiert sich Feuer-Überschuß in Symptomen, die das genaue Gegenteil von Jims Problemen darstellen: Übererregung, Übereifer und zu starker Einsatz, der mehr verspricht, als tatsächlich vollbracht werden kann. Zu viel Feuer kann zur Hitze, Stagnation, Überaktivität und einer mangelnden Erdung des Geistes führen. Zu den verbreiteten Symptomen bei Feuer-Überschuß gehören:

- ★ Herzklopfen
- ★ Gesichtsröte
- ★ rötlicher oder purpurfarbener Teint
- ★ klopfende Pulse
- ★ Infektionen oder Entzündungen
- ★ Schlaflosigkeit
- ★ unangemessenes Lachen
- ★ Redseligkeit
- ★ Hyperaktivität
- ★ Ängstlichkeit

Weitere Symptome können Aufmerksamkeitsstörungen, manische Episoden und Geisteskrankheiten sein.

Auf der kreativen Ebene neigen Menschen mit Feuer-Überschuß dazu, sich für viele Projekte gleichzeitig zu engagieren und sich für alle stark zu begeistern. Weil das Feuer ihren Motor jedoch ständig aufheulen läßt, können sich die Betroffenen aber nicht lange genug konzentrieren, um irgendeines dieser Projekte zum Abschluß zu bringen.

> *Denn Liebe ist stark wie der Tod … Ihre Glut ist feurig und eine Flamme des Herrn.*
>
> Das Hohelied Salomos

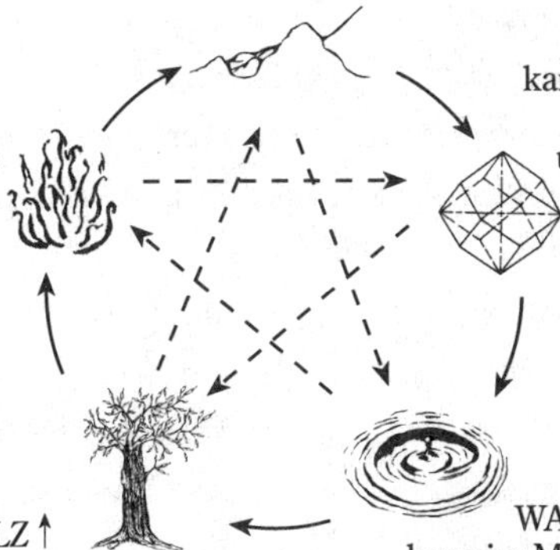

Julia kam zur Akupunktur, weil sie an einem Karpaltunnelsyndrom (Schmerzen und Taubheitsgefühle in den Fingern und Handgelenken) litt. Julias Schmerzen verliefen geradewegs über den *Perikard*-Meridian und dann weiter über den oberen Teil des Rückens den *Dünndarm*-Meridian entlang. Sie litt auch unter Ängstlichkeit und Schlafstörungen. Während der ersten Konsultation berichtete Julia, ihre Probleme hätten begonnen, nachdem ihr einige Tage zuvor klargeworden sei, daß sie sich in ihren Freund verliebt hatte. Sie spekulierte, daß sie diese Situation als extrem angsterregend empfunden habe, weil ihre Selbstkontrolle gewöhnlich wichtig war, während sie sich nun als Liebende sehr verletzlich fühlte. Julias Ängste in bezug auf Liebe und Vertrauen überwältigten ihr *Perikard,*

Die übernatürlichen Kräfte des Sommers schaffen Hitze im Himmel und Feuer auf der Erde, sie schaffen das Herz und den Pulsschlag im Körper … die rote Farbe, die Zunge und die Fähigkeit zu lachen … sie schaffen den bitteren Geschmack und die Emotionen von Glück und Freude.

Der Klassiker des Gelben Kaisers zur Inneren Medizin

was sich an einem Überschuß entlang des betreffenden Meridians zeigte, der dann auf andere Feuer-Organe übergriff.

Falsches Feuer

Es gibt auch eine spezielle Kategorie von kombiniertem Feuer-Mangel und -Überschuß, was dann als »falsches Feuer« oder »falsche Hitze« bezeichnet wird. Bei diesem Muster zeigen sich modifizierte Feuer-Zeichen, welche das Ergebnis eines Mangels sind, der Hitzezeichen hervorbringt, obwohl es in Wirklichkeit keinen Hitze-Überschuß gibt. Falsches Feuer ist eine Mangel-Situation (von Yin und Wasser), die durch Erschöpfung und Schwäche gekennzeichnet ist. Zu den Symptomen gehören:

- gerötete Wangen (nicht das ganze Gesicht)
- Nachtschweiß
- wunde Stellen im Mund
- Hitzegefühl in Handflächen und Fußsohlen
- Müdigkeit
- Schlafstörungen
- Fieber am Spätnachmittag

Auf der emotionalen Ebene wird jemand mit falscher Hitze sich ähnlich verhalten wie jemand mit einem echten Feuer-Überschuß, obwohl Patienten mit falscher Hitze hysterischer wirken und sehr schnell erschöpft sind. Oft entwickelt sich falsche Hitze aus einem echten Feuer-Überschuß: Ein langfristiger Feuer-Überschuß verzehrt das Yin des Körpers, welches anschließend nicht mehr fähig ist, das Feuer-Yang im Gleichgewicht zu halten.

Das Feuer-Element und die Akupunktur

Die Meridiane des *Herzens,* des *Dünndarms,* des *Perikards* und des *Dreifachen Erwärmers* lassen die Feuer-Energie durch den Körper fließen. Störungen entlang dieser Meridiane können Feuer-Ungleichgewichte spiegeln, die man mit Akupunktur behandeln kann, um chronische Krankheiten zu lindern oder zu verhüten. Wenn das Feuer-Element mit Akupunktur behandelt wird, benutzt man meist die Punkte der Feuer-Meridiane, die mit den Fünf Elementen korrespondieren (siehe folgende Seite).

Über die **Holz**-Punkte auf den Feuer-Meridianen behandelt man das Feuer durch seine Mutter im Kreislauf der Erzeugung. Diese Punkte werden oft benutzt, um bei Feuer-Mangel zu tonisieren.

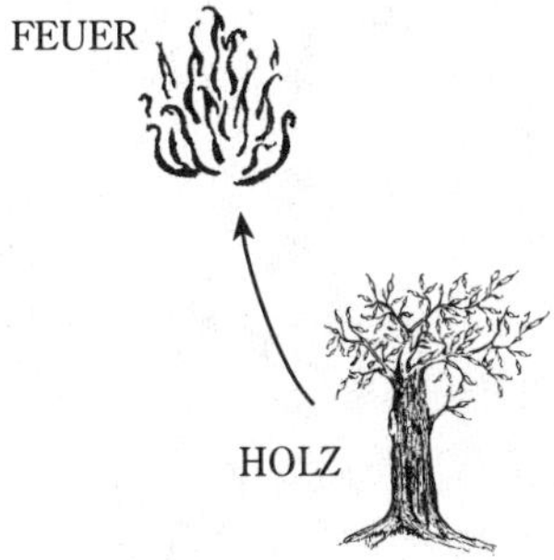

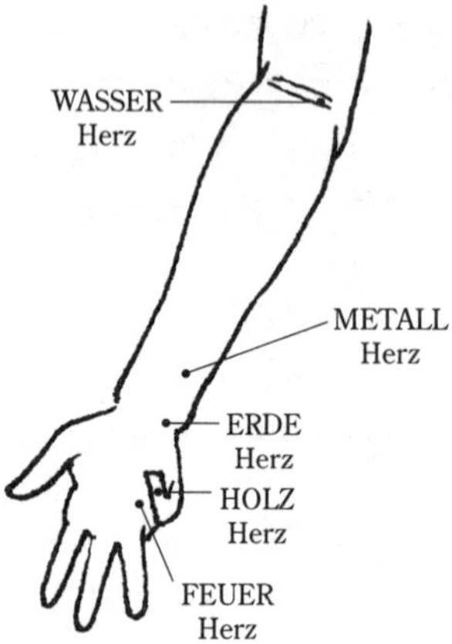

Die Fünf-Elemente-Punkte
auf dem Herz-Meridian

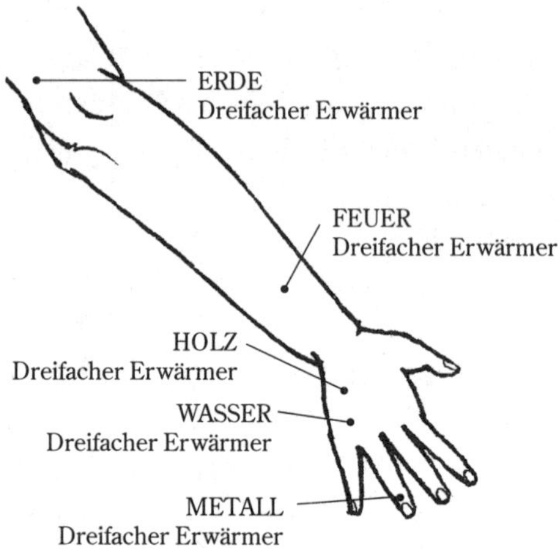

Die Fünf-Elemente-Punkte
auf dem Dreifacher-Erwärmer-Meridian

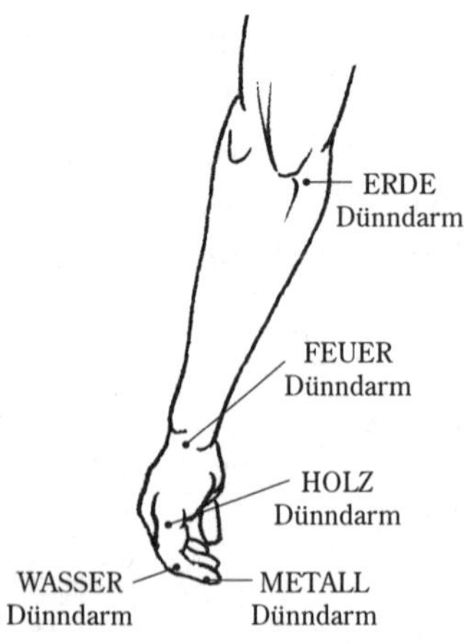

Die Fünf-Elemente-Punkte
auf dem Dünndarm-Meridian

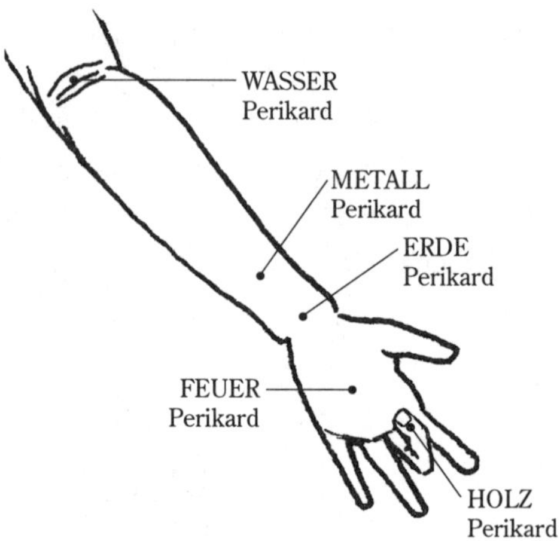

Die Fünf-Elemente-Punkte
auf dem Perikard-Meridian

Die **Feuer**-Punkte auf den Feuer-Meridianen sind besonders effektiv und können immer dann eingesetzt werden, wenn die Feuer-Energie ausgeglichen werden muß – beispielsweise, um das Feuer selbst zu tonisieren oder zu reduzieren, um die Erde als Kind des Feuers zu tonisieren oder um Metall zu kontrollieren.

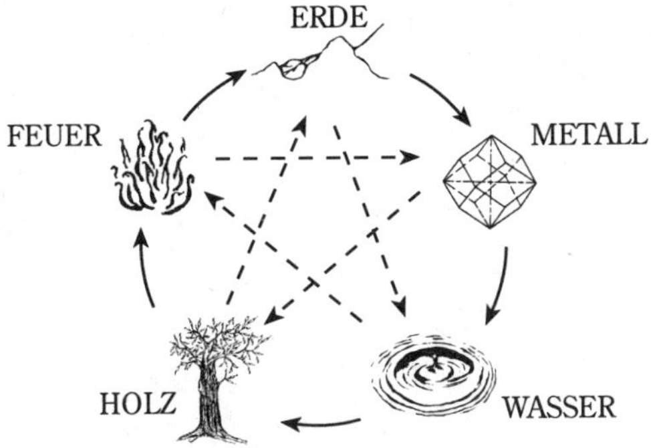

Die **Erd**-Punkte auf den Feuer-Meridianen werden benutzt, um das Verhältnis zwischen dem Feuer und seinem Kind, der Erde, zu beeinflussen. Kinder ziehen im Kreislauf der Erzeugung natürlicherweise Energie von ihren Müttern ab; die Erd-Punkte auf den Feuer-Meridianen werden deshalb in der Regel benutzt, um überschüssige Feuer-Energie abzuleiten.

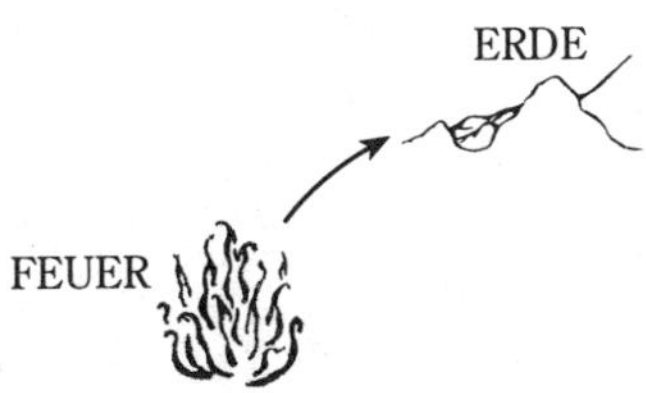

Die **Metall**-Punkte auf den Feuer-Meridianen können tonisiert werden, wenn ein Übermaß an Feuer das Metall zu stark kontrolliert, oder man zerstreut hier die Metall-Energie, um zu verhindern, daß sie in das Feuer-Element zurückstaut.

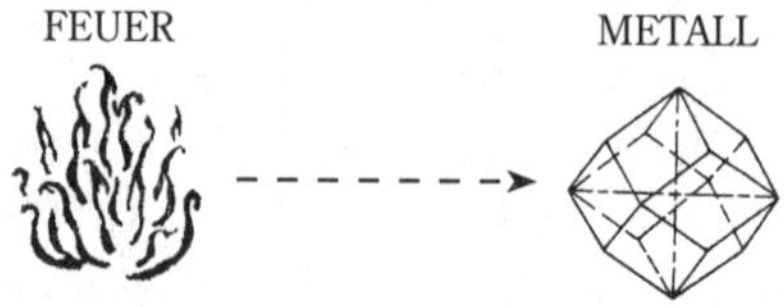

Die **Wasser**-Punkte auf den Feuer-Meridianen werden gewöhnlich tonisiert, um das Übermaß an Feuer zu kontrollieren, und die Energie wird zerstreut, wenn man verhindern will, daß die Wasser-Energie das Feuer zu stark kontrolliert und dadurch einen Mangel verursacht.

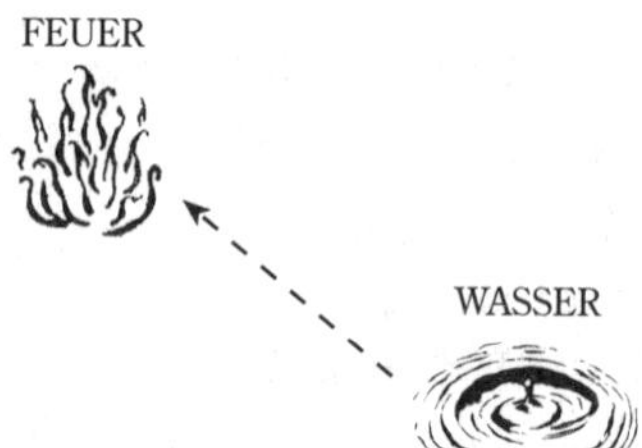

Behandlung von Feuer-Überschuß und -Mangel

Eine Therapie, die auf der Dynamik der Fünf Elemente basiert, könnte einen Feuer-Überschuß durch Wasser-Punkte behandeln, um ein Übermaß an Feuer zu kontrollieren, und zusätzlich Erde-Punkte einsetzen, um das Feuer über sein Kind abzuleiten.

Die oben erwähnte Patientin Julia wurde mit einer Kombination aus Feuer- und Wasser-Punkten behandelt – besonders auf ihrem *Perikard*-Meridian, wo ihr Karpaltunnelsyndrom am aktivsten war. Nach der ersten Akupunktur waren ihre Schmerzen deutlich gelindert, und weitere Behandlungen beseitigten das Problem vollständig. Julia berichtete auch, daß ihre Ängste stark nachgelassen hatten, und sie kam einige Wochen vor der Hochzeit noch einmal zur Akupunktur, um ihre Nervosität vor dem großen Ereignis abzubauen.

Bei Feuer-Mangel könnte man die Holz-Punkte benutzen, um das Feuer über seine Mutter zu tonisieren, während man die Energie an Wasser-Punkten zerstreut, damit das Wasser-Element nicht mehr übermäßig kontrollierend wirkt. Jim kam zu drei Akupunkturbehandlungen und spürte, daß sich seine Ängste legten. In der folgenden Woche beendete er jedoch die Beziehung zu seiner neuen Freundin und brach die Therapie mit der Begründung ab, er sei »noch nicht bereit«, seine Gewohnheiten zu ändern.

Das Feuer-Element und die Ernährung

Das Feuer-Element manifestiert sich in Nahrungsmitteln mit bitterem Geschmack, beispielsweise Gemüsesorten, die sich nach außen verzweigen und ausbreiten, Obstsorten, die um einen zentralen Stein herum wachsen, und in der Farbe Rot. Das Feuer-Element herrscht auch in Nahrungsmitteln, die wärmend wirken. Sie spenden dem Körper zusätzliche Hitze – also Feuer – und haben deshalb einen Bezug zu den Yang-Elementen Holz und Feuer.

Der Geschmack des Feuers: bitter

Wie andere Geschmacksrichtungen ist auch der bittere Geschmack auf den Kreislauf der Kontrolle ausgerichtet und hat Eigenschaften des Wasser-Elementes, welches das Feuer kontrolliert. Bitteres ist Yin, kühlend und läßt die Körperenergie absteigen. Deshalb eignet es sich für Gerichte und Diäten, die einen Feuer-Überschuß kontrollieren oder das Wasser-Element tonisieren sollen.

Weil er kühlend wirkt, vertreibt der bittere Geschmack überschüssige Hitze oder Feuer; weil er die Körper-Energie nach unten lenkt, leitet er zugleich Feuchtigkeit aus, indem er sie nach unten zur *Blase* bewegt, wo sie über den Urin ausgeschieden wird. Darüber hinaus ist der bittere Geschmack auch nützlich, um einen Holz-Überschuß zu beseitigen, und man setzt ihn zur Behandlung von kombinierten Holz- und Feuer-Überschüssen ein.

Einige Beispiele für Nahrungsmittel mit bitterem Geschmack sind Roma-Salat, Roggen, Alfalfa, Wasserkresse, Bittermelone, Löwenzahnblätter und Aloesaft. Zu den Nahrungsmitteln, die zugleich bitter und scharf sind, gehören Zitronenschalen, Schalotten, weiße Rüben und weißer Pfeffer. Bitter und süß sind beispielsweise Amaranth, Spargel, Sellerie, Salat, Papaya und Quinoa. Bittere Kräuter wie Kanadische Gelbwurzel und Krauser Ampfer sind oft wirkungsvolle Antibiotika, weil ihr bitterer Geschmack die Hitze der Infektion ausleitet.

Der bittere Geschmack durchdringt das *Herz* und den *Dünndarm,* die beiden primären Feuer-Organe. Er eignet sich deshalb für therapeutische Diäten bei Menschen, die an *Herz-* oder *Dünndarm*störungen leiden, sollte jedoch im Hinblick auf mögliche Mangelzustände mäßig verwendet werden.

Die Temperatur des Feuers: heiß

In der chinesischen Medizin wird jedem Nahrungsmittel ein bestimmtes Temperaturverhalten zugeordnet, das die Wirkung auf die Körperenergie beschreibt. Die Temperatur des Feuers ist heiß – heiße Nahrungsmittel spenden dem Körper zusätzliche Hitze, erhöhen damit die Gesamtaktivität und steigern die Energie.

Einige Beispiele für warme oder heiße Nahrungsmittel sind Ingwer, Zimt, Nelken, Basilikum, Rosmarin, Hafer, Dinkel, Quinoa, Sonnenblumenkerne, Sesamsamen, Walnüsse, Pinienkerne, Fenchel, Anis, Pastinaken, Zwiebeln, Kirschen, Kürbis, Basmati-Reis, Zitronenschale, Pfefferschoten, Cayenne, Butter, Anchovis, Miesmuscheln, Forelle, Huhn, Rindfleisch und Lammfleisch.

Weil sie dem Körper Feuer zuführen, sollten warme oder heiße Nahrungsmittel bei Feuer-Mangel gegessen und bei Feuer-Überschuß gemieden werden.

Die Gemüsesorten des Feuers: in die Breite wachsend

Nahrungsmittel, die in die Breite wachsen, haben ebenfalls einen Bezug zum Feuer und können in den Speiseplan aufgenommen werden, um das Feuer-Element zu tonisieren. Grüne Blattgemüse wie Spinat, Kohl und Brokkoli breiten sich aus wie das Feuer. Diese Gemüsesorten sollten jedoch bei Feuer-Mangel nicht roh, sondern nur gekocht und in Verbindung mit stärker wärmenden Nahrungsmitteln verzehrt werden.

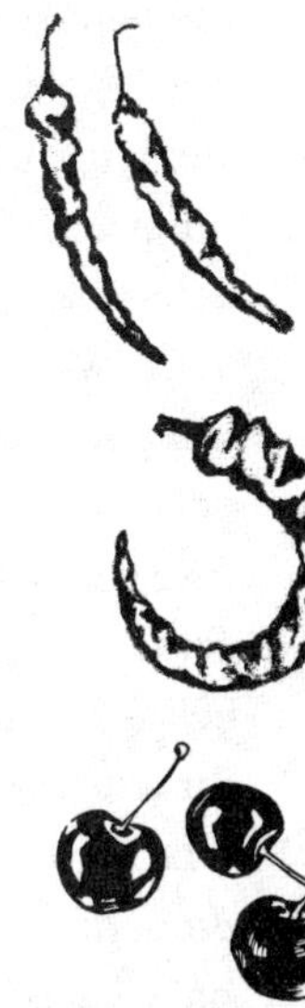

Einige Beispiele für Feuer-Nahrungsmittel

Die Obstsorten des Feuers: Steinobst

Früchte, die um einen zentralen Stein herum wachsen wie Aprikosen, Pfirsiche und Kirschen, werden ebenfalls dem Feuer zugeordnet. Sie sind gut, um bei Feuer-Mangel zu tonisieren, sollten jedoch nur mäßig gegessen werden, weil sie kühlend wirken können.

Tonisierende Maßnahmen bei Feuer-Mangel

Wärmende Nahrungsmittel wie die hier beschriebenen sind der wichtigste Teil jeder Behandlung, in der das Feuer tonisiert werden soll. Die zusätzliche Verwendung von süßen und scharfen Speisen (siehe die Kapitel über Erde und Metall) kann ebenfalls helfen, den Körper zu wärmen und das Feuer-Element zu tonisieren.

Zubereitungsarten, bei denen längere Kochzeiten erforderlich sind, beispielsweise Backen, Braten und Rösten, tonisieren ebenfalls das Feuer, weil die Nahrungsmittel mehr Hitze aufnehmen, welche sie dann wieder an den Körper abgeben. Feuer-Mangel kann bei kaltem Wetter auftreten – im Winter und auch im Herbst, wenn der Körper sich auf kälteres Wetter einstellt – und er kann zu jeder Jahreszeit durch Überarbeitung, lange Krankheit oder emotionale Probleme innerlich verursacht werden. In solchen Zeiten ist es empfehlenswert, sich bei der Ernährung stärker an herzhafte, wärmende Speisen, größere Portionen sowie mehr Fett, Öl und Fleisch zu halten. Warme Tees, heiße Bäder sowie Eintöpfe und Braten, die lange auf dem Herd waren, sind ebenfalls passend, wogegen man Salate, eisgekühlte Getränke und Milchprodukte meiden sollte.

Viele Vegetarier entwickeln einen inneren Feuer-Mangel, weil sie nicht genug wärmende Nahrungsmittel zu sich neh-

Feuer-tonisierendes Rezept
Kräuter-Senf-Lamm mit Rosmarin
(5 Personen)

- 1 Lammkeule, 3–4 kg
- 3 große Knoblauchzehen, in dünne Scheiben geschnitten
- 2 Eßlöffel Olivenöl
- 1 Eßlöffel brauner Senf
- 1 Eßlöffel Wasser
- 2 Eßlöffel Thymian, getrocknet
- 2 Eßlöffel Rosmarin, getrocknet
- 2 Teelöffel Koriander, gemahlen
- 2 Eßlöffel schwarzer Pfeffer, grob gemahlen
- frische Rosmarinzweige zum Garnieren

1. Ofen auf 220 Grad vorheizen.
2. Lammkeule mit einem scharfen Messer an vielen Stellen einschneiden und mit den Knoblauchscheiben spicken.
3. Lammkeule mit Olivenöl einpinseln.
4. Senf, Wasser, Thymian, Rosmarin, Koriander und Pfeffer in einer kleinen Schale vermischen. Lammkeule mit der Mischung einreiben, damit sich eine Kruste bildet.
5. Lammkeule in eine tiefe Pfanne geben und auf mittlerer Schiene 45 Minuten im Ofen backen. Anschließend Temperatur auf 190 Grad reduzieren und weitere 30 Minuten backen.
6. Fleisch aus dem Ofen nehmen und locker bedeckt 15 Minuten stehen lassen. Aufschneiden, mit dem frischen Rosmarin garnieren und servieren.

men. Besonders wenn man in Regionen mit kaltem Klima lebt, kann der Verzicht auf Fleisch und seine wärmende Energie Symptome wie kalte Hände und Füße, einen blassen oder gräulichen Teint, Müdigkeit, Depressionen, Ängstlichkeit, Nervosität, Aufstoßen, Bauchschmerzen und Verstopfung hervorrufen. Da viele Vegetarier gleichzeitig eine Menge kühlender Nahrungsmittel wie Salate, rohes Gemüse, Sojaprodukte und Milchprodukte wie Käse und Joghurt essen, schädigen sie das Feuer in ihrem Körper noch weiter. Obwohl manche Menschen sich bei einer vegetarischen Ernährung wohlfühlen, ist sie aus der Sicht der chinesischen Medizin nicht besonders ausgewogen und wird deshalb auch nicht als langfristige Ernährungsform empfohlen. Sie kann jedoch nützlich sein, wenn man sie für einen kurzen Zeitraum einsetzt, um Holz- und Feuer-Überschüsse zu reduzieren.

Die Kontrolle des Feuer-Überschusses: Ernährung im Sommer

Vor allem im Sommer, der dem Feuer zugeordneten Jahreszeit, neigt dieses Element zur Fülle, doch kann ein solcher Überschuß prinzipiell zu jeder Jahreszeit durch Streß, Krankheit und Überarbeitung hervorgerufen werden.

Wie alle Fülle-Muster im Kreislauf der Fünf Elemente kann der Feuer-Überschuß am besten dadurch kontrolliert werden, daß man bittere Nahrungsmittel zu sich nimmt. Gleichgültig, ob der Überschuß innerlich bedingt ist und sich in den oben beschriebenen körperlichen und emotionalen Symptomen äußert, oder ob die Ursache in der Sommerhitze zu suchen ist, in jedem Fall sollte man seine Ernährung auf leichte Kost umstellen: viel Obst und Gemüse in frischen Farben, wenig ge-

Feuer-zerstreuendes Rezept
Löwenzahnblätter und getrocknete Kirschen mit Himbeer-Vinaigrette

Diese bitteren Nahrungsmittel sind eine perfekte Kombination, um einen Überschuß an Feuer und/oder Holz zu reduzieren.

Zwei Bündel Löwenzahnblätter gründlich waschen und in etwa zweieinhalb Zentimeter lange Stücke schneiden. Leicht dämpfen und anschließend eine Handvoll getrockneter Kirschen oder Preiselbeeren darüberstreuen. Für die Vinaigrette mischen Sie $^1/_4$ Tasse Himbeeressig mit $^1/_4$ Tasse Extra Virgin Olivenöl und einer Prise Salz. Geben Sie die Vinaigrette über den Salat, und reichen Sie ihn zu Fisch oder einem anderen Hauptgericht.

würzt und vor allem abwechslungsreich. Außerdem sollten kühlende Nahrungsmittel wie Gurken, grüner Salat, Wassermelonen, Sprossen, Zitronen und Limonen auf dem Speiseplan stehen. (Im Wasser-Kapitel finden Sie eine umfassendere Liste der kühlenden Nahrungsmittel.)

Im Sommer kann man Gemüse gelegentlich auch roh in Form von Salaten essen – besonders wenn man generell zu einem Feuer-Überschuß neigt. In den meisten Fällen sollte Gemüse jedoch leicht gedämpft werden, um zu verhindern, daß die *Milz* Schaden nimmt (siehe Erde-Kapitel).

Beachten Sie, daß kühlende Nahrungsmittel in der chinesischen Medizin solche sind, die ein kühlendes Temperaturverhalten haben, und nicht etwa Speisen und Getränke, die gefroren oder eisgekühlt sind. Diese gelten weder als gesund noch als kühlend – im Gegenteil, sie veranlassen den *Magen,* mehr Hitze zu erzeugen, um die Nahrung aufzuspalten, wodurch letztlich das gesamte Verdauungssystem geschädigt wird. Selbst in der westlichen Ernährungstheorie hält man kalte Getränke für weniger kühlend als solche, die Raumtemperatur haben, weil Kälte dazu führt, daß sich die Gefäße zusammenziehen, so daß sie die Flüssigkeit nicht aufnehmen können.

Gewürze wie beispielsweise Chili, Cayenne und Ingwer – in Maßen verwendet – können den Körper ebenfalls kühlen, aber das ist ein heikles Geschäft. Die Theorie der chinesischen Medizin geht davon aus, daß diese wärmenden Nahrungsmittel bei mäßigen Gebrauch Hitze ausleiten können. Denn obwohl sie ursprünglich den Körper wärmen, treibt ihre sich ausbreitende Natur alle Hitze an die Körperoberfläche, wo sie als Schweiß aus den Poren tritt und so den Körper kühlt. Aus demselben Grund können heiße Tees wie Pfefferminz- oder Kamillentee kühlend wirken. Es ist jedoch kompliziert, einen Feuer-Überschuß auf diese Weise zu behandeln, und wenn man das Verfahren nicht beherrscht oder der Schweiß nicht austritt, kann der Überschuß dadurch verschlimmert werden. Bevor Sie es mit dieser Strategie versuchen, sollten Sie einen Ernährungsberater oder einen Kräuterheilkundigen konsultieren, der in der chinesischen Medizin ausgebildet ist.

Meiden sollte man bei Feuer-Überschuß schwere Nahrungsmittel wie Fleisch, Eier und Öle. Sie können zu Trägheit führen und innere Hitze hervorrufen. Um einen Feuer-Überschuß durch Ernährungsmaßnahmen unter Kontrolle zu bringen, kann man auch das Wasser-Element tonisieren, wie es im Ernährungsabschnitt des Wasser-Kapitels beschrieben wird.

Das Feuer-Element und Qi Gong

Das Feuer-Element hat einen natürlichen Bezug zum Geist, einem der Drei Schätze des Qi Gong. Der Geist, der in der chinesischen Medizin *Shen* genannt wird, manifestiert sich auf unterschiedliche Weise. Deshalb unterscheiden einige Praktiker zwischen einem »Großen Shen« und einem »kleinen shen«. Das »Große Shen« bezieht sich auf den Geist im allgemeinen und ist ein Ausdruck für die schöpferische Kraft. Es verkörpert Frieden, ein Gefühl der Zugehörigkeit und ein Wissen um die Einheit aller Dinge. Als sprichwörtlicher »Deus ex machina« ist das Shen der wahre Ursprung aller Wesen. Es ist das Objekt »spiritueller« Überlegungen und die Wesenheit, um deren Eigenschaften es in diesem Buch ständig geht.

Das »kleine shen« bezieht sich dagegen auf Aspekte des Geistes, die eine direkte Verbindung zum *Herzen* und zum Feuer-Element haben. Während das Große Shen das ganze Sein und all seine Elemente umfaßt, beschreibt das kleine shen, was vom *Herzen* ausgeht: Wärme, Liebe, ein Funkeln in den Augen und körperliche Vitalität. Es bezieht sich auch auf das, was wir in der westlichen Kultur als Verstand bezeichnen, den Teil des Geistes, der für Bewußtsein, Wahrnehmung und Gedanken verantwortlich ist. Das kleine shen wird leicht durch geringfügige Ungleichgewichte des *Herzens* gestört und kann Symptome wie Ängstlichkeit, Schlafstörungen oder Manie auslösen; das Große Shen wird durch schwere Traumata gestört, was sich dann in ernsten Geisteskrankheiten äußert.

Im Grunde sind das Große Shen und das kleine shen jedoch ein und dasselbe: Sie sind einfach verschiedene Aspekte dessen, was wir Geist nennen, und dieser wohnt im *Herzen* und ist deshalb ein natürlicher Bestandteil des Feuer-Reichs. Die suchende und transzendierende Natur des Geistes hat dieselben Eigenschaften wie das Feuer: aufsteigend, zerstreuend und verschmelzend; sie ist flüchtig und hat – wie der Rauch – die Tendenz davonzuschweben. (Menschen, die spirituell oder intellektuell orientiert sind, neigen ebenfalls dazu, auf diese Weise davonzuschweben; zerstreute Professoren und New-Age-Anhänger haben oft Schwierigkeiten, sich im Alltag zurechtzufinden, weil sie ständig über den Dingen schweben.)

Wegen seiner feurigen Natur braucht der Geist Kühlung und Erdung, damit er sich nicht zerstreut. Meditation, die aus der Stille und der Kraft des Wasser-Elementes schöpft, ist ein perfekter Gefährte des Geistes, denn sie nährt sein Feuer mit Gelassenheit und einem Sinn für inneren Frieden. Indem sie den Geist diszipliniert, so wie Bewegung den Körper diszipliniert, befreit uns die Meditation von Sorgen und Hindernissen, die das Wissen um unser höchstes Selbst blockieren, wobei sie das rastlose Auf und Ab unseres Intellekts kontrolliert. In der Meditation verbinden wir uns wieder mit einem geerdeten Geist und entdecken wieder unseren Weg.

Meditation ist eine Hauptstütze der östlichen Lebensweisheiten und der meisten religiösen und schamanischen Traditionen. Sie kann als Ritual oder gelenktes Gebet praktiziert werden, oder sie kann eine einfache Übung zur Beruhigung des Geistes sein. Indem sie uns mit dem Herzen des Universums verbindet, beruhigt die Meditation unseren rastlosen Verstand und verbindet uns mit dem größten Geist – der universellen Quelle von Mitgefühl und Frieden. Meditation ist das Tor zum größeren Universum, wo wir unser individuelles Ego aufgeben und uns daran erinnern, wie es sich anfühlt, nicht allein zu sein.

Auf diese Weise ermöglicht uns die Meditation eine andere Sicht unseres Lebens und unserer Schwierigkeiten. Sie führt uns zurück an einen Ort des Friedens und der Urteilskraft, von dem aus wir besser fähig sind, angemessen zu handeln. Meditation kann zwar im Sitzen, Stehen, Liegen oder Gehen praktiziert werden, aber für den Anfang ist die unten beschriebene Meditation im Sitzen besonders geeignet.

Meditation kann auch mit Visualisierungen und Atemübungen verbunden werden, um Heilung im Körper zu bewirken. Durch die Atmung und Visualisierung kann die Energie an jede Stelle des Körpers gelenkt werden, die von Verspannungen oder Krankheiten betroffen ist, oder man kann anderen Menschen heilende Gedanken schicken. Wir können auch das Universum um Führung, Heilung und Stärke bitten. Weil die Meditation uns mit unserer inneren Quelle verbindet, können wir diese Zeit nutzen, um uns wieder über unseren Lebenssinn klarzuwerden und uns erneut darauf auszurichten.

Meditation

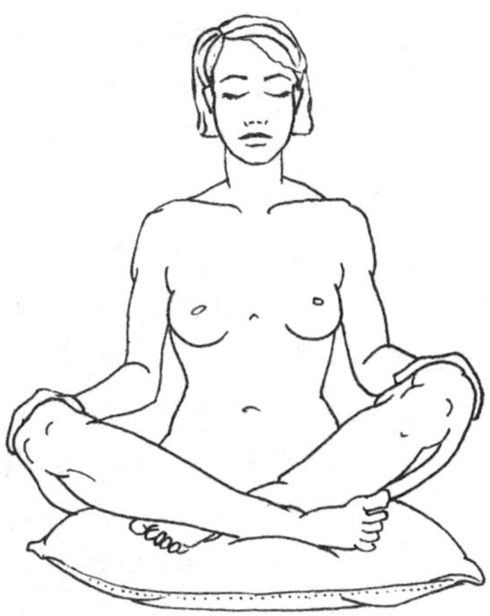

Setzen Sie sich bequem auf ein kleines, festes Kissen, oder lehnen Sie sich gegen die Wand. Schließen Sie die Augen, und atmen Sie dreimal tief und langsam durch, wobei Sie darauf achten sollten, daß Sie jedesmal voll ausatmen. Registrieren Sie jede Anspannung im Körper und versuchen Sie, diese Stellen zu entspannen. Richten Sie Ihre Aufmerksamkeit dann auf den Atem. Fühlen Sie, wie

Ihr Körper einatmet und ausatmet, und versuchen Sie zu visualisieren, wie sich Ihr Körper bei jedem Atemzug mit frischem Qi füllt und altes, abgestandenes Qi abgibt. Tun Sie dies drei oder vier Atemzüge lang. Versuchen Sie zu spüren, daß Ihre Gedanken genauso frei fließen wie Ihr Atem. Halten Sie an keinem bestimmten Gedanken fest, aber achten Sie auf jeden mit derselben Sorgfalt, mit der Sie auf Ihren Atem geachtet haben, und lassen Sie die Gedanken in ihrem eigenen Tempo kommen und gehen. Wenn störende Gedanken auftauchen oder bestimmte Gedanken immer wiederkehren, können sie den Atem beschleunigen oder unterbrechen oder Anspannung im Körper verursachen. Wenn das geschieht, sollten Sie bewußt langsamer atmen und sich entspannen, wobei Sie den Gedanken zur Kenntnis nehmen und sich gleichzeitig von seiner störenden Kraft befreien. Nach ein paar Minuten sollten Ihre Gedanken langsamer und ruhiger werden. Versuchen Sie, sich weiterhin darauf zu konzentrieren, statt in Phantasien abzugleiten oder einzuschlafen. Vielleicht möchten Sie sich in dieser Phase auch auf bestimmte Körperteile konzentrieren, wobei Sie versuchen sollten, deren Aktivitäten zu visualisieren, aber nicht zu kontrollieren. Nach etwa 15 Minuten kehren Sie mit Ihrer Aufmerksamkeit zum Atem zurück. Beschleunigen Sie ihn sanft, und beginnen Sie, Ihre Hände und Füße zu bewegen, um das Aufwachen vorzubereiten. Wenn Sie in Ihren Körper zurückkehren, öffnen Sie langsam die Augen, während Sie sich auf das jetzt vorherrschende Gefühl von innerem Frieden und Gelassenheit konzentrieren. Wenn Sie aufstehen, sollten Sie sich ausgeruht, entspannt und voller Frieden fühlen.

Das Feuer-Element und Feng Shui

In unserer häuslichen und außerhäuslichen Umgebung präsentiert sich das Feuer-Element in der Farbe Rot, im Sonnenlicht und in jeder anderen Art von Licht, in der Elektrizität, in Flammen oder Feuern, in Öfen und Heizkörpern sowie in scharfen Kanten und Spitzen.

Draußen wird das Feuer-Element überall dort beschworen, wo die Sonne scheint. Sonnenlicht, Hitze und expansive Energie sind Kennzeichen des Feuer-Elementes und immer ein Symbol des Yang. In Gegenden, wo der Himmel oft bewölkt ist, oder in dunkleren Jahreszeiten herrscht deshalb häufig ein Feuer-Mangel, während man im Sommer und in der Nähe des Äquators eher Feuer-Überschuß findet. Die Sommersonnenwende, der längste Tag des Jahres, wird oft mit Freudenfeuern, Partys, die die ganze Nacht dauern, Musik und Tanz begangen – Aktivitäten, die die Bewegung und Freude des Feuer-Elementes feiern.

Lampen können eingesetzt werden, um das Feuer draußen zu stimulieren, indem man die Wege zum Haus, Auffahrten und andere Bereiche, die zu dunkel oder Yin-lastig sind, ausleuchtet. Man kann sie auch benutzen, um schlecht geschnittene Grundstücke oder schlecht plazierte Gebäude zu »heilen«. So gilt beispielsweise ein L-förmiges Haus normalerweise als instabil, weil ihm ein Bereich fehlt, und dieser Mangel kann ausgeglichen werden, indem man in den fehlenden Bereich eine Lampe stellt.

Spitze oder schroffe Felsformationen oder Berggipfel haben einen Bezug zum Feuer. Im klassischen Feng Shui geht man davon aus, daß solche Formationen – wie Feuer – eine instabi-

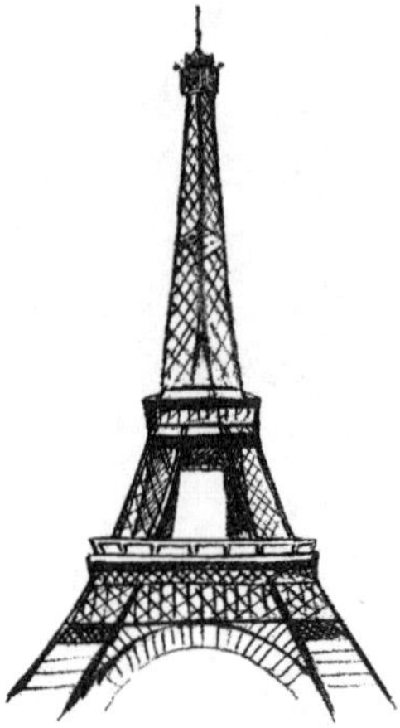

Die dreieckige Form und die betonte Spitze des Eiffelturms identifizieren ihn als eine Feuer-Form.

le Energie haben und deshalb nicht als Bauplätze geeignet sind. Hohe oder spitze Gebäude wie das Empire State Building werden ebenfalls dem Feuer zugeordnet.

In Innenräumen ist Rot die Farbe des Feuers und der Hitze. Wo immer diese Farbe erscheint, wärmt und stimuliert sie die Augen und das *Herz.* Rote Bänder sind ein klassisches Feng-Shui-Heilmittel für jede Art von Ungleichgewicht und können überall angebracht werden, wo die Energie stimuliert werden soll (entsprechend dem Bagua beispielsweise).

Pink- und Pfirsichtöne sind gute Farben für das Elternschlafzimmer – oder das Schlafzimmer einer Person, die heiraten möchte –, denn sie fördern die wärmende Liebe des Feuers. Auch rote Ziegel und Terrakotta können wärmende, feurige Einflüsse ins Haus bringen. Als Mischungen aus Erde und Feuer spenden diese Materialien Wärme ohne die außerordentliche Intensität der strahlenden Rottöne.

Im Inneren des Hauses haben Feuer-Formen eine Spitze wie Kanten, Kerzen oder Dreiecke. Manchmal sind Holz und Feuer in einem Gegenstand eng verbunden, so daß es schwierig ist, sie auseinanderzuhalten. So haben beispielsweise Stehlampen, bei denen die Glühbirnen an der Spitze angebracht sind, definitiv einen Feuer-Aspekt (das Licht selbst), obwohl die generelle Form mehr dem Holz-Element entsprechen kann. Im allgemeinen sind Feuer-Formen dünner und spitzer.*

* Siehe Sarah Rossbach, *Wohnen ist Leben*

Weil Feuer instabil ist, gelten scharfe Kanten und scharfe Werkzeuge als gefährlich und sollten nicht in den Raum oder auf Stühle oder Betten oder andere Stellen weisen, wo Menschen durch den aggressiven »Pfeil« der Energie verletzt werden könnten. Rote Bänder, die über solchen Kanten angebracht werden, oder Spiegel, die man so hängt, daß sie die Spitzen an den Ausgangspunkt zurückwerfen, können solche gefährlichen Effekte mildern.

Die Farben des Feuers sind Rot, Pink und leuchtendes Orange.

Die *Materialien* des Feuers sind all jene, die Licht, Hitze oder Feuer hervorbringen – Glühbirnen, Heizgeräte, Herde –, vor allem Gasherde, in denen ständig eine Stichflamme brennt.

Herde sind im klassischen Feng Shui besonders wichtig, weil sie eine Quelle von Wärme und Nahrung zugleich darstellen. Sie haben einen engen Bezug zum Wohlstand und sollten deshalb sauber gehalten und oft benutzt werden. Besonders wichtig sind die Brenner: Sie sollten alle gleich häufig benutzt werden, und man kann an der Wand hinter dem Herd einen Spiegel anbringen, so daß der Eindruck entsteht, als seien mehr Brenner vorhanden.

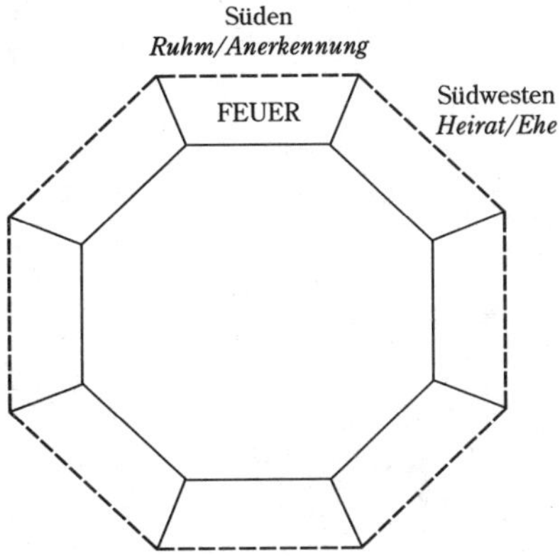

Die Feuer-Zone des Bagua ist die südliche Wand eines Zimmers oder Hauses. Dieser Bereich korrespondiert auch mit Ruhm und Anerkennung. Um bei Feuer-Mangel dieses Element in Ihrem Leben zu tonisieren oder Ruhm und Anerkennung zu fördern, können Sie ein rotes Band oder eine andere rote Dekoration an die Südwand Ihres Wohnzimmers oder Schlafzimmers, Ihrer Küche oder Ihres Arbeitszimmers hängen.

Die südwestliche Ecke eines Zimmers hat einen Bezug zu Heirat und Ehe und kann mit Hilfe von Bändern, Lichtern oder farbigen Mobiles stimuliert werden, um die Aussichten auf eine Heirat zu fördern oder eine bestehende Ehe zu harmonisieren. Diese Maßnahmen sind im Schlafzimmer am wirkungsvollsten.

Wenn sich das Feuer-Element in einem gesunden Gleichgewicht befindet, sind unsere Beziehungen zu anderen Menschen problemlos und angemessen: Das Vertrauen wächst stetig, liebevolle Gefühle entwickeln sich mühelos, und wir werden nicht durch zuviel Verwirrung und Schmerz überrascht, weil wir uns ausreichend vor Leuten schützen, die sich als unzuverlässig erwiesen haben. Ein gesundes Feuer-Element verleiht uns die Fähigkeit zur Freude und die Begeisterung, um unsere Ziele zu erreichen, das Bedürfnis, in die Welt hinauszugehen, und die Zuversicht, daß wir finden werden, was wir suchen. Vor allem aber scheint uns das Feuer eine warme, beständige Lebensfreude – so stark und so regelmäßig wie der Herzschlag, der unser Blut durch den Körper fließen läßt.

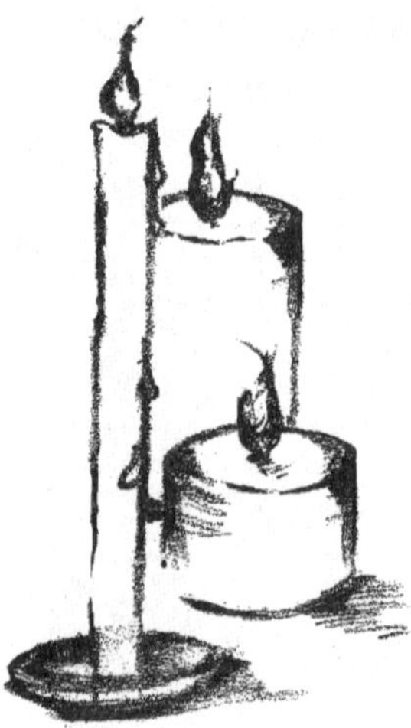

Mit seiner verzehrenden Ausbreitung und seiner frenetischen Energie leuchtet das Feuer alle Seiten der Wirklichkeit aus. Es läßt uns die höchsten, weitesten, heißesten und intensivsten Aspekte unserer Lebenserfahrung erkennen. Unter der Einwirkung des Feuers fühlen wir uns lebendiger und nehmen jeden Gedanken, jede Emotion und jedes Gefühl deutlicher wahr. Das Geschenk des Feuers umgibt unsere Gipfelerlebnisse – Augenblicke, die uns für immer erheben und verwandeln.

> *Die drei Monate des Sommers nennt man die Zeitspanne des übersatten Wachstums. Die Energien von Himmel und Erde vereinigen sich, so daß alles blüht und Frucht bringt. Nach dem Schlaf in der Nacht sollte man früh aufstehen. … Man sollte die eigene Energie mit der Umwelt in Kontakt treten lassen, und man sollte sich so verhalten, als wenn man alles um sich herum liebt.*
>
> Der Klassiker des Gelben Kaisers zur Inneren Medizin

Wenn das Feuer jedoch erloschen ist, hinterläßt es nichts als graue Asche. Sie sieht zwar trist und unbedeutend aus, doch wenn wir diese Asche nicht beachten, begreifen wir nicht, was wir vom Feuer wirklich lernen können. Im Grunde ist diese Asche alles. Sie ist so reich an Mineralien, daß sie den Boden für Jahrhunderte fruchtbar macht. Vulkanische Lava und ihre Asche bilden die Grundlage für neues Land, das Samen und Zivilisationen gleichermaßen nährt. Die Asche, die nach einem Feuer auf dem Boden zurückbleibt, *wird* Boden, wird Erde, wird der Stoff, der alles nährt. Erde ist das Kind des Feuers, das aus der Schönheit und Intensität des Feuersturms hervorgeht. Sie ist die Festigkeit und Realität, die immer noch besteht, wenn alles andere im Rausch des Feuers vergangen ist. Sie ist das nährende Medium, das den Phoenix gebiert, der aus der Asche des Feuers aufsteigt, um das Leben von neuem zu beginnen.

Tonisierung bei Feuer-Mangel

Wenn Sie in düsterer Stimmung sind und sich nach ein wenig Freude sehnen, versuchen Sie, etwas Rotes zu tragen – Socken, Unterwäsche, Handschuhe, eine Krawatte etc. Kaufen Sie ein paar rote Kissen oder frische Blumen und gestalten Sie eine »Feuer-Ecke«, in der Sie sich mit Energie aufladen können. Streichen Sie ein kleines Regal oder einen Fensterrahmen in einem hübschen Rotton. Kaufen Sie rote Kerzen, und stellen Sie sie überall im Haus in schönen Kerzenhaltern auf. Denken Sie jedoch daran, daß die Feuer-Energie dazu neigt, außer Kontrolle zu geraten – gehen Sie also vorsichtig damit um. Arbeiten Sie mit kleinen Dosen, und experimentieren Sie mit Pink und Rosa, wenn Ihnen Rot zu intensiv erscheint. Schaffen oder kaufen Sie zusätzlich ein eckiges Kunstwerk und malen einen Nachmittag lang Dreiecke und Feuer. Sehen Sie sich in Ihrem Zuhause um, und konzentrieren Sie sich auf Dinge, die spitz, eckig und aufsteigend sind. Stellen Sie eine neue Lampe in eine dunkle Ecke, und ersetzen Sie schwache Glühbirnen durch stärkere.* Zünden Sie Kerzen oder ein Kaminfeuer an, betrachten Sie Bilder von heißen, sonnigen Gegenden und Photos von Ihren früheren Sommerurlauben. Andere Möglichkeiten zur Tonisierung von Feuer und Holz sowie zur Reduzierung von Wasser finden Sie in den betreffenden Kapiteln.

* Es ist zweckmäßig, Glühbirnen zu benutzen, die das volle Spektrum abstrahlen (beispielsweise Chromalux), oder Pflanzenstrahler einzusetzen. Deren Spektrum ist dem Sonnenlicht ähnlicher und deshalb gesünder für den Körper. Sie sind auch eine Hilfe für Menschen, die unter Winterdepressionen (durch Mangel an Sonnenlicht) leiden.

Zerstreuen von Feuer-Überschuß

Bei Feuer-Überschuß ist es am besten, Licht, Wärme, Schärfe und die Farbe Rot in Ihrem Haus und in Ihrer Kleidung einzuschränken. Fenster im Westen können durch ihr grelles Nachmittagslicht zu einem Übermaß an Feuer-Energie führen. Hängen Sie einen Kristall oder ein Prisma hinein, um das Licht zu zerstreuen. Sie finden auch im Wasser-Kapitel Informationen darüber, wie Sie das Wasser-Element tonisieren können, um das Feuer zu kontrollieren, und wie man das Erd-Element tonisiert, um einen Feuer-Überschuß über die Mutter-Kind-Beziehung abzuleiten.

4 Das Erd-Element

Die Erde ist die Mutter des Lebens. Mit ihren Abkömmlingen wie Gras und Bäumen, Tieren und Menschen, Insekten, Gewässern, Nahrungsmitteln und Essern war die Erde eine Gestalt, die von Anfang an verehrt wurde. Als Quelle der Mysterien und Grundbefestigung des menschlichen Überlebens war die Erde mit ihren natürlichen Rhythmen die Grundlage vieler Religionen dieser Welt. Weil die Fruchtbarkeit der Erde einen so starken Bezug zur weiblichen Fruchtbarkeit hat, wurde die Erde in vielen Mythologien als Frau oder noch spezifischer als Mutter dargestellt. Für die Griechen war sie Gaia, für die alten Germanen Nerthus, für die Hindus Durga oder Shakti und für die amerikanischen Ureinwohner einfach unsere Mutter. Überall auf der Welt ist die Erde die Mutter und die beständige Nährerin des Lebens.

Obwohl ursprünglich nährend, reagieren viele Erdgöttinen mit Zorn, wenn sie betrogen oder anderweitig verärgert werden – Dürren, Feuer, Erdbeben und Fluten sind einige ihrer Strafen dafür. Insofern ist die Erde sowohl Schöpferin als auch Zerstörerin des Lebens: eine Dualität, die in den Geschichten über die Hindu-Göttin Kali, welche zerstört,

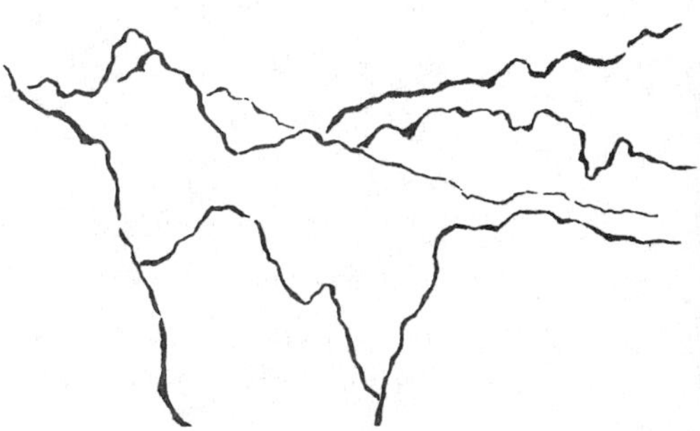

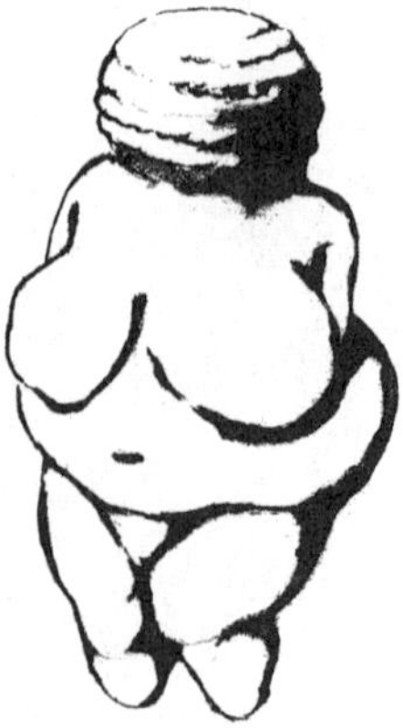

Figuren von Erdgöttinnen wie die Venus von Willendorf (links) und die Sitzende Göttin von Catal Hayuk (darunter) verkörpern viele Eigenschaften des Erd-Elementes: Fülle, Nährendes und das Prinzip des Weiblichen.

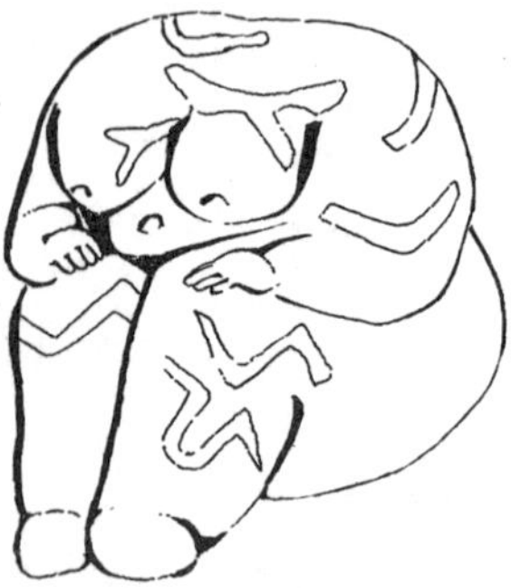

was sie geschaffen hat, ebenso deutlich wird wie in der Gestalt der Weisen Alten in der feministischen spirituellen Bewegung – einer alten Frau, die als Todesbotin erscheint.

Viele Schöpfungsmythen berichten von einer heiligen Ehe zwischen der weiblichen Erde und dem männlichen Himmel, aus der die Geschöpfe der Erde hervorgegangen sind. Die griechische Erdgöttin Gaia und der Himmelsgott Uranos schufen die Zeit, die Erde, die Berge, die Götter und die Menschen. Die chinesischen Yin-Erde und der Yang-Himmel vereinigten ihre Kräfte, um die Menschheit zu schaffen, während es bei den amerikanischen Ureinwohnern Mutter Erde und Vater Himmel waren, die Bruder Sonne und Schwester Mond und alles weitere hervorbrachten.

Obwohl die monotheistischen Religionen nur wenige weibliche Aspekte der Gottheit beinhalten (mit Ausnahme der Jungfrau Maria), wurde der Adam des Alten Testaments, der erste Mann, von Gott aus »Ton« oder »Erde« geformt – einem Symbol des Weiblichen.

Dem Wesen nach zwar weiblich ist das Erd-Element im Kreislauf der Fünf Elemente dennoch kein offenkundiger Schöpfer oder Zerstörer. Es bildet eher eine Art Urgrund, der alles enthält und die Lebensprozesse zuläßt und fördert, und zugleich den Mittelpunkt, um den sich die anderen Elemente drehen. Wie das Wachstumsmedium in einer Petrischale oder das Raster, auf das eine Grafik gezeichnet wird, ist die Erde ein Medium, in dem alles andere geschieht. Sie ist passiv und rezeptiv und bestimmt den Raum, in dem die Materie existiert.

Im Kreislauf der Erzeugung wird die Erde vom Feuer hervorgebracht, dessen Asche etwas neues darstellt und den Rohstoff bildet, wenn alles andere verbrannt ist. Wie Vulkanasche oder die Asche nach einem Waldbrand sind die Rückstände des Feuers ein besonderer Nährstoff für neues Wachstum. Im Kreislauf der Kontrolle wird die Erde vom Holz kontrolliert, dessen aggressives Wachstum den lebensspendenden Fähigkeiten der Erde Grenzen setzt.

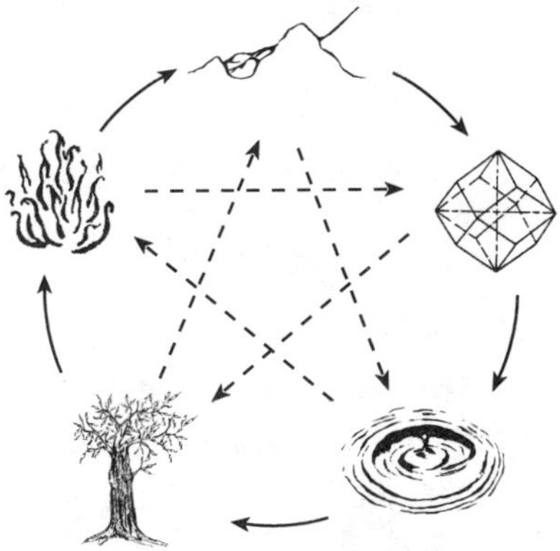

Als Mittelpunkt im Kreislauf der Fünf Elemente gilt die Erde als hauptsächliche stabilisierende Kraft. Während die Energie sich in der Holz- und der Feuer-Phase ausdehnt und sich in der Metall- und Wasser-Phase zusammenzieht, bildet die Erde den Punkt in der Mitte, wo sich der Übergang vollzieht, der von einem sorgfältig gesteuerten Gleichgewicht kontrolliert wird. Die zentrierenden Kräfte der Erde finden sich überall dort, wo sich Übergänge vollziehen, so daß im Kreislauf der Fünf Elemente – dessen eigentliche Essenz der Wandel ist – die Erde über die Kontinuität herrscht. In gewissem Sinne ist die Erde die Heimat aller Elemente und das stabile Zentrum, in dem sie ihren Grund haben. Zwar enthält jedes Element

Aspekte aller anderen (siehe Kapitel 1, »Ursprung«), aber die Erde spiegelt mehr als jedes andere das Ganze des Kreislaufs und kann in diesem Sinne definiert werden. Die Eigenschaften der Erde können als ihre Holz-, Feuer-, Erde-, Metall- und Wasser-Aspekte verstanden werden.

1. Das Holz der Erde *nimmt auf*

Die Erde setzt Grenzen, welche Aktivitäten, Prozesse und Ereignisse umfassen und definieren. Wie der Stamm einen Baum als individuellen Organismus abgrenzt, schafft dieser Aspekt der Energie Grenzen, nicht von Individuen, sondern von Bäumen: Ein Behälter ist bestimmt durch den Raum in seinem Inneren. Eine Flasche, ein Raum, Öffnungszeiten, Gesetze – alles, was irgend etwas hält, umgibt oder begrenzt, beruht auf den aufnehmenden Energien des Erd-Elementes.

Doch ein Behälter bestimmt und schützt nicht nur Grenzen, sondern er schützt auch das, was sich im Inneren befindet. Insofern ist die Erde ein Gefäß, welches das Leben wie eine Flüssigkeit schützt, die sich sonst verteilen würde.

Beim Bau eines Hauses kommt dieser aufnehmende Aspekt des Erd-Elementes ins Spiel, sobald das Gebäude bewohnbar ist. Wenn das Dach und die Wände errichtet sind, wird ein Gebäude zum Raum für Bewohner, Gegenstände, Geschäfte oder zu lagernde Waren. Zu dieser Art von Aufnehmen gehört der physikalische Raum, und es bildet Grenzen und gewährt Schutz für alles, was sich im Inneren befindet.

Weil der letztendliche Zweck jeder Konstruktion darin besteht, Behälter für irgend etwas zu sein, werden sie alle vom Geist der Erde beherrscht. Insofern gehören alle Gebäude, Räume oder Gefäße vorwiegend zum Erd-Element: jedes

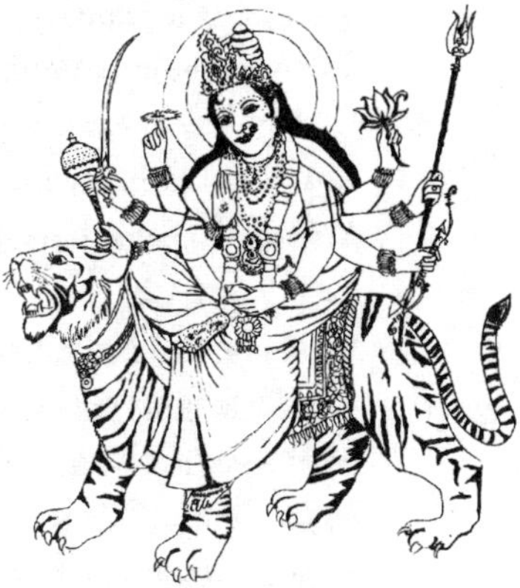

Die hinduistische Muttergöttin Durga ist die Göttin der Herrscher und Krieger. Sie spendet Wohlstand und verteilt Nahrung an die Menschen.

Wohnhaus, Bürohaus, Nest, Baumloch und jede Höhle ist eine Manifestation des Erd-Elementes, ebenso wie Flaschen, Gläser, Tassen, Stühle und Sofas, weil sie etwas anderes umgeben und unterstützen. Weil es Linien festlegt, die trennen und definieren, ist das Aufnehmende das Holz innerhalb der Erd-Phase.

2. Das Feuer der Erde *gleicht aus*

Während der Erd-Phase eines Kreislaufs werden die ursprünglichen Energien ausgeglichen und verändern ihre Richtung. Wenn entgegengesetzte Energien (wie Yin und Yang) sich in ihrer Vorherrschaft ablösen, sorgt das Erd-Element dafür, daß dieser Übergang reibungslos verläuft. Auf der materiellen Ebene gleicht das Erd-Element potentielle und kinetische Energien aus; wie der Angelpunkt eines Hebels hält es die Mitte und ermöglicht eine ausgeglichene Bewegung der Energien.

Balance bedeutet nicht Stillstand, sondern ist ein komplizierter Vorgang, bei dem gegenläufige Kräfte ausgeglichen werden. Wenn man versucht, auf einem Fuß zu balancieren, während man den anderen in den Händen hält, schwankt man hin und her und ist gezwungen, die Körperhaltung ständig zu verändern, um das Gleichgewicht zu halten. Es gibt Hunderte von Kräften, die gleichzeitig in alle Richtungen ziehen, und eine Balance erreicht man nur, indem man sie alle ausgleicht.

Das Erd-Element sammelt diese widerstreitenden Kräfte und verteilt sie angemessen, wobei es die Balance in einem vorhandenen System bewahrt. Während im Chaos alles zusammenbrechen würde, ist das geordnete Vorgehen des Erd-Elementes der Klebstoff, der jedes System zusammenhält.

Als Jahreszeit entspricht die Erd-Phase dem späten Sommer und jedem Übergang zwischen zwei Jahreszeiten – den Tagen um die Tag-und-Nacht-Gleichen und die Sonnenwenden. Zu diesen Zeiten sind die Kräfte des Tageslichts (Yang) und der Dunkelheit (Yin) auf einzigartige Weise ausgeglichen. Aufgrund dieser Fähigkeit herrscht das Erd-Element über die veränderlichen Verbindungen von Zeit, Raum und Beziehungen. In dieser Hinsicht gilt die Erde auch als Mittelpunkt des Kreislaufs der Fünf Elemente.

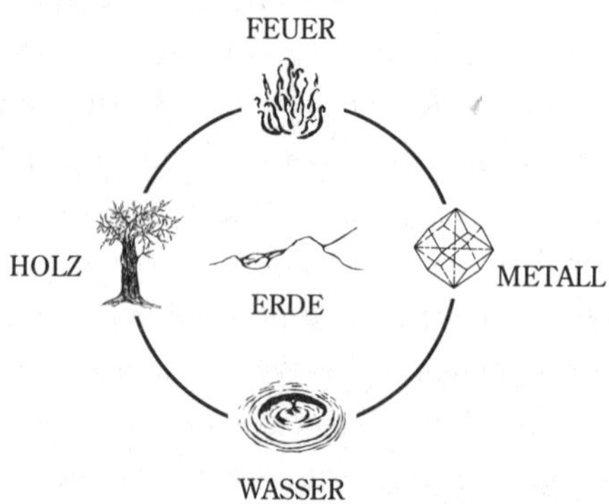

Als Erd-Phase eines Tages gelten die Übergangszeiten – vor allem die Mahlzeiten, die den Übergang zwischen Vormittag und Nachmittag sowie Nachmittag und Abend kennzeichnen. Diese Übergänge sind wie beim Wechsel der Jahreszeiten sanft fließend und vollziehen sich als Wechsel der Vorherr-

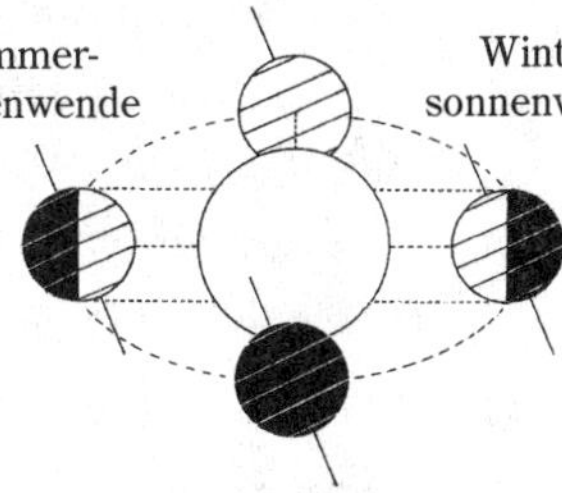

Die Tag-und-Nacht-Gleichen und die Sonnenwenden bilden Punkte des Übergangs, an denen sich das Gleichgewicht zwischen Sonnenlicht und Dunkelheit verändert.

schaft von Yin und Yang. Dabei sollte man jedoch beachten, daß dieser Prozeß nicht dasselbe ist wie die absolute Veränderung, die sich während einer echten Feuer-Phase vollzieht. In der Feuer-Phase erreicht das Yang einen Punkt der maximalen Energie und verdampft oder verschmilzt mit etwas anderem. Beim für die Erd-Phase charakteristischen Übergang gibt es jedoch nichts, was sein Maximum erreicht: Die Veränderung geschieht in kleinen Schritten, während Yang allmählich in Yin übergeht oder umgekehrt. Die Erde beherrscht diese allmähliche Wachablösung und wirkt dabei ausgleichend, aber es ist der Beigeschmack des Verschmelzens und der Transformation, der diesen Ausgleich als Feuer der Erde kennzeichnet.

Auf der kosmischen Ebene repräsentiert das Erd-Element den Moment der Evolution, in dem der Planet Erde und das Sonnensystem um ihn herum selbstregulierende Systeme wurden. Als das junge Universum abkühlte, verlangsamte und stabilisierte sich die schnelle, vom Feuer-Element bestimmte Evolution. Mit der verringerten Evolutionsgeschwindigkeit wurden die individuellen Lebensformen auf dem Planeten Erde stabiler und ebenso ihre Beziehungen untereinander. Sie entwickelten einen Zustand der Homöostase, ein komplexes, aber im wesentlichen stabiles Gleichgewicht, welches es dem

Ökosystem erlaubte, zu wachsen ohne ins Chaos abzustürzen. Ganz ähnlich entwickelten die Planeten des Sonnensystems ihre charakteristischen Umlaufbahnen, welche die stabilen Schwerkraftbeziehungen spiegeln, die zwischen den Planeten bestehen. Die Homöostase ist ein Ausdruck des Verschmelzens vieler Kräfte zu einem funktionellen und stabilen Ganzen. Die empfindlichen Gleichgewichte und Übergänge, die erforderlich sind, um einen solchen Zustand aufrechtzuerhalten, gründen fest in den feurigen Energien der Erde.

3. Die Erde der Erde *sammelt und speichert*

Das Erd-Element manifestiert sich in der Erde, die Nährstoffe und Feuchtigkeit sammelt und speichert, damit sie für Samen und Wurzeln verfügbar sind. Die Erde sammelt die Ressourcen, die gespeichert werden können, und verteilt sie zur rechten Zeit. In diesem Sinne ist die Erde ein Wachstumsmedium: Obwohl sie selbst weder wächst noch ein Nährstoff ist, enthält und pflegt sie beides. Dieses Sammeln und Speichern ist die Erde der Erde. (Beachten Sie auch, daß sich die Erde aus vielen verschiedenen Bestandteilen zusammensetzt, zu denen auch die Rückstände toter Pflanzen und Tiere gehören.) Hier bildet die Erde den Übergangspunkt zwischen Tod und Wiedergeburt, indem sie tote Pflanzen und Tiere in ein Medium verwandelt, das neues Wachstum nährt.

Wenn das Eichhörnchen alljährlich seine Nüsse sammelt, dann zeigt es ein klassisches Verhalten des Erd-Elementes; entsprechendes gilt für das Sammeln von Regenwasser in Tonnen und Tanks. Menschen, die etwas sammeln – ob nun Briefmarken, Darstellungen von Fröschen oder große Kunstwerke –, demonstrieren auf ähnliche Weise das Besitzstreben des Erd-Elementes. Sammeln schafft Vorräte, die (idealerweise) in der Zukunft genutzt werden können. Tongefäße, die überall in der Welt hergestellt werden, verkörpern diese Funktion – Krüge, Töpfe und Schüsseln dienen seit ewigen Zeiten dazu, unsere Vorräte aufzunehmen und zu speichern. Alles, was mit Nahrungsmitteln und Ernährung zu tun hat, schließt die Speicherfähigkeit des Erd-Elementes ein; Essen verkörpert das Sammeln von Ressourcen. Wenn wir Nahrung

Über Ton

Ton ist eine Variante der Erde, die viele der Erd-Funktionen verkörpert. Die bauchigen Schüsseln, Krüge und Töpfe aus Ton – sogar heute noch als Gefäße verwendet – beschwören das Bild des runden, schwangeren Mutterleibs, der das Erd-Element repräsentiert. Selbst die frühesten Tonskulpturen sind Abbilder der großen fruchtbaren Mutter mit schweren Brüsten und breiten Hüften. Durch seine grenzenlose Formbarkeit verkörpert Ton die Flexibilität und Rezeptivität des Erd-Elementes. Jedes der Tonmoleküle, die perfekte Kristalle bilden, hat eine größere Oberfläche als jedes andere bekannte Material und kann dadurch so vollkommen mit der gesamten Umgebung reagieren. In der Medizin benutzt man Ton, um Unreinheiten aus dem Körper auszuleiten, für den Haushalt werden daraus Schüsseln und Töpfe hergestellt, aber auch Ziegel für den Hausbau, und in der Kunst schafft man aus Ton Skulpturen. Insofern gehört er zu den vielseitigsten Materialien, die wir kennen. Einige Biologen gehen sogar davon aus, daß Ton ein Bestandteil des ersten organischen Lebens war, das aus nichtorganischer Materie entstanden ist – und damit wäre er tatsächlich die Mutter allen Lebens.

in unseren Körper aufnehmen, sammeln wir die Materie und die Nährstoffe des Planeten in uns selbst und verwandeln sie bei Bedarf in Energie. Geld ist ebenfalls eine Verkörperung des Erd-Elementes, denn es stellt die speichernde Natur der Erde dar. Obwohl der Goldstandard selbst vom Metall beherrscht wird, haben unsere Tauschgeschäfte mit Geld denselben Aspekt von Nehmen und Geben wie der Umgang mit Nährstoffen und anderen Ressourcen.

4. Das Metall der Erde *nährt*

Ein anderer Aspekt der Erd-Energie ist das Verteilen der Ressourcen, die sie gesammelt hat. Lebenswichtig für den energetischen Prozeß der Fortpflanzung, nährt die Erde, indem sie etwas von sich selbst gibt, damit neues Leben entstehen kann. Im Lebenszyklus eines Baumes repräsentiert beispielsweise die nährstoffreiche Frucht (die sich nicht selbst erhält, sondern Nährstoffe aus den Blättern zieht) eine Art von Spende, die der Baum aus seinen Ressourcen leistet, damit ein anderer Baum wachsen kann. Die Erde nährt ihre Kinder wie eine stillende Mutter – indem sie Teile von sich selbst hergibt, um sicherzustellen, daß das Kind ständig wachsen kann. Dieses Geben hat jedoch seinen Preis: Was das Kind bekommt, ist für die Mutter verloren, und oft erschöpft sie dabei ihre Energie. Dieser Prozeß ist zwar weniger schmerzhaft als die schweren Verluste des Metall-Elementes, doch das Nähren hat einen Anklang an dieses Thema und wird deshalb als Metall-Aspekt der Erde bezeichnet.

Auf ähnliche Weise ist jede Art der Fortpflanzung ein Erd-Phänomen, ebenso wie das Aufziehen von Kindern, Landwirtschaft, Gartenarbeit und andere Aktivitäten, die mit der Fürsor-

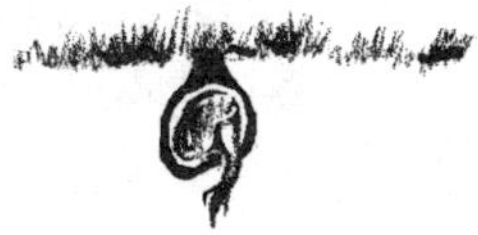

Das Erd-Element schafft Raum für die Entwicklung neuen Lebens. Hohlräume im Boden und die weibliche Gebärmutter demonstrieren die gewährenden Eigenschaften der Erde.

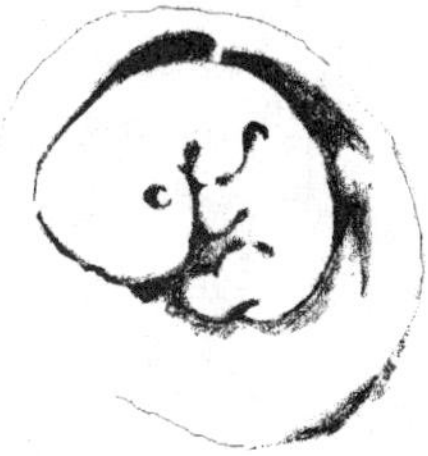

ge für andere zu tun haben. Viele Menschen nähren in diesem Sinne auch ihr Geschäft, besonders zu Anfang, wenn sie viel investieren und der Gewinn noch keineswegs sicher ist. Diese Großzügigkeit ist ein Kennzeichen echten Nährens – man erwartet keine Gegenleistung.

Im Menstruationszyklus herrscht das Erd-Element vom fünfzehnten bis zum einundzwanzigsten Tag während der sogenannten sekretorischen Phase. In dieser Zeit steigen die Hormonspiegel, weil die Drüsen Nährstoffe in den Uterus entlassen. Diese Nährstoffe, die aus dem Körper der Mutter stammen, erhalten bei einer Schwangerschaft den sich entwickelnden Embryo. Dieser Teil des Menstruationszyklus illustriert das Nähren der Erde, denn er beinhaltet, daß ein Teil des Ganzen hergegeben wird, um neues Leben zu ermöglichen.

5. Das Wasser der Erde *läßt geschehen*

In der Natur bildet das Erd-Element den mütterlichen Boden, auf dem alles geschieht – wo die Reiche der Tiere, Pflanzen und Mineralien sich ihr Heim schaffen. Im wesentlichen läßt die Erde diese Entwicklung geschehen, indem sie einen Raum zur Verfügung stellt, in dem alles wachsen kann. Sie ist nicht nur ein Gefäß, sondern fördert aktiv das Wachstum, indem sie aus ihrem eigenen Sein Räume schafft, ähnlich dem Loch, das wir graben, um einen Baum hineinzupflanzen. Die Erde trägt nicht nur ihre eigenen Ressourcen bei, sondern definiert auch ihre Grenzen neu, damit sie andere Lebewesen aufnehmen und ihnen erlauben kann, ihre Gestalt auszubilden.

Der Raum, den die Erde schafft, ist wie eine Gebärmutter, die sich dehnt, um dem wachsenden Embryo genügend Platz zu gewähren – großzügig und grenzenlos stellt sie alles Nötige zur Verfügung. Dieser innere Raum ist wie die undifferenzierte Einheit des Wasser-Elementes; aus ihm heraus nehmen neue Lebewesen und Ideen Gestalt an. Die eigentliche Wasser-Phase kennt überhaupt keine Einschränkungen (siehe Wasser-Kapitel), wogegen die Erde innerhalb gewisser Grenzen Räume schafft. Diese Tendenz, Raum zu schaffen und zu gewähren, kann man sich als Wasser der Erde vorstellen.

In kreativen Prozessen (eher als in der vorgeschalteten Phase) entspricht das Erd-Element der Zeit und dem Raum, in dem wir uns selbst erlauben, kreativ zu *sein*. Es ist der Raum oder Bereich, in dem wir kreative Arbeit leisten, und die Zeit, die wir uns dafür gewähren. Es entspricht auch unserer Wertschätzung für die Werkzeuge und den Prozeß der Herstellung. Das großzügige Gewähren der Erde fordert weder Zeitrahmen noch Ziele, sondern stellt uns einfach den Freiraum zur Verfügung, das zu tun, was wir wollen. Obwohl dazu meist auch eine Phase des Nachdenkens oder Tagträumens gehört, verliert ein stabiles Erd-Element nicht die Geduld oder stellt Forderungen, sondern gewährt einfach den Raum. Nur eine Umgebung, welche zuläßt, daß sich die Dinge auf diese Weise entwickeln, ist fruchtbar genug, um eine aufregende Idee hervorzubringen.

Die Gesamtheit der bewahrenden, ausgleichenden, sammelnden, nährenden und gewährenden Eigenschaften der Erde ist mehr als die Summe ihrer Teile: Die Erde als Ganzes ist das grundlegende Fundament des Lebens und seine immerwährende Quelle der Nahrung und Vitalität. Wegen ihrer wesentlichen Position im Mittelpunkt des Kreislaufs der Fünf Elemente, gilt die Erde vielen als das wichtigste Element. Eine als Erd-Schule bekannte Tradition von Praktikern, die bis in das fünfte Jahrhundert zurückreicht, geht davon aus, daß die meisten Krankheiten aus Ungleichgewichten des Erd-Elementes entstehen, und daß die meisten Therapien auf dem Weg über dieses Element wirken. Ihr Sprichwort »die Erde nährt alles« drückt die Erkenntnis aus, daß die Wandlungen der Erde alle anderen Elemente nähren.

Tung Chung-Shu, ein Philosoph, der im zweiten Jahrhundert vor Christus lebte, beschrieb das Erd-Element folgendermaßen:

*Die Erde besetzt die Mitte und wird als himmlischer Befruchter bezeichnet. Sie ist die Assistentin des Himmels. Ihre guten Energien fließen reichlich und können nicht nur einer einzelnen Jahreszeit zugerechnet werden. Insofern umfaßt die Erde alles im Kreislauf der Fünf Elemente und der vier Jahreszeiten. Obwohl Metall, Holz, Wasser und Feuer jeweils ihre eigenen Aufgaben haben, könnten sie ohne die Erde nicht bestehen.**

In gewissem Sinne ist die wachsende Umweltbewegung ein Zeichen dafür, daß die Menschheit die zentrale Bedeutung der Erde erkennt. Obwohl die globale ökologische Krise, der wir jetzt gegenüberstehen, dadurch entstanden ist, daß wir die passiven Tugenden des Erd-Elementes vernachlässigt haben, zeigt die Bedeutung, die wir gegenwärtig der »Rettung« der

* Fung Yu-Lan, A History of Chinese Philosophy, Vol. II.

Die geheimnisvollen Kräfte der Erde schaffen Feuchtigkeit im Himmel und fruchtbaren Boden auf der Erde; sie schaffen das Fleisch im Körper und den Magen [und die Milz]. Sie schaffen die gelbe Farbe … und verleihen der Stimme die Fähigkeit zu singen … sie schaffen den Mund und den süßen Geschmack und die Gefühle von Ängstlichkeit und Sorgen.

Der Klassiker des Gelben Kaisers zur Inneren Medizin.

Erde beimessen, auf dramatische Weise, wie unsere Kultur darum kämpft, ihre Mitte zu würdigen – das Erd-Element und alles, was es repräsentiert.

Klimatisch hat das Erd-Element einen Bezug zur Feuchtigkeit. Damit ist nicht das Wasser selbst gemeint, sondern eine wasserartige Atmosphäre mit den zahlreichen darin gelösten Teilchen. Es ist diese Feuchtigkeit guter Erde, welche die Wurzeln mit Nährstoffen und Wasser umgibt, die Feuchtigkeit des Tons, die ihn formbar macht, und die »Feuchtigkeit« der Luft, welche für den Reichtum an Molekülen sorgt, die zum Überleben notwendig sind. Reifes Obst und Gemüse mit seinem Aroma und Duft ist auf ähnliche Weise feucht. Die richtige Menge Feuchtigkeit hüllt ein und nährt.

Körperlich empfinden wir Feuchtigkeit am stärksten an feuchten Tagen; ohne sie können unsere Gewebe, Haut und Muskeln nicht elastisch bleiben. Obwohl die Feuchtigkeit als Schweiß auf unserer Hautoberfläche am stärksten sichtbar wird, liegt sie eigentlich unter der Haut und verleiht unserem Fleisch Reife und Festigkeit wie bei einer Frucht.

Zu viel Feuchtigkeit führt jedoch zu Fäulnis – einem Überfluß an Reife. Verfaulende Nahrungsmittel, fauliger Atem und Müll, der sich zersetzt, sind Beispiele für ein Übermaß an Feuchtigkeit. Auf der körperlichen Ebene entsteht daraus ein

Gefühl von Schwere und Trägheit in den Gliedmaßen oder im Kopf. Weil Feuchtigkeit durch die darin enthaltenen Nährstoffe schwer ist, empfinden wir sie im Überfluß als Last.

Feuchtigkeit im Körper beeinträchtigt auch die Verdauung und das gesamte Energieniveau. Zusätzlich zu der schon beschriebenen Schwere sind Verdauungsprobleme wie Blähungen und Darmträgheit ebenso Feuchtigkeitssymptome wie Appetitmangel, das Gefühl, nicht zu wissen, was man essen möchte, oder Lustlosigkeit beim Essen. Schleim ist ebenfalls ein Zeichen von Feuchtigkeit – einer Feuchtigkeit, die sich über längere Zeit angesammelt und kondensiert hat. Übermäßige Feuchtigkeit im Gehirn führt zu einem benebelten Gefühl und zur Konzentrationsunfähigkeit.

Auf einer anderen Ebene ist Feuchtigkeit wie Gerümpel. Zu viele unbenutzte oder wenig benutzte Gegenstände sammeln Feuchtigkeit an. Menschen, die permanent unter körperlicher Feuchtigkeit leiden, leben oft auch in unordentlichen Räumen – sie sammeln »Gerümpel«, sowohl körperlich und emotional als auch in ihrer Umgebung.

Jenny und Al sind ein nettes Paar, freundlich und anderen gegenüber sehr fürsorglich. Sie umgeben sich mit einem Überfluß, der ihre Großzügigkeit und ihre Fähigkeit zu sammeln, widerspiegelt, aber in ihrem Haus herrscht eine ziemliche Unordnung. Kaum ein Tag vergeht, ohne daß einer von ihnen ein neues Spielzeug oder Werkzeug oder

Unordnung ist eine Unausgewogenheit des Erd-Elementes, die Überfluß und einen Mangel an Aufnahmevermögen zeigt.

Kleidungsstück nach Hause bringt, das auf die schon vorhandenen Dinge gepackt wird. Sogar ihr Kühlschrank ist bis oben hin mit Nahrungsmitteln gefüllt – die Hälfte davon ist nicht zu sehen und verdirbt, wie es für ein Erd-Element im Überschuß typisch ist. Beide leiden unter chronischen Nebenhöhlen-Entzündungen, und bei Al sind auch die Atemwege stark verschleimt, was zeigt, daß in seinem Körper ebenso wie in seinem Haus zuviel Feuchtigkeit herrscht.

Auf der emotionalen Ebene manifestiert sich die Feuchtigkeit der Erde als Fürsorge, die ihre schützenden, nährenden und bewahrenden Energien über alles legt. Wie Feuchtigkeit beinhaltet Fürsorge auch ein gewisses Maß an Aufmerksamkeit, Festhalten und Einhüllen. Wenn wir für jemanden oder etwas sorgen, geben wir diesem Menschen oder dieser Sache einen Teil von uns selbst. Wir widmen ihnen unsere Aufmerksamkeit und sorgen für ihre Bequemlichkeit, Sicherheit und Ernährung. Solche Fürsorge nährt wie fruchtbare Erde und speist die Seele derjenigen, denen sie gilt.

Übermäßige Fürsorge führt jedoch zu Sorgen – jener Emotion, die in der klassischen chinesischen Medizin mit der Erde assoziiert wird. Sorgen führen dazu, daß man seine Aufmerksamkeit zu stark auf etwas oder jemanden konzentriert und ihm nicht genügend Raum läßt, um auf natürliche Weise zu wachsen. Wenn man eine Pflanze zu viel gießt oder ein Kind zu sehr behütet, mischt sich die Sorge in Dinge ein, die sie nichts angehen. Wo die Erde im Zustand der Ausgeglichenheit den Dingen lediglich »gestattet«, sich nach eigenen Gutdünken zu entwickeln, umklammert und erdrückt sie im unausgeglichenen Zustand, umgibt die Objekte ihrer Fürsorge dabei mit Schreckensszenarien von Gefahren und Schwierigkeiten und verdirbt dadurch deren eigentliches Potential. In Extremfällen wird Sorge zur Besessenheit – eine Haltung, bei der man sich immer und immer wieder an dieselben und unproduktiven Gedanken klammert.

In Beziehungen herrscht die Erd-Energie über die emotionale Bindung. Während das Feuer uns drängt, Beziehungen zu anderen Menschen aufzunehmen und den Weg des Vertrauens öffnet, den wir dafür gehen müssen, definiert und bekräftigt die Erde diese Verbindungen im Laufe der Zeit. Erdbande entstehen, wenn Menschen gemeinsame Erfahrungen machen; dies ist der einzige Weg, um wirklich mit einem anderen menschlichen Wesen vertraut zu werden. Erdbande entwickeln sich daher langsam und bedeutungsvoll und können nicht beschleunigt werden, denn sie gewinnen im Zuge der gemeinsamen Geschichte an Tiefe. Anders als eine Feuer-Verbindung, in der man für einen Augenblick völlig mit dem anderen verschmilzt, schaffen Erd-Verbindungen eine Liebe, die mit der Zeit immer tiefer und stärker wird.

Bindungen sind jedoch nicht nur emotionaler, sondern auch materieller Natur. Fäden unseres inneren Wesens befinden sich im Inneren der Menschen, an die wir gebunden sind, und umgekehrt, so daß sich das Muster unseres Seins mit dem der anderen verknüpft. Dieses Miteinanderverwobensein verändert unsere inneren Strukturen und birgt dadurch das Potential, uns zu verzerren oder zu schädigen, wenn die, denen wir vertrauen, selbstsüchtig handeln oder uns manipulieren.

Wenn Leute Geschenke austauschen, machen sie ihre Erdbande materiell sichtbar. Wir laden die Geschenke, die wir anderen geben, mit unseren Erd-Energien auf und benutzen sie in gewisser Weise, um die Bindungen, die wir uns wünschen, zu schaffen oder zu festigen. Menschen, die wir nicht gut kennen, werden wir wahrscheinlich Geschenke machen, für die wir nicht viel über ihren Geschmack oder ihre Persönlichkeit wissen müssen – beispielsweise eine Flasche Wein oder einen Blumenstrauß, während wir Bücher, Musik oder persönliche Dinge als Geschenke eher mit Freunden austauschen, die wir etwas besser kennen.

Geschenke für enge Freunde, Familienmitglieder und Liebhaber sind noch einmal etwas anderes – ihnen schenken wir Schmuck, Kleidung, Kunstgegenstände und ähnliche Dinge, die meist etwas teurer und persönlicher sind. Unseren Ehe- oder Lebenspartnern und Kindern schließlich schenken wir meist teure und sehr persönliche Dinge wie Parfüm, Schmuck und Urlaubsreisen. Da solche Geschenke von einer tiefen Bindung zeugen und eine Menge der dem Erd-Element zugeordneten Faktoren Zeit und Geld repräsentieren, werden sie nur in sehr engen Beziehungen ausgetauscht.

Weil Geschenke häufig mit sehr viel Bedeutung beladen sind, reagieren die meisten Leute sehr empfindlich auf versteckte Anspielungen, die sich hinter einem Geschenk verbergen können. Katie B. wurde depressiv, als sie von ihrem Freund zum Geburtstag ein Buch über das Wandern geschenkt bekam. Sie war untröstlich über den Mangel an Intimität, der sich darin ausdrückte, und zog den (zutreffenden) Schluß, daß die Beziehung im Grunde beendet war. Carla S. hatte die Angewohnheit, ihre Beziehungen unbewußt dadurch auf die Probe zu stellen, daß sie Pullover strickte. Sie wußte, daß ein Partner, der sich nicht festlegen wollte, die Beziehung abbrechen würde, wenn sie ihm mit dem Pullover ein Geschenk anbot, auf das er sich innerlich nicht einlassen konnte. In beiden Fällen haben die Schenkenden ihre Gaben mit der vollen Bedeutung ihrer Erdbande ausgestattet, und die Empfänger haben die dahinter stehenden Absichten genau erkannt.

Das Erd-Element im menschlichen Lebenszyklus

Im menschlichen Lebenszyklus entspricht die Erd-Phase den mittleren Jahren – einer Zeit der Stabilisierung, in der man Heim und Familie gründet, seinen Lebensunterhalt verdient und sich in die Gemeinschaft einfügt. Idealerweise ist dies eine Zeit der Reife, in der wir die volle Unabhängigkeit erreichen und Verantwortung für ein Erd-Element übernehmen, das fähig ist, andere genauso wie uns selbst zu ernähren. Und in dem Maße, wie wir unsere eigene starke Mitte entwickeln, können wir uns auch weiter in die Außenwelt ausdehnen und vollwertige Mitglieder unserer Gemeinde, unserer Kultur und unseres Planeten werden.

Indem wir ein Heim schaffen, beschwören wir die Energien der Erde, uns Obdach und Schutz zu gewähren. Wir schaffen eine Art Mutterleib, der uns mit allem umgibt, was uns Behaglichkeit vermittelt, uns nährt und schützt. Ob wir es kaufen oder mieten, allein oder mit anderen dort wohnen, stets vermittelt unser Heim uns Sicherheit und ein Gefühl des Gleichgewichts.

Indem wir eine Familie gründen, erkunden wir die emotionalen Bindungen, über die das Erd-Element herrscht. Ob wir einen Partner, Kinder, Haustiere und/oder eine Familie von

Freunden haben, immer werden die Menschen in unserer Umgebung zur Familie, mit der wir unsere intimsten Dramen darstellen. Wir lernen, andere zu unterstützen und uns selbst unterstützen zu lassen, Liebe zu geben und zu empfangen, die Funktionen des Erd-Elementes, die wir für unser eigenes Überleben brauchen, zu verfeinern und Verantwortung für das Leben anderer zu übernehmen. In dieser Phase werden wir buchstäblich oder im übertragenen Sinne zu Eltern, die neues Leben hervorbringen und nähren.

Indem wir einen Beruf ergreifen und damit unseren Lebensunterhalt verdienen, bringen wir unser einzigartiges Selbst in die Welt und geben unsere Zeit und Talente im Austausch gegen das Geld des Erd-Elementes. Dies ist ein für das Erd-Element charakteristisches Tauschgeschäft, welches die Ressourcen fließen läßt.

Indem wir Gemeinschaften bilden oder uns ihnen anschließen, zieht dieser Austausch zwischen uns und der Welt weitere Kreise. Während unser Heim – oder Mutterleib – über unsere direkte Umgebung hinauswächst, erweitern sich auch unsere Bindungen zu einer umfassenderen Definition unseres Selbst und unserer Beziehungen. Wir beginnen, uns selbst als Teil der menschlichen Familie und idealerweise als Teil einer universellen Familie zu betrachten.

Bei der geistigen Entwicklung herrscht das Erd-Element über das Zentrieren, die Fähigkeit, sich auf das eigene Sein in dieser Welt einzustimmen. Es befreit unsere mentale und emotionale Aufmerksamkeit von Ablenkungen und läßt uns unsere eigenen Gedanken und Gefühle genau wahrnehmen. Zentrierung verleiht uns die Fähigkeit, uns zu konzentrieren, und die Kraft zu reagieren. Wie der Klang einer reinen Glocke

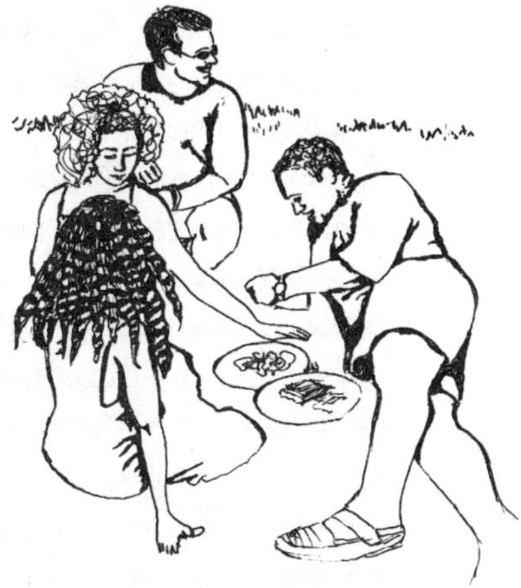

Gemeinschaft zu bilden ist eine Aktivität der Erd-Phase, die dafür sorgt, daß man sich verwurzelt und zugehörig fühlt.

ermöglicht uns das Zentrieren eine eindeutige Resonanz mit unseren eigenen Absichten.

Wenn wir geistig nicht zentriert sind, ist das wie ein durch Interferenzen gestörtes Signal: Was eigentlich klar und stark sein sollte, ist nicht mehr erkennbar. Wir fühlen uns verwirrt, unfähig, uns zu konzentrieren, klar zu denken oder auch nur festzustellen, was wir empfinden. Wenn wir nicht in unserer Mitte ruhen, versinken wir im persönlichen Lärm, statt im Einklang mit der Welt um uns herum zu sein. Wir verlieren den Kontakt mit der gegenwärtigen Realität, zu der wir keinen inneren Zusammenhang mehr finden.

Auf der seelischen Ebene entspricht das Erd-Element dem Geerdetsein. Wenn man sich erdet, senkt man die Energie nach unten, wo sie sich in etwas Stabilem verankert. Wir können in unserem eigenen Körper, im Körper der Erde oder in der Wirklichkeit geerdet sein. In ihrer Essenz sind diese drei Möglichkeiten dasselbe: Sie bezeichnen den Kontakt mit der direkten Wirklichkeit. Auf der körperlichen Ebene ist Erdung wie ein festes und sicheres Band, das den Drachen daran hindert, außer Kontrolle zu geraten. Bei elektrischen Anlagen leitet ein geerdeter Draht die Elektrizität in die Erde, damit sie nicht unkontrolliert irgendwelche Gegenstände auflädt. Wenn wir innerlich geerdet sind, wurzeln unsere Vorstellungen in einer gesunden Wirklichkeit. Wir sind fähig, mit anderen zu kommunizieren, weil wir eine stabile Realität mit ihnen gemeinsam haben. Wenn die Seele gut geerdet ist, verhindert sie, daß der Geist weggetragen wird. Wenn ein Mensch gut geerdet ist, lebt er sehr funktional in dieser Welt, ist nicht »abgehoben« und schwebt nicht in einer Traumwelt – obwohl er natürlich durchaus im Stillen seine Hoffnungen und Träume haben kann. Im Gegensatz dazu scheinen nicht gut geerdete Menschen oft in einer völlig anderen Wirklichkeit zu leben. Sie können vollkommen in Phantasiewelten, intellektuellen Abstraktionen oder spirituellen oder emotionalen Gefühlen aufgehen, während ihnen ihre alltäglichen Bedürfnisse profan und unwichtig vorkommen.

Jean Z. hatte einen Mangel an Erd-Energie und war nie vollständig geerdet. Sie war oft vergeßlich und scherzte darüber, wie »weltfremd« sie sein konnte. Mit ihrer ungewöhnlich hohen und überspannten Stimme klang sie auch oft so, als sei sie nicht von dieser Welt. Jean arbeitete nur gelegentlich und wurde von ihrem Freund, mit dem sie zusammenlebte, finanziell unterstützt. Sie hatte eine Menge Phantasien über wunderbare hochbezahlte Jobs als Model oder Designerin, die jedoch nie verwirklicht wurden. Jean hatte weder einen schlechten Charakter noch war sie untalentiert, sondern sie lebte einfach in einer anderen Realität, die nichts mit den Erfordernissen des modernen Lebens zu tun hatte. Da sie nicht genügend geerdet war, um mit der harten Arbeit und den Pflichten des täglichen Lebens zurechtzukommen, war Jean für ihr Überleben weitgehend von der Großzügigkeit anderer Menschen abhängig.

Zwar hätten Arbeit und Selbstdisziplin sie erden können, aber Jean traf ständig Entscheidungen, die sie noch weiter von der Wirklichkeit entfernten, indem sie beispielsweise Arbeitsangebote ausschlug und sich weiterhin auf ihre Phantasien über Romantik und Reichtum konzentrierte. Jeans Körper hingegen versuchte heroisch, sie in der Welt zu verankern: Ihre Schenkel und Hüften waren kräftig und schwer, und sie litt oft unter Verstopfung. In dieser Kombination zeigte sich, wie der gesamte Unterkörper – einschließlich der Verdauungsorgane – versuchte, ihr mehr Solidität zu verleihen und in dem Bemühen, ihre Energie erdwärts zu ziehen, an Gewicht zulegte. Jean hatte auch ständig Probleme mit Schleim – starke Schleimansammlungen sind oft ein Zeichen dafür, daß der Körper auf der Suche nach festem Boden ist.

Das Erd-Element im Körper

Das Erd-Element manifestiert sich im Körper durch die Organe und Meridiane von *Milz* (Yin) und *Magen* (Yang). *Milz* und *Magen* beherrschen alle Funktionen der Erde wie binden, nähren, erden etc. Außerdem regieren sie die folgenden Körperfunktionen:

Die *Milz* herrscht über die Verdauung und Aufnahme von Nährstoffen. Die sammelnden und verteilenden Funktionen der Erde entsprechen auf der körperlichen Ebene der Verdauung und Aufnahme von Nährstoffen. Insbesondere verdaut die *Milz* alle Nahrungsmittel und Flüssigkeiten, indem sie deren Essenz herauszieht und verfeinert. Diese verfeinerten Essenzen transportiert sie zu anderen Yin-Organen, während sie die unreinen Essenzen zur Ausscheidung an die Yang-Organe weiterleitet.

Bei Störungen dieser verwandelnden Funktionen entstehen Feuchtigkeit und Schleim, was zu allgemeinen Symptomen des Mangels oder der Stagnation führen kann.

Die *Milz* bildet Blut und Qi. Wie eine nährende Mutter steuert die *Milz* ihre reichsten Gaben bei, um den Körper zu erhalten. Sie hilft, sowohl Blut als auch Qi zu schaffen, die hauptsächlichen Quellen der Energie und des Wohlbefindens. Die *Milz* leitet die verfeinerten Nahrungsessenzen an das *Herz*, damit es Blut bilden kann, und an *Lunge* und *Nieren*, damit sie die verschiedenen Formen des Qi bilden können.

Störungen dieser *Milz*funktionen führen zu einem Mangel an Qi und/oder Blut.

Die *Milz* lenkt die aufsteigenden Bewegungen und hält die Dinge oben. Die *Milz* lenkt die Bewegung jener Flüssigkeiten und Essenzen, die (entsprechend der chinesischen Physiologie) aufsteigen müssen – beispielsweise das Qi, das von der *Milz* zur *Lunge* aufsteigt. Sie sorgt auch dafür, daß die Organe und Blutgefäße am rechten Platz bleiben, und verhindert so Verwirrung und Zusammenbruch.

Störungen dieser *Milz*funktionen können zu Schleim, Durchfall oder Asthma führen, zu Organvorfällen, Krampfadern und Hämorrhoiden.

Die *Milz* kontrolliert die Muskeln und hält die Dinge am rechten Platz. Als elastischer und zugleich starker Behälter halten die Muskeln unsere inneren Organe an Ort und Stelle. Die *Milz* entscheidet über das Gesamtbild des Körpers und herrscht über die Gesundheit der Muskeln. Über- oder Untergewicht oder Gewebe, das besonders schlaff oder schwammig ist, weist auf Störungen dieser *Milz*funktion hin.

Die *Milz* hält das Blut in den Gefäßen. Zur Behälterfunktion der *Milz* gehört auch, daß sie das Blut in den Gefäßen hält. Blutgerinnungsstörungen, häufiges Nasenbluten und das gehäufte Auftreten von »blauen Flecken« sind Hinweise auf eine Störung dieser *Milz*funktion.

Die *Milz* öffnet sich in den Mund und manifestiert sich in den Lippen. Als Teil ihrer Verbindung zur Nahrung öffnet sich die *Milz* in den Mund und herrscht über den Geschmackssinn. Obwohl die Zunge vom *Herzen* regiert wird, hat der Geschmackssinn einen Bezug zur Nahrung und Verdauung und deshalb zum Erd-Element.

Farbe, Feuchtigkeit und Fülle der Lippen spiegeln diese *Milz*funktion.

Die *Milz* beherbergt das Denken. Obwohl das *Herz* den Geist beherbergt, herrscht die *Milz* über das bewußte Denken. Die Klarheit der Konzentration, die Fähigkeit zu intellektueller Arbeit und zum Lernen sowie das Gedächtnis sind Funktionen der *Milz*, die auf ihrer Fähigkeit zur Zentrierung und Konzentration beruhen.

Die *Milz* wird auch als *Milz/Pankreas* bezeichnet. Viele moderne Texte beziehen sich auf die *Milz/Pankreas*, weil die

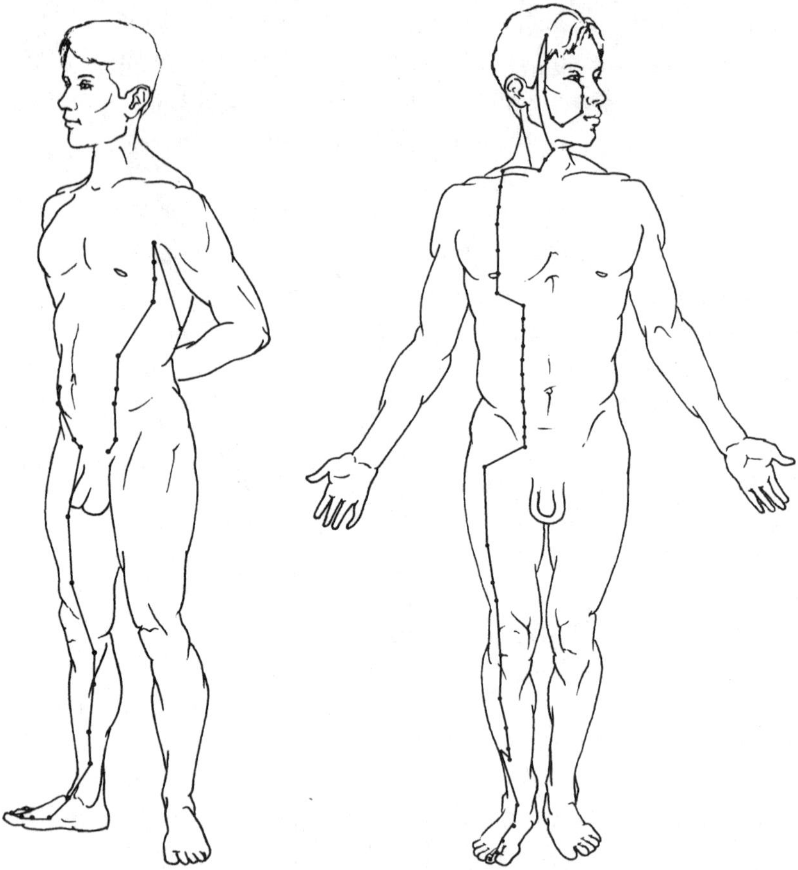

Milz- und *Magen*-Meridian haben einen speziellen Bezug zum Erd-Element. Gemeinsam verteilen sie die Erd-Energie im Körper.

Der *Milz*-Meridian (links) beginnt an der großen Zehe, läuft über die Innenseite des Beins am Schambein entlang über die Vorderseite des Rumpfes, bevor er abbiegt, um seitlich am Rumpf zu enden.

Der *Magen*-Meridian (rechts) beginnt direkt unter dem Auge und läuft über die Vorderseite des Gesichts, Kiefer, Hals und Rumpf und dann weiter über die Außenseite des Beins nach unten, wo er an der dritten Zehe endet.

chinesische Definition der *Milz* jene Funktionen einschließt, die wir in der westlichen Medizin dem Pankreas (der Bauchspeicheldrüse) zuschreiben – beispielsweise die Abgabe von Verdauungsenzymen und der Zuckerstoffwechsel.

Der *Magen* kontrolliert das »Fermentieren und Reifen« der Nahrung. Als aktivstes Yang-Organ spaltet der *Magen* die Nahrungsmittel auf, so daß die *Milz* die Essenzen herausziehen kann.

Der *Magen* kontrolliert die absteigenden Bewegungen. Der *Magen* schafft den Ausgleich zu den aufsteigenden Bewegungen der *Milz*, indem er das Qi und die Essenzen nach unten lenkt. Störungen dieser Funktion führen zu Übelkeit, Erbrechen und Aufstoßen.

Das Erd-Element im Ungleichgewicht

Mangel an Erd-Energie

Bei einem Mangel an Erde kann jede Funktion dieses Elementes im Ungleichgewicht sein, möglicherweise sind auch alle Funktionen zusammen betroffen. Deshalb kann sich der Mangel im Bereich der Verdauung, des Blutes, der Gedanken oder der Energie manifestieren. Einige typische Symptome sind:

- Müdigkeit
- weiche Stühle
- blasse Lippen und eine blasse Zunge
- trockene Haut

- ★ kurze oder spärliche Monatsblutungen
- ★ Hämorrhoiden
- ★ Appetitmangel
- ★ Übergewicht
- ★ geistige Abgehobenheit
- ★ häufige »blaue Flecken«
- ★ Schläfrigkeit nach den Mahlzeiten

Weitere Symptome sind Kurzatmigkeit bei Anstrengung, Schwindel, Gebärmuttervorfall, Krampfadern, Nasenbluten, Darmgeräusche, Blähungen, Überforderungsgefühle, Konzentrationsmangel, Diabetes, Unterzuckerung und Heißhunger auf Süßigkeiten. Die Zunge kann an den Rändern Zahneindrücke aufweisen, einen dicken Belag haben und/oder geschwollen sein.

Auf der kreativen Ebene manifestiert sich ein Mangel an Erd-Energie in Gestalt eines Menschen, der zu müde oder zu beschäftigt ist, um kreativ zu sein. Die Betroffenen können das Gefühl haben, daß es ihnen an Vorstellungskraft, Talent oder Kreativität mangelt, oder daß sie einfach nicht genug Energie haben. In jedem Fall signalisiert der tatsächliche oder empfundene Mangel ein Defizit im Hinblick auf die großzügig gewährenden und nährenden Eigenschaften des Erd-Elementes.

> *Laßt uns eins werden*
> *mit der Großen Mutter,*
>
> *Blut in Milch verwandeln*
> *und Ton in Krüge,*
>
> *das Ei in ein Kind*
> *und den Wind in ein Lied,*
>
> *unsere Körper*
> *in Anbetung.*
>
> Elizabeth Roberts

Wenn ein Mangel an Erd-Energie das primäre Ungleichgewicht darstellt, können sich die anderen Elemente wie folgt verhalten:

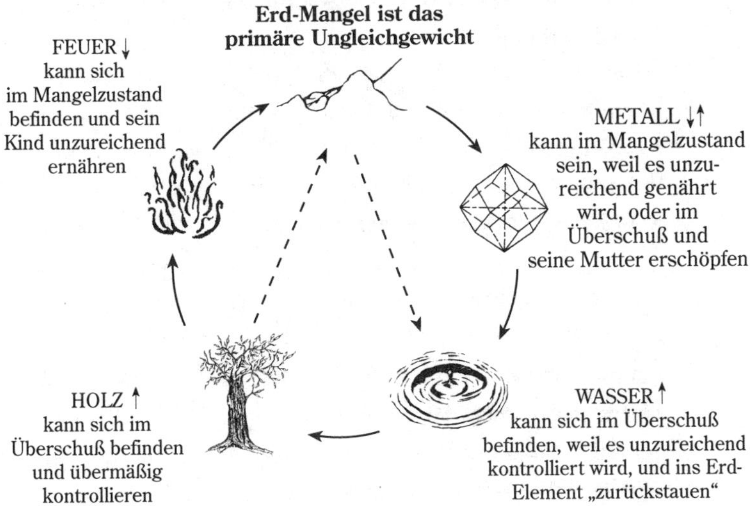

Karen. R. hatte einen chronischen Mangel an *Milz*-Energie mit deutlichen Symptomen. Sie wollte eine Akupunkturbehandlung gegen ihre Müdigkeit und beschrieb, daß sie nach dem Essen immer »zusammenbreche« und sich oft direkt nach den Mahlzeiten hinlegen und eine Weile schlafen müsse. Obwohl dies meist passierte, wenn sie mehr als gewöhnlich gegessen hatte, stellte sich dieses Bedürfnis auch ein, wenn sie müde oder gestreßt war. Karen hatte einen enormen Appetit und einen besonderen Heißhunger auf Süßigkeiten, obwohl diese definitiv die Zusammenbrüche verursachten. Oft lag sie tagsüber müde herum und bekam dann Anfälle von Zittern und Schweißausbrüche, als ob sie eine ganze Weile nichts gegessen hätte. Häufig war ihr schwindlig, sie fror, war durstig und hatte chronisch weiche Stühle. Bei der Untersuchung stellte ich fest, daß sie auch mehrere blaue Flecken an den Beinen hatte, und sie bestätigte, daß sie sehr leicht blaue Flecken bekam.

Karens Zustand mit ihrer von Appetit und Eßverhalten abhängigen Müdigkeit war ein eindeutiger Hinweis auf eine Funktionsstörung der *Milz*. Ihr Verlangen nach Süßigkeiten, die weichen Stühle und die häufig auftretenden blauen Flekken sind ebenfalls klassische Zeichen für einen Mangel an *Milz*-Energie. Aufgrund einer Familiengeschichte mit Diabetes und Symptomen, die mäßig bis schwer waren, schickte ich Karen zunächst zum Blutzuckertest, der jedoch negativ ausfiel. Karens Behandlung konzentrierte sich darauf, ihr Erd-Element zu tonisieren.

Das Erd-Element im Überschuß

Ein Überschuß an Erde entwickelt sich oft nach einem langanhaltenden Mangelzustand der Erd-Energie, wenn eine chronisch schlechte Verdauung dazu führt, daß sich im Laufe der Zeit immer mehr Schleim bildet, der alle körperlichen Vorgänge verlangsamt und die Kanäle verstopft. Zu den Symptomen eines Erd-Überschusses gehören:

- geistige Zerstreutheit
- Gefühl von Schwere in Kopf und Gliedmaßen
- dumpfe Kopfschmerzen
- Infektionen mit Hefepilzen
- verstopfte Nebenhöhlen
- verschleimte Atemwege
- Klumpen und Knoten unter der Haut
- Übergewicht
- Übelkeit

★ Erbrechen
★ Aufstoßen
★ Stuhlverstopfung

Weitere Symptome sind Schluckauf, Händeringen, die Neigung sich Sorgen zu machen, eine Tendenz, sich um andere zu kümmern und sich dabei selbst zu vernachlässigen, Zwangsvorstellungen, »Geplapper« im Kopf, Konzentrationsstörungen und verworrenes Denken. Außerdem kann die Zunge von einem dicken, klebrigen Belag bedeckt sein.

Auf der kreativen Ebene führt ein Übermaß an Erd-Energie zu einem Übermaß an Gerümpel und Unordnung. Dabei kann es sich um Müll im materiellen Sinne handeln – ein Schreibtisch, der mit allem möglichen Kram überladen ist – oder um geistigen Müll wie etwas zu viele unkonzentrierte Gedanken, die den Verstand benebeln und zu Konzentrationsunfähigkeit führen.

Richard M. kam aufgrund verschiedener Symptome zur Akupunktur, wobei ihn am meisten eine schwere Müdigkeit belastete, ein Konzentrationsmangel, den er als »Gehirnnebel« bezeichnete, chronische Magenschmerzen, Übelkeit und Aufstoßen. Richard klagte auch über Fieber am Tag und einen dicken, käsigen Belag auf der Zunge, der sich verstärkte, wenn er müde war. Seine Symptome waren ursprünglich nach einem Parasitenbefall aufgetreten, den er sich auf einer Reise ins Ausland zugezogen hatte, doch dann hatten sie monatelang angehalten und zu einer überwältigenden Erschöpfung und Konzentrationsunfähigkeit geführt. Richard hatte seinen Job aufgeben müssen und fühlte sich durch seinen Zustand extrem frustriert, zumal immunologische Untersuchungen zu keinem Ergebnis führten.

Bei Richard handelt es sich um einen klaren Fall von *Milz*-Feuchtigkeit, obwohl auch andere Störungen eine Rolle spielen. Die Müdigkeit, die unklaren Gedanken und die Magensymptome sind Erd-Zeichen, wobei Übelkeit, Aufstoßen, der dicke Zungenbelag und das Fieber eindeutig auf einen Überschuß hinweisen. Richards Behandlung konzentrierte sich darauf, die Feuchtigkeit auszuleiten und sein Erd-Element zu stärken, so daß es in Zukunft weniger Feuchtigkeit hervorbringen würde.

Wenn ein Überschuß an Erd-Energie das primäre Ungleichgewicht darstellt, können sich die anderen Elemente darauf folgendermaßen einstellen:

Erd-Überschuß bildet das primäre Ungleichgewicht

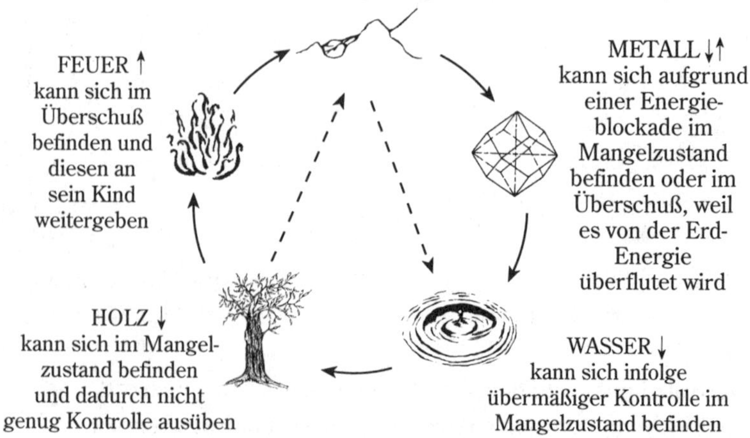

Das Erd-Element und die Akupunktur

Weil das Erd-Element über die Muskeln und die »Behälter«-Funktion des Körpers im allgemeinen herrscht, beeinflußt jede Akupunktur diese Erd-Aspekte. In gewissem Sinne behandeln wir den Behälter, damit er besser zu den sich entwickelnden Inhalten paßt.

Außerdem kann man die Akupunktur einsetzen, um das Erd-Element spezifisch zu behandeln. Dazu verwendet man die Fünf-Elemente-Punkte.

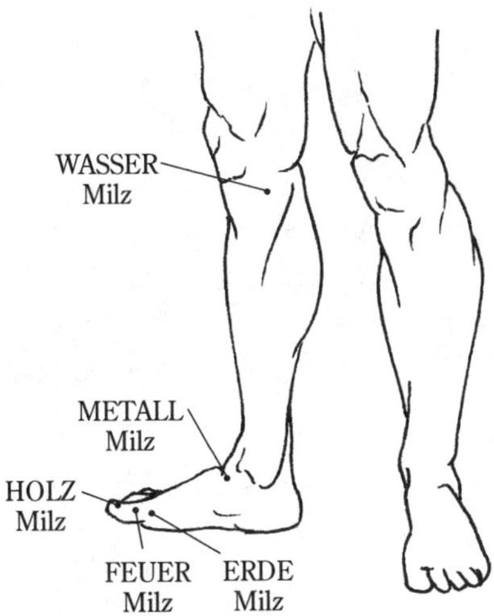

Die Fünf-Elemente-Punkte des Milz-Meridian

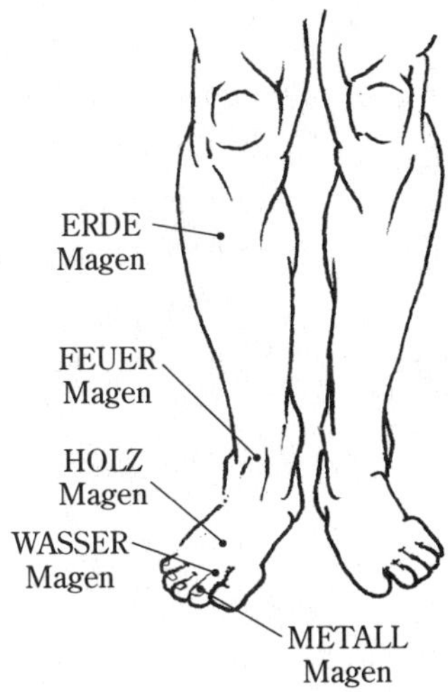

Die Fünf-Elemente-Punkte des Magen-Meridian

Die **Holz**-Punkte auf den Erd-Meridianen werden eingesetzt, um die Dynamik zwischen Erde und den sie kontrollierenden Elementen zu beeinflussen. Diese Holz-Punkte werden tonisiert, wenn das Holz-Element ein Übermaß an Erde kontrollieren muß, und die Energie wird zerstreut, wenn ein überaktives Holz-Element aufhören soll, die Erde übermäßig zu kontrollieren.

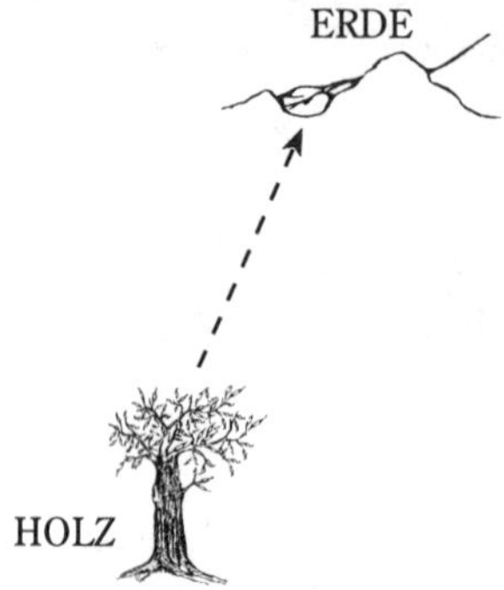

Da das Feuer die Mutter der Erde ist, benutzt man die **Feuer**-Punkte auf den Erd-Meridianen vorwiegend, um das Erd-Element bei einem Mangel über seine Mutter zu tonisieren. Man kann die Energie an diesen Punkten jedoch auch zerstreuen, um zu verhindern, daß ein Feuer-Überschuß auf die Erde als Kind übergreift.

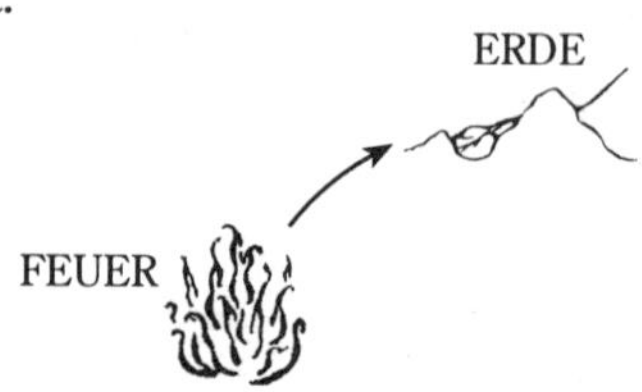

Die **Erd**-Punkte tonisieren bei einem Mangel an Erd-Energie und können immer dann eingesetzt werden, wenn die Dynamik des Erd-Elementes angepaßt werden muß – beispielsweise um das Metall über seine Mutter zu tonisieren, um das

Wasser zu kontrollieren oder zu verhindern, daß die Erde das Wasser übermäßig kontrolliert.

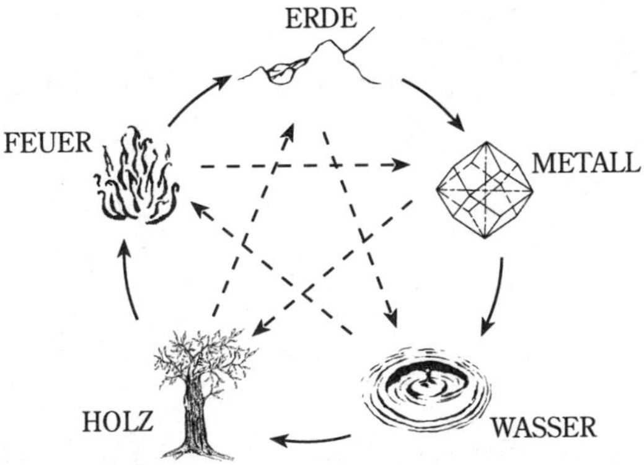

Die **Metall**-Punkte auf den Erd-Meridianen können tonisiert werden, um das Metall über seine Mutter zu stärken, oder man kann die Energie an diesen Punkten zerstreuen, um zu verhindern, daß das Metall-Element seine Mutter durch einen Überschuß erschöpft.

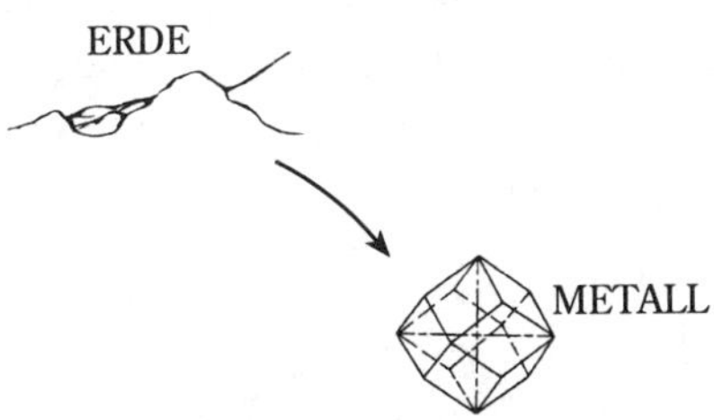

Die **Wasser**-Punkte auf den Erd-Meridianen beeinflussen die Beziehung zwischen der Erde und dem Element, welches sie kontrolliert. An diesen Punkten kann man die Energie zerstreuen, um der Erde zu helfen, einen Wasser-Überschuß zu kontrollieren, oder man kann sie tonisieren, um zu verhindern, daß die Erde das Wasser übermäßig kontrolliert.

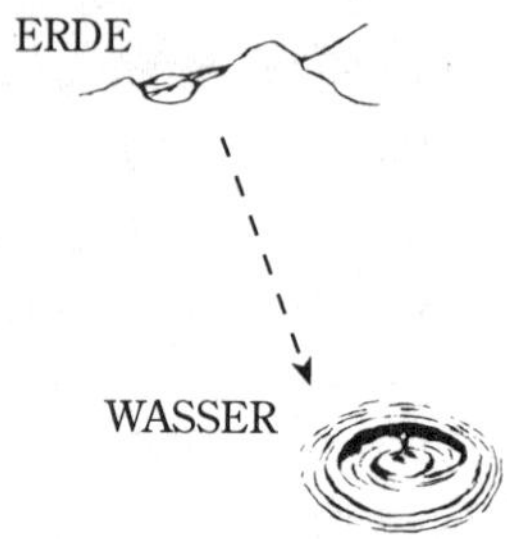

Behandlungen für Mangel und Überschuß an Erd-Energie

Bei einem Mangel an Erd-Energie behandelt man oft Feuer-Punkte, um das Erd-Element über seine Mutter zu tonisieren, und Holz-Punkte, um zu verhindern, daß das Holz die Erde übermäßig kontrolliert.

Die Behandlung des Mangels an Erd-Energie bei Karen folgte einer ähnlichen Strategie, wobei neben der Akupunktur auch eine veränderte Ernährung zum Erfolg beitrug. Zunächst fiel es Karen sehr schwer, weniger Süßigkeiten zu essen. Sie wollte auch keine regelmäßigen Mahlzeiten einnehmen (vor allem kein Frühstück). Nach ein paar Behandlungen fühlte sie sich jedoch nach den Mahlzeiten weniger müde und hatte ganz allgemein mehr Energie, was sie motivierte, einige ihrer Gewohnheiten zu ändern. Bald begann sie, besser für sich zu sorgen, ernährte sich gut, schlief ausreichend und suchte sogar aktiv nach Menschen und Situationen, die ihr Wohlbefinden förderten. Als Karens Erd-Element stärker wurde, war sie bereitwilliger und besser gerüstet, ihre eigenen Bedürfnisse zu erfüllen, was ihren Heilungsprozeß weiter beschleunigte.

Bei einem Überschuß an Erd-Energie tonisiert man Holz-Punkte, um das Erd-Element zu kontrollieren, während man die Energie an den Metall-Punkten zerstreut, um über die Mutter-Kind-Beziehung Energie von der Erde abzuleiten.

Bei Richard wurde der Überschuß an Erd-Energie mit diesen Punkten behandelt, und sein Zustand besserte sich schnell. Nach der zweiten Behandlung hatte er tagsüber kein Fieber mehr, und in den folgenden Wochen verschwanden auch das benebelte Gefühl im Kopf und die Müdigkeit. Seine Magenschmerzen und seine Übelkeit besserten sich erst später, was zum Teil damit zusammenhing, daß er weiterhin viele rohe und kalte Nahrungsmittel zu sich nahm, die sein Erd-Element schwächten.

Das Erd-Element und die Ernährung

Als hauptsächliche Verdauungsorgane spielen *Milz* und *Magen* eine wichtigere Rolle für die Verdauung und den Stoffwechsel als andere Organpaare. Weil die korrekte Umwandlung von Nahrungsmitteln und Flüssigkeiten entscheidend für die Produktion der grundlegenden Körperenergie ist, geht es bei der Verdauung nicht nur um die einfache Aufspaltung in Nährstoffe, sondern sie trägt wesentliche Verantwortung für Gesundheit und Krankheit des gesamten Körpers.

Vertreter der Erd-Schule, die behaupten, daß »die Erde alles nährt«, haben festgestellt, daß die Gesundheit davon abhängt, was wir essen und wie wir essen. Als unsere einzige erneuerbare Ressource außer Luft und Wasser ist die Nahrung der Stoff, aus dem wir uns jeden Tag selbst neu erschaffen. Wenn wir Nahrungsmittel von schlechter Qualität zu uns nehmen oder die Nahrung nicht richtig verwerten können, bleibt uns nur Schmutz und Abfall, um uns mit Energie zu versorgen. Wenn wir jedoch wirklich gesunde Nahrung zu uns nehmen und die darin enthaltenen Nährstoffe richtig verwerten können, geben wir unseren Zellen, Geweben und Lebensprozessen etwas wirklich Gutes. Deshalb glaubt man, daß schlechte Eßgewohnheiten, die *Milz* und *Magen* schwächen, Störungen und Krankheiten im Körper verursachen. Gute Eßgewohnheiten, die *Milz* und *Magen* schützen, fördern dagegen die Gesundheit.

In der chinesischen Medizin ist die *Milz* ein Organ, das Mäßigkeit und Regelmäßigkeit zu schätzen weiß. Wie das Erd-Element, von dem sie ein Teil ist, repräsentiert die *Milz* nährende Fürsorge, Schutz und Gleichgewicht. Unregelmäßige oder nachlässige Eßgewohnheiten stören ihre empfindliche Balance und dadurch die Integrität des gesamten Körpers. Einige grundlegende Ernährungsregeln schützen die *Milz*: regelmäßige Mahlzeiten (keine Mahlzeiten auslassen oder wahllos essen), mäßiges Essen (nicht zu viel) und langsames und ruhiges Essen mit der nötigen Ehrfurcht vor der Nahrung und der Erde, die sie hervorgebracht hat. Hastiges Essen oder Gefühle von Angst und Ärger während der Mahlzeit stören die Lebensvorgänge im Körper. Weitere Möglichkeiten zum Schutz der *Milz* sind:

★ *Die Nahrung sollte gut gekaut werden.* Die Verdauung beginnt im Mund, und wenn man hier den entsprechenden Vorgängen nicht genug Zeit läßt, bleibt mehr Arbeit für den Rest des Körpers, der damit oft überfordert ist.

★ *Man sollte nicht spät am Abend essen.* Die letzte Mahlzeit des Tages sollte spätestens drei Stunden vor dem Zubettgehen beendet sein. Andernfalls fordert die Nahrung, die sich noch im Körper befindet, die Aktivität von Organen, die nun eigentlich ruhen sollten. Späte Mahlzeiten können zu Gewichtszunahmen, Verdauungsstörungen, Schlafstörungen, Verstopfung und Zähneknirschen führen.

★ *Die Speisen sollten gekocht sein.* Im allgemeinen schädigen kalte und rohe Nahrungsmittel die *Milz.* Die westliche Gewohnheit, Salate und Joghurt als »gesunde« Nahrung zu verzehren, gilt in der chinesischen Medizin als ziemlich ungesund. Kalte und rohe Speisen verursachen Feuchtigkeit und Schleim und letztlich übermäßige Hitze, die der Körper hervorbringt, wenn er versucht, die kalten und rohen Speisen zu erwärmen und aufzuspalten.

★ *Getränke sollten mindestens Raumtemperatur haben oder wärmer sein.* Die moderne Angewohnheit, Getränke gleich aus dem Kühlschrank oder mit Eis zu trinken, schädigt die *Milz,* der diese Temperaturen nicht bekommen. Idealerweise sollten Wasser, Saft und andere Getränke Raumtemperatur haben.

Abgesehen von diesen allgemeinen Regeln wird die *Milz* wie auch die anderen Organe durch die Energetik der Nahrungsmittel beeinflußt. Dem Erd-Element entsprechen bestimmte Geschmacksrichtungen, Farben, Gemüse- und Obstsorten.

Der Geschmack des Erd-Elementes: süß
Der Geschmack, der dem Erd-Element entspricht, ist süß. Wie andere Geschmacksrichtungen hat auch der Geschmack des Erd-Elementes Eigenschaften, die dem kontrollierenden Element, Holz, entsprechen: Er tonisiert und harmonisiert die Organe und Gewebe, hilft ihnen bei der »Individualisierung« und stärkt ihre Funktionen. Süße Nahrungsmittel dringen in *Milz* und *Magen*, die Organe des Erd-Elementes, ein und können deshalb die heilenden Eigenschaften anderer Nahrungsmittel dorthin lenken. Getreide gilt als süßes Nahrungsmittel und wirkt deshalb stark tonisierend. Es bildet gewissermaßen das Rückgrat der taoistischen Küche und der meisten traditionellen Diäten. Reis, Mais, Weizen, Gerste, Roggen, Amaranth und Quinoa gehören ebenso wie Kartoffeln und Süßkartoffeln zu den Hauptnahrungsmitteln. Aus ihnen sollten fünfzig bis achtzig Prozent der täglichen Nahrung bestehen.

Die meisten Fleischsorten, Fisch, Bohnen und Nüsse gelten ebenfalls als süß und wirken stark tonisierend, wobei sie besonders vorteilhaft für Menschen mit schwacher Konstitution sind. Andere süße Nahrungsmittel sind Äpfel, Aprikosen, Kirschen, Datteln, Feigen, Rote Bete, Karotten, Mangold, Gurken, Auberginen, Kartoffeln, Shiitake-Pilze, Melonenkürbisse, Süßkartoffeln, Mandeln, Kastanien, Kokosnüsse, Sesamsamen, Sonnenblumenkerne und Süßstoffe. Zu den süßen Kräutern gehören Süßholzwurzeln, Braunwurz und Ginseng.

In Maßen eingesetzt ist der süße Geschmack bei allen Mangelzuständen günstig. Große Mengen süßer Speisen schwächen jedoch das Erd-Element, welches dann in einen Mangelzustand geraten oder durch Stagnation ein Übermaß an Hitze, Feuchtigkeit und Schleim erzeugen kann. Im Gegensatz zu anderen Geschmacksrichtungen hilft der süße Geschmack nicht, das ihm zugeordnete Element zu kontrollieren; er wird die Situation nur verschlimmern. Ein Übermaß kann entstehen, wenn wir zuviel »süße« Nahrungsmittel wie Fleisch und Fett zu uns nehmen, oder wenn wir Dinge essen, die selbst zu süß sind wie Industriezucker oder Süßigkeiten.

Mit diesen industriell verarbeiteten Süßstoffen wird der Körper nicht fertig, sie schwächen die *Milz* und verursachen Feuchtigkeit und Hitze im Körper. Da solche Speisen einen großen Anteil an unserer modernen Ernährung haben, leiden viele Menschen unter dieser oder jener Form von *Milz*störung, und es würde ihnen besser gehen, wenn sie ganz auf raffinierte Süßwaren verzichten würden.

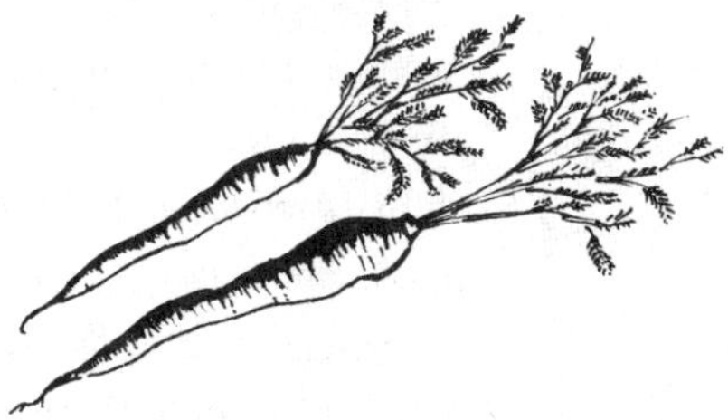

Die Gemüsesorten des Erd-Elementes: geschichtet und fest gepackt

Gemüsesorten, die einen Bezug zu den Erd-Energien haben, sind solche, die in Schichten wachsen wie Zwiebeln, Artischocken und Kohl oder solche, die eng zusammengepackt sind wie Mais und Weizen. Sie sind Beispiele für die intensive Aufmerksamkeit und die nährenden Eigenschaften des Erd-Elementes und können bei Mangel oder Überschuß in beliebigen Mengen gegessen werden.

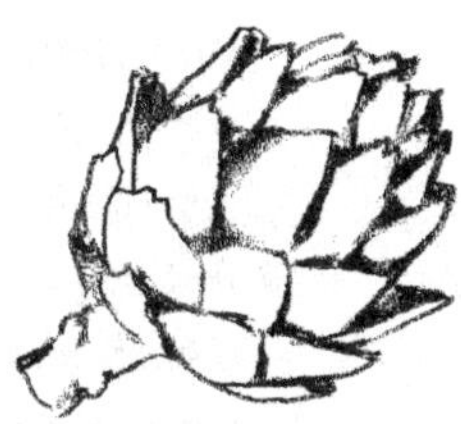

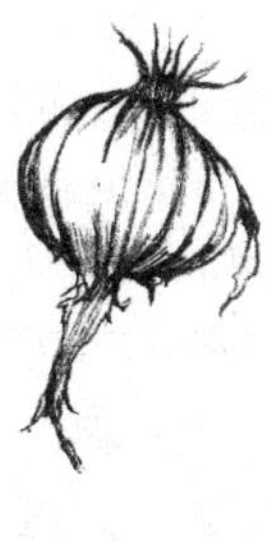

Gemüse, das in Schichten wächst wie Artischocken und Zwiebeln, drückt die konzentrierte Aufmerksamkeit der Erde aus, während die orange Farbe von Karotten ebenfalls das Erd-Element verkörpert.

Die Obstsorten des Erd-Elementes: kompakt
Die Früchte der Erde sind dicht und fest wie Äpfel und Birnen. Diese Dichte entspricht den sammelnden und speichernden Eigenschaften der Erde. Weil sie wie alle Früchte süß und roh sind, können Äpfel und Birnen leicht die *Milz* schwächen und sollten deshalb bei Symptomen von Mangel oder Überschuß nur mäßig gegessen werden.

Die Farben der Erde: Gelb, Orange und Braun
Die gelben, orangen und braunen Erd-Nahrungsmittel kann man einsetzen, um die Erd-Energie bei Mangel zu tonisieren. Solche Nahrungsmittel sind beispielsweise Mais, Karotten, Süßkartoffeln, gelbe Melonenkürbisse und andere Kürbisarten, brauner Reis, Buchweizen und Gerste.

Tonisieren bei Mangel an Erd-Energie

Der wichtigste Faktor bei einer Erd-Mangel-Diät ist ein angemessener Schutz für die *Milz*. Das bedeutet, alle Speisen zu kochen, so daß nichts roh oder kalt gegessen wird, regelmäßige Mahlzeiten und der Verzicht auf Zucker und Süßigkeiten, welche die *Milz* schädigen.

Generell sollten die Mahlzeiten herzhaft, sättigend und ausgewogen sein. Legen Sie bei der Auswahl Ihrer Nahrungsmittel ein besonderes Gewicht auf gelbe Erd-Nahrungsmittel wie Mais, Karotten, Süßkartoffeln und Melonenkürbis, außerdem runde und in Schichten wachsende Gemüse wie Zwiebeln, Kohl, Artischocken, Haselnüsse und Cantaloupe sowie viel Vollkorngetreide einschließlich Buchweizen, Reis und Gerste. Diese Speisen fördern Gelassenheit sowie Gefühle der Zentriertheit und Ausgeglichenheit, und man kann sie jeder-

Rezept zur Tonisierung des Erd-Elementes
Würziges Ingwerbrot

- $^1/_2$ Tasse Butter
- 1 Ei
- 2 $^1/_2$ Tassen Weizenvollkornmehl
- 1 $^1/_2$ Teelöffel Backpulver
- 1 $^1/_2$ Teelöffel Zimt
- 2 Teelöffel Ingwer, frisch gerieben
- $^1/_2$ Teelöffel Salz
- $^1/_4$ Teelöffel schwarzer Pfeffer, fein gemahlen
- $^1/_2$ Tasse Blackstrap*-Melasse
- $^1/_2$ Tasse Honig
- 1 Tasse heißes Wasser

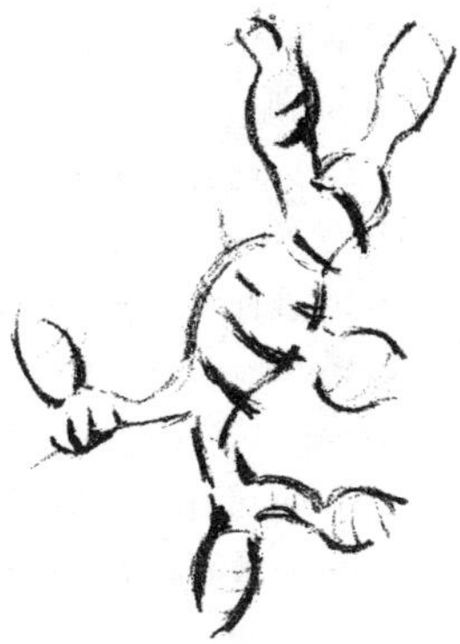

Ingwer

1. Butter in einem großen Kochtopf schmelzen und leicht abkühlen lassen. Das Ei dazugeben und verschlagen.
2. Trockene Zutaten in eine Schüssel geben und mischen.
3. Blackstrap-Melasse, Honig und heißes Wasser in einer anderen Schüssel mischen.
4. Alle Zutaten abwechselnd portionsweise in den Kochtopf geben, gut verrühren und in eine gefettete Form füllen; eine Stunde bei 220 Grad backen.

* Die amerikanische Spezialität Blackstrap ist ein Getränk aus Rum und Sirup. (Anm. d. Übers.)

zeit in den Speiseplan aufnehmen, wenn diese Eigenschaften benötigt werden.

Außerdem sind die meisten Fleischsorten sowie Fisch, Bohnen und Nüsse süß und wirken stark tonisierend; sie sollten bei Mangel-Zuständen reichlich verzehrt werden. Vor allem Fleisch wirkt sehr erdend und wird für Menschen empfohlen, die ihre Gedanken nicht beisammen haben oder geschwächt sind, leicht frieren oder in anderer Hinsicht schlecht geerdet sind. Bei einem Mangel an Erd-Energie ist es auch sinnvoll, die Nahrungsmittel, die den anderen Elementen entsprechen, ausreichend in den Speiseplan einzubeziehen; alle anderen Geschmacksrichtungen sollten angemessen vertreten sein.

Menschen, die einen Mangel an *Milz*-Energie haben, empfinden oft Heißhunger auf Süßigkeiten und Stimulanzien, die ihnen einen raschen Energieschub vermitteln. Süßigkeiten in Form von Obst und natürlichen Süßstoffen sind in Maßen erlaubt, aber Kekse, Kuchen und raffinierte Zuckerwaren aller Art schwächen die *Milz* und verstärken den Mangel und die Müdigkeit ebenso wie Kaffee, Kakao und Tee. Es ist in jedem Fall am besten, eine stärker tonisierende Diät einzuhalten.

Ernährungsmaßnahmen zur Kontrolle von überschüssigen Erd-Energien

Im Gegensatz zu anderen Elementen kann man die Erde nicht dadurch kontrollieren, daß man verstärkt Speisen, die ihr von der Geschmacksrichtung her entsprechen, zu sich nimmt, weil der süße Geschmack zur Übersättigung führt und den Überschuß verstärkt. Getreide sollte man nur in kleinen Mengen verzehren und auf Obst, Zucker und Süßigkeiten ganz verzichten. Statt dessen sollten vor allem saure und bittere Nahrungsmittel (siehe Holz- und Feuer-Kapitel) gegessen werden, um den Überschuß an Erd-Energie zu verringern. Gekochte grüne Gemüse sind der wichtigste Teil einer Diät zur Kontrolle von Feuchtigkeit und sollten häufig verzehrt werden. Scharfe Speisen und andere Nahrungsmittel, die dem Metall-Element zugeordnet sind wie Zitrusfrüchte, helfen ebenfalls bei der Ausleitung von Feuchtigkeit, während Milch- und Sojaprodukte den Zustand verschlimmern. Auf Alkohol sollte man verzichten, weil er sehr viel Feuchtigkeit verursacht.

An den Speiseplan zur Behandlung von Erd-Überschuß sollte man sich bei innerer Feuchtigkeit ebenso halten wie bei feuchtem Wetter, wenn sich die Feuchtigkeit im Gewebe und in den Knochen anzusammeln beginnt. Da Feuchtigkeit eine Störung ist, die langsam fortschreitet, kann es auch lange dauern, bis sie abklingt. Die Behandlung erfordert deutliche Veränderungen in den Eßgewohnheiten sowie eine sorgfältige Auswahl der Speisen. Es ist ein guter Anfang, den oben beschriebenen Ernährungsrichtlinien zum Schutz der *Milz* zu folgen. Außerdem sollte die Ernährung generell leicht und ausgewogen sein.

Fleisch und Fisch sind erlaubt, sofern die Feuchtigkeit nicht von Feuer-Zeichen (Infektionen, hämmernde Kopfschmerzen, Fieber, Reizbarkeit, gelber Zungenbelag, roter Zungenkörper) begleitet ist. Bei Hitzezeichen sollte man den Fleischverzehr einschränken oder für eine oder zwei Wochen ganz darauf verzichten und

> *Sprich von Mysterien! Denk an unser tägliches Leben in der Natur, Dinge, die wir berühren, Felsen, Bäume, den Wind auf unserem Gesicht! Die feste Erde! Die Welt, wie sie ist! Der gesunde Menschenverstand. Kontakt! Kontakt! Wer sind wir? Wo sind wir?*
>
> Henry David Thoreau
> *The Maine Woods*

Rezept zur Behandlung von Erd-Überschuß

Gedämpfter Mais mit Chili-Limonen-Öl

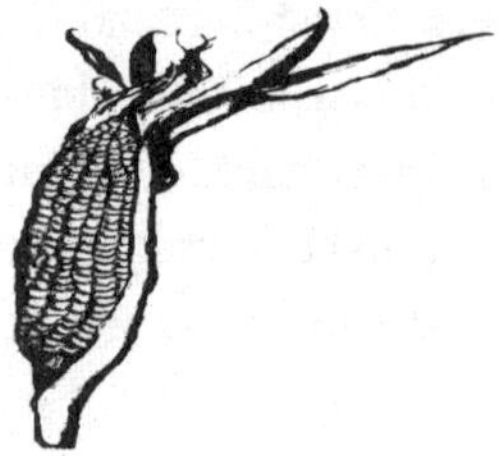

- 5 Teelöffel Oliven- oder Erdnußöl
- 2 Teelöffel geröstete Limonenwürze
- $^1/_2$ Teelöffel Meersalz
- $^1/_2$ Teelöffel Chilipulver
- 2 Eßlöffel frischer Limonensaft
- 5 Maiskolben

1. Öl, Limonenwürze, Meersalz, Chilipulver und Limonensaft in einer kleinen Schale mischen.
2. Maisschalen zurückziehen, aber nicht entfernen, und die Maisfäden herausziehen.
3. Maiskolben mit der Ölmischung einpinseln und wieder mit den Schalen bedecken.
4. Topf mit Dämpfeinsatz bis zur Höhe von 3 bis 5 cm mit Wasser füllen.
5. Maiskolben in den Dämpfeinsatz legen, Topf zudecken und die Maiskolben 8 bis 10 Minuten dämpfen, bis sie gar sind.

auch mit wärmenden scharfen Gewürzen wie Chilis, schwarzem Pfeffer und Zwiebeln vorsichtig umgehen.

Hefepilz-Infektionen sind in der chinesischen Medizin ein Zeichen von Feuchtigkeit und können zum Teil durch eine entsprechende Diät kontrolliert werden. Die meisten Candida-Diäten, die von westlichen Praktikern entwickelt wurden, sind der chinesischen Diät zur Kontrolle von Feuchtigkeit sehr ähnlich.

Das Erd-Element und Qi Gong

Das Erd-Element ist lebenswichtig für die Produktion von zwei Qi-Gong-Schätzen – Energie und Essenz. Außerdem bilden Ausgewogenheit und Mäßigkeit, die Ideale des Erd-Elementes, die Grundlage aller Qi-Gong-Übungen, die den Akzent darauf legen, daß ein angemessener Lebensstil die Basis für Gesundheit, Harmonie und ein langes Leben darstellt. Zum Lebensstil zählt man im allgemeinen Eß- und Schlafgewohnheiten, Ruhe- und Arbeitsgewohnheiten, emotionales Gleichgewicht und sexuelle Aktivität. Im *Klassiker des Gelben Kaisers zur Inneren Medizin* (ein bekannter Text, welcher einem Kaiser zugeschrieben wird, der im dritten Jahrtausend vor Christus lebte) wird die Bedeutung des Gleichgewichts folgendermaßen dargestellt:

*In der Vergangenheit praktizierten die Menschen das Dao, den Weg des Lebens. Sie verstanden das Prinzip des Gleichgewichts von Yin und Yang, wie es sich in den Wandlungen der Energien des Universums widerspiegelt. Sie entwickelten Praktiken wie die des Daoyin, eine Kombination von Dehnungsübungen, Massage- und Atemtechniken, um den Fluß der Energie zu unterstützen. Sie übten sich in Meditation, um in Einklang mit dem Universum zu kommen. Sie aßen ausgewogen und regelmäßig, sie vermieden jede geistige und körperliche Überanstrengung, sie standen zu bestimmten Zeiten auf und gingen zu bestimmten Zeiten zu Bett und waren in jeder Hinsicht maßvoll. Sie bewahrten sich ihr geistiges und körperliches Wohlbefinden, und deshalb ist es überhaupt nicht überraschend, daß sie länger als hundert Jahre lebten.**

* Zitiert aus: *Der Gelbe Kaiser*, herausgegeben und kommentiert von Dr. Maoshing Ni.

Der Kaiser beschreibt dann genauer, wie diese Art von Gleichgewicht bewahrt wird – indem man übermäßiges Verlangen und Phantasien vermeidet, einfach und bescheiden lebt, aktiv bleibt, ohne sich zu überarbeiten, und so weiter. Während die moderne westliche Medizin davon ausgeht, daß der Lebensstil gemessen an der körperlichen Konstitution eher Beiwerk ist, galt er bei den Chinesen immer als wichtigster Faktor für die Verursachung oder Vermeidung von Krankheiten. Aus ihrer Sicht macht ein unausgewogenes Leben den Körper anfällig für Krankheitserreger, Krebs, Verfall etc. Ein ausgewogener Lebensstil mit angemessenen Verhaltensweisen wehrt hingegen ungünstige Einflüsse ab, bevor daraus ernste Krankheiten entstehen. Aus taoistischer Sicht gehört zu einem ausgewogenen Lebensstil folgendes:

- ★ *Regelmäßigkeit.* Routine ist der Modus operandi des Erd-Elementes. Wie das Uhrwerk, das die Zeiten für den Anfang und Untergang der Sonne und den Wechsel der Jahreszeiten festlegt, gedeiht das Erd-Element, wenn es regelmäßig Zeiten gibt, zu denen man aufsteht und ins Bett geht, seine Mahlzeiten einnimmt und seiner Arbeit nachgeht. Störungen dieser Abläufe destabilisieren die Erde und schaffen die Basis für weitere schwerwiegendere Ungleichgewichte.
- ★ *Ein ausgewogenes Verhältnis von Arbeit und Ruhe.* Der Ausgleich zwischen Arbeit und Ruhe ist wichtig für die Stabilität des gesamten Daseins. Viele Menschen wissen nicht, wie man sich vollkommen entspannt und gönnen sich nicht genügend Zeit für Schlaf und Freizeit. Sie sind dann überlastet und können sich nicht mehr an ihre körperlichen Bedürfnisse anpassen. Allmählich erschöpfen sie ihre Reserven an

Energie und Essenz. Andererseits kann zu wenig Aktivität – ein sitzender Lebensstil – zur Stagnation führen. Bei guter Gesundheit bleibt man nur, wenn man Aktivität und Ruhe zur rechten Zeit praktiziert.

★ *Geistige und emotionale Ausgeglichenheit.* Die Ausgeglichenheit von Geist und Emotionen ist eine Vorstellung, die man im Westen nicht richtig versteht, doch sie erfordert Disziplin und Weisheit. Es geht darum, nicht zu viel zu denken, sich nicht zu viel Sorgen zu machen oder sich bestimmten Gefühlen nicht allzu intensiv hinzugeben. Indem wir eine gewisse Distanz bewahren, schützen wir Geist und Körper vor der Schwäche, die sie für Krankheiten anfällig machen würde.

★ *Verzicht auf übermäßigen Genuß.* Übermäßiger Genuß hat in Qi Gong und in der chinesischen Medizin eine besondere Bedeutung und bezieht sich meist auf übertriebene sexuelle Aktivitäten, welche die *Nieren*-Essenz verschwenden. Übermäßiges Essen und extremer Luxus gelten ebenfalls als übermäßiger Genuß. Wie übertriebene Emotionen bringt uns auch übermäßiger Genuß aus dem Gleichgewicht und schwächt uns.

Abgesehen davon, daß sie lange leben, sind Qi-Gong-Meister manchmal auch fähig, Dinge zu vollbringen, die in der modernen Wissenschaft als unmöglich gelten. Sie verfügen über große Heilkräfte, enorme Körperkraft und Ausdauer sowie mediale und psychokinetische Fähigkeiten. Solche »übernatürlichen« Kräfte werden Qi-Gong- und Yoga-Meistern, die sich selbst dabei auf Ausgeglichenheit und Disziplin berufen, schon lange zugeschrieben.

Das Erd-Element und Feng Shui

Das Erd-Element ist für unsere äußere Umgebung genauso wesentlich wie für unseren Körper. Es zeigt sich zu Hause und im Büro, und in der Landschaft stellt es sich in Gestalt von Bergen, Felsen, Hügeln, Erde und Ton dar. Es manifestiert sich in den Farben Gelb und Braun und in allen Arten von Behältern, mit denen wir uns umgeben. Erde nährt nicht nur alles, sondern im Reich des Feng Shui hält sie auch alles.

Draußen ist die Fruchtbarkeit des Bodens ein wichtiger Hinweis auf die Gesundheit eines Standortes. Im Feng Shui bewertet man den Boden wie in der Landwirtschaft danach, ob er reich und fruchtbar ist. Feuchte, lehmige, lebendige Böden fördern das Leben und die Gesundheit. Sie sind ein Zeichen von reichlich und frei fließendem Qi und gelten deshalb als guter Standort für ein Wohn- oder Geschäftshaus. Trockene, unfruchtbare oder allzu steinige Böden sind dagegen Hinweis auf ein schwaches Erd-Element und ungünstige Standortzeichen für ein Bauvorhaben.

Hügel und Berge sind im allgemeinen Formationen des Erd-Elementes und gelten bei klassischen Feng-Shui-Praktikern als wesentliches Standortmerkmal. Tatsächlich ist der Erd-»Drachen« – eine starke Erdformation wie beispielsweise eine Hügellandschaft – einer von zwei hauptsächlichen Faktoren, die über den idealen Bauplatz auf einem Grundstück entscheiden.

Als ideal gelten sanfte Hügellandschaften, die nicht zu steil oder schroff sind. Die Häuser sollten sich in die Hügel schmiegen, wobei möglichst die Vorderseite des Hauses dem Hügel gegenübersteht. Das Qi von steilen Bergen gilt dagegen als

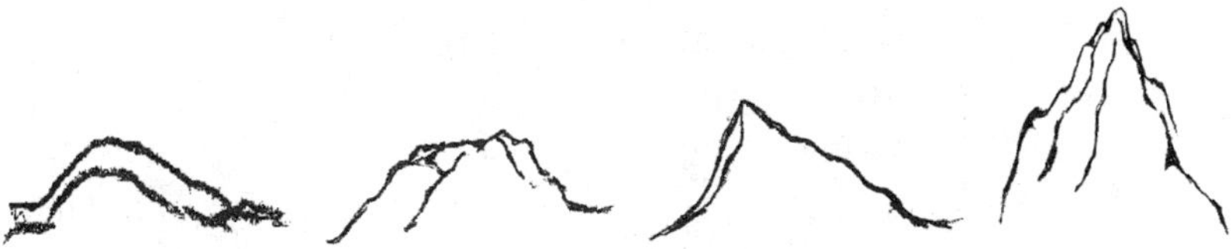

Sanft geschwungene Hügel wie die ersten drei hier gezeigten Formen sind ideale Standorte für Wohnhäuser, Geschäftshäuser und Friedhöfe. Steile Gipfel wie bei der vierten Abbildung gelten als instabil und sind deshalb als Bauplätze ungeeignet.

instabil und gefährlich, allzu nah am Haus ist es überwältigend. Man würde einen Schutzwall aus Bambus oder anderen Bäumen brauchen, um ein Wohnhaus vor diesen gefährlichen Einflüssen zu schützen.

In einer eher städtischen Umgebung repräsentieren Gebäude statt der Berge das Erd-Element. Außergewöhnlich hohe oder nahe Gebäude können ebenso überwältigend sein wie allzu steile Berge, und man sollte sich dagegen abschirmen, damit sie das Qi der in der Nähe lebenden Menschen nicht schädigen. Ein Spiegel, der gegenüber von einem solchen Gebäude aufgehängt wird, reflektiert das Qi zurück, so daß es die Nachbarn nicht mehr bedrohen kann. Denselben Effekt hat auch ein kleiner Spiegel oder ein mit Wasser gefüllter Teich auf dem Dach des niedrigeren Gebäudes.

Die Form, die dem Erd-Element besonders entspricht, ist eine abgeflachte Erhebung. Tafelberge oder Gebäude, die sich mehr in die Breite als in die Höhe erstrecken, werden besonders mit dem Erd-Element assoziiert. Brücken, die flache Plateaus über einer Luft oder einem Wasserlauf bilden, repräsentieren ebenfalls die Erde.

Im Inneren eines Hauses haben Erd-Formen eine flache

Tonisierung bei Erd-Mangel

Die Tonisierung des Erd-Elementes kann bei einem Mangelzustand beispielsweise einfach dadurch erreicht werden, daß man eine neue Teekanne oder eine Vase kauft. Behälter und Gefäße, vor allem solche aus Ton, vermitteln in jeder Umgebung das Gefühl von mehr Sicherheit und Behaglichkeit. Flaschen und Krüge – neue Behälter für Nahrungsmittel oder Werkzeuge – unterstützen ebenfalls ein schwaches, unterernährtes Erd-Element, während größere Erd-Behälter wie Stühle und Kommoden perfekt geeignet sind, um ein ungenügend geerdetes Erd-Element zu stabilisieren.

Ergänzen Sie Gelb- und Brauntöne in Ihrem Gesichtsfeld, beispielsweise in Form von Kleidung, dekorativen Gegenständen, Schmuck, Handarbeiten und so weiter. Tragen Sie gelbe und braune Kleidung, die Ihnen hilft, Gedanken in Worte zu fassen, wenn Sie eine Rede oder ein Manuskript formulieren oder etwas lernen müssen. Lassen Sie Ihre innere Verwirrung von einigen Sonnenblumen oder schwarzäugigen Stundenblumen erden und zentrieren.

Eine gute Möglichkeit zur Stärkung eines schwachen Erd-Elementes besteht darin, sich einfach der nährenden und erhaltenden Eigenschaften von Sesseln, Sofas, Schüsseln und dekorativen Körben, die es in jedem Haushalt gibt, bewußt zu sein. Stellen Sie sich vor, daß Sie von Ihrem Bett oder Sessel eingehüllt werden, und hüllen Sie alltägliche Dinge in einen sicheren und großzügigen Raum ein. Servieren Sie Speisen und Getränke in hübschen Schüsseln, Tassen und Gläsern, arrangieren Sie Blumen liebevoll in einer Vase, hängen Sie Kleider sicher in den Schrank. Achten Sie auf die Fürsorge, die Behältnisse ausdrücken, und gewähren Sie sich selbst diese Fürsorge. Das Erd-Element leidet am häufigsten darunter, daß es ignoriert wird.

Versuchen Sie außerdem, wie im Feuer-Kapitel beschrieben, das Feuer zu tonisieren und so das Erd-Element über seine Mutter zu stärken.

Zerstreuen bei Erd-Überschuß

Einen Erd-Überschuß beseitigt man am schnellsten durch Aufräumen. Dabei geht es weniger um die Beseitigung von Schmutz, der eine Domäne des Metall-Elementes ist, sondern um Unordnung und Überfluß, die sich in Zeiten von Streß und Unaufmerksamkeit ansammeln. Machen Sie Tische und Schreibtische frei, räumen Sie Schubladen und Schränke auf, schaffen Sie Ordnung in Kammern und Kellerräumen, rangieren Sie so viel wie möglich aus, und stellen Sie den Rest ordentlich zusammen. Damit beginnt der Prozeß der Entlastung und Vereinfachung, wenn sich das Erd-Element im Zustand der Fülle befindet.

Als zweiten Schritt können Sie dann den Anweisungen im Holz-Kapitel folgen und das Holz-Element tonisieren, welches die Erde kontrolliert.

Oberfläche: Tische, Schreibtische, Regale, Betten, Sofas und Stühle verkörpern in einem Wohnhaus oder Büro das Erd-Element. Außerdem haben alle Gefäße eine starke Erdkomponente – Vasen, Schüsseln, Flaschen sowie Kommoden und Schränke.

Deckenbalken werden ebenfalls der Erde zugeordnet, weil sie eine Erdform darstellen, indem sie zwei senkrechte Balken verbinden.

Die Farben der Erde sind Gelb, Braun und Beige sowie die Farbtöne von Lehmziegeln und Ziegeln. Diese Farben passen besonders gut in Wohnzimmer und Eßzimmer – die Mittelpunkte des Familienlebens. Als Material der Erde gilt alles, was aus Ton oder Ziegeln hergestellt ist – Töpfe, Geschirr und Töpferton.

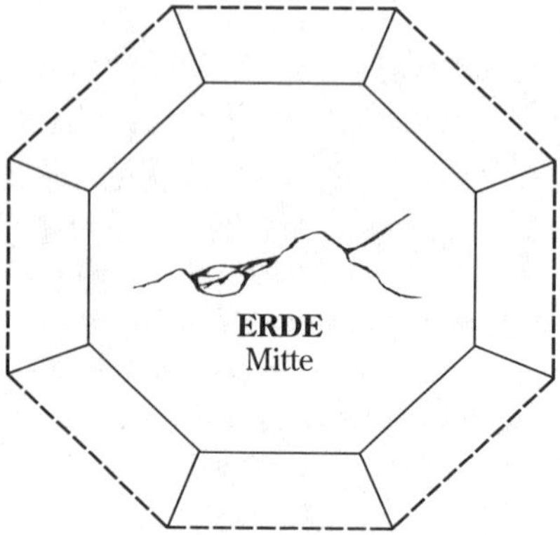

Die Bagua-Zone, welche der Erde entspricht, ist die Mitte. Man kann sie einsetzen, um bei Mangel zu tonisieren oder einen Überschuß zu kontrollieren. Legen Sie einen runden oder achteckigen Teppich in die Mitte eines Zimmers, um das Erd-Element dort zu stärken, oder stellen Sie einen Tisch oder Couchtisch in die Mitte. Sie können statt dessen auch ein Mobile oder Windspiel in der Mitte des Zimmers unter die Decke hängen. Wenn es eine Lampe in der Mitte der Decke gibt, sorgen Sie dafür, daß sie sauber ist und frische, helle Glühbirnen hat. Versuchen Sie, die vorhandene Lampe gelb oder rot zu bemalen oder ersetzen Sie sie durch eine gelbe oder rote Lampe.

Ein gesundes Erd-Element schafft eine stabile Grundlage für die Energie und die Aktivitäten unseres Lebens. Die Nahrung, die wir essen, die Häuser, in denen wir leben, das Geld, das wir ausgeben, und die Leute, zu denen wir in Beziehung stehen, haben alle ihre Grundlagen in den mächtigen, nährenden Kräften des Erd-Elementes. Weil sie die wesentlichen Voraussetzungen des Überlebens wie Essen und finanzielle Transaktionen beherrscht, ermöglicht uns die Erde, unsere Vorhaben in die Praxis umzusetzen. Sie lehrt uns, daß ein bestimmter Teil des Lebens Routine ist: »Wir alle müssen tun, was wir tun müssen«, und daran führt kein Weg vorbei. Aber wenn wir diese grundlegende Wahrheit einmal verstanden haben und uns auch den Routineaufgaben mit Hingabe und Freude widmen können, ergibt sich eine völlig neue Dimension. Wir lernen langsam, daß die schönsten Augenblicke des Lebens gerade durch diese Art von Arbeit und nicht etwa trotz dieser Arbeit erreicht werden. Das Glück, nach dem wir streben, erwächst daraus, daß wir alles – unseren Schweiß, unsere Tränen, unsere Freude und unsere Inspiration – aus dem Pfad des Wachstums beziehen. Diese Erkenntnis läßt aus dem nährenden Aspekt der Erde die Weisheit des Metalls hervorgehen, jene Phase, in der wir entdecken, worum es bei unserem Weg geht.

Die Natur war meine erste Mutter. Ich erinnerte mich an den Waldboden, wie ich mich an den Körper meiner Mutter erinnern würde. Die Haut des Waldes roch nach Kiefernsaft und süßer Fäulnis, und sie hinterließ in meinen Windeln grüne Flecken und verlieh meinem Haar, in dem ständig Blätter, kleine Stöckchen und Moos hingen, einen besonderen Duft. Während jener frühen Jahre im Wald kam ich nie auf die Idee, daß ich ein Mensch sein könnte.

Brenda Peterson
Nature and Other Mothers

5 Das Metall-Element

Gold, Juwelen und Kristalle beschwören überall auf der Welt die Symbolik des Metalls in Mythen und Märchen. Als Preis von unermeßlichem Wert ist der Schatz für jeden Helden der Grund, sich auf den Weg zu machen, und das Ziel seiner Suche. Der Heilige Gral, der Drachenhort und das Gold der Philosophen sind verschiedene Versionen einer Geschichte: Es geht um die Suche nach dem Reinen und Edlen. Oft nimmt dieser Schatz die Gestalt einer speziellen Prinzessin oder eines Prinzen an, deren Schönheit oder Unschuld ein Ausdruck der unverdorbenen Reinheit ist.

In diesen Geschichten wird der Schatz auf eine Weise gehütet, die es schwierig und gefährlich macht, ihn zu erlangen. Gefährliche Reisen, teuflische Kreaturen, Zaubersprüche und böse Magier schützen den Schatz vor jedem Zugriff. Nur die wertvollsten und edelsten Sucher können das Ziel erreichen, und selbst diese sind auf dem Weg schmerzlichen Prüfungen ausgesetzt und müssen sich immer und immer wieder als würdig erweisen. Wenn der Held oder die Heldin Erfolg hat und anschließend für immer glücklich ist, dann ist er oder sie durch das erlangte Gold bereichert.

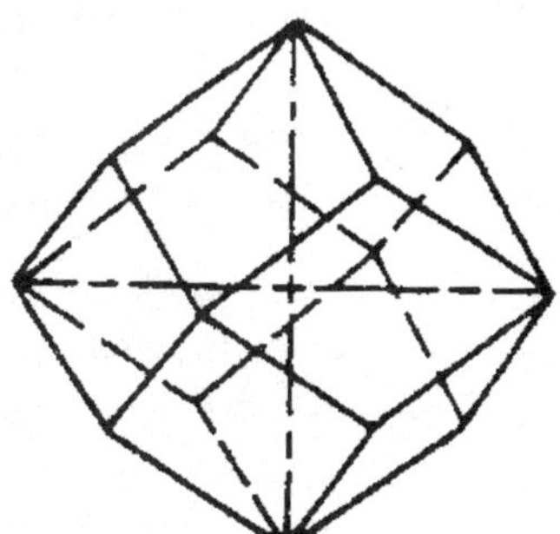

In Anlehnung an C. G. Jungs Pionierarbeit über Mythen und Träume kann man die

Schätze in diesen Mythen als Symbole der Selbsterkenntnis interpretieren, und die Reise der Helden entspricht der menschlichen Suche nach eben jener Selbsterkenntnis. Die Juwelen sind somit die Perlen der Weisheit, die durch harte Arbeit, Ehrlichkeit und reine Absichten erlangt werden. Die sagenhafte Suche der Alchemisten nach einem Verfahren, das Blei in Gold verwandelt, ist ein ähnliches Bemühen um innere Erleuchtung. Insofern repräsentiert Metall in diesen Geschichten Weisheit und Selbsterkenntnis – die wahren Reichtümer des Lebens.

Bewaffnung ist ein anderer Aspekt des Metalls, der in Mythen und Märchen auftaucht. Schwerter, Speere und Messer symbolisieren den Schnitter mit seiner Sense – er trennt das Reine vom Unreinen oder das Gute vom Bösen. Wenn Waffen benutzt werden, ist das ein Zeichen der Aussonderung: Einige Teile werden geopfert, um die Gesundheit des Ganzen zu erhalten. Ganz gleich, ob ein böser Riese getötet oder ein edler Held verwundet wurde, immer ist die Waffe ein Agent des Wandels, der etwas beseitigt, was im Königreich des Menschen nicht mehr benötigt wird.

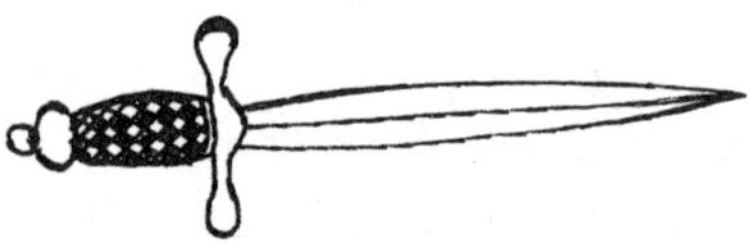

Schwerter und andere Waffen verkörpern die Metall-Eigenschaften der Trennung und Aussonderung.

Im Kreislauf der Fünf Elemente bezeichnet das Metall den Prozeß der Verfeinerung und gleichzeitig die reine Essenz, die dessen Ergebnis ist: den Heiligen Gral genauso wie die Suche danach. Es kennzeichnet Verlust und Verzicht, aber auch eine unzerstörbare Reinheit, die zurückbleibt, wenn alles andere verschwunden ist. Lernen und Unterscheiden, Suche und Heldenhaftigkeit sind Aspekte des Metalls, die archetypisch männlichen Eigenschaften entsprechen, genauso wie das Nähren der Erde seinem Wesen nach weiblich ist. Insofern repräsentiert das Metall-Element die archetypische Vater-Energie, die unsere männlichen Anteile zwingt, uns auf die Schatzsuche zu begeben, Drachen zu töten und unsere hart erkämpfte Weisheit an jene weiterzugeben, die uns auf dem Weg folgen.

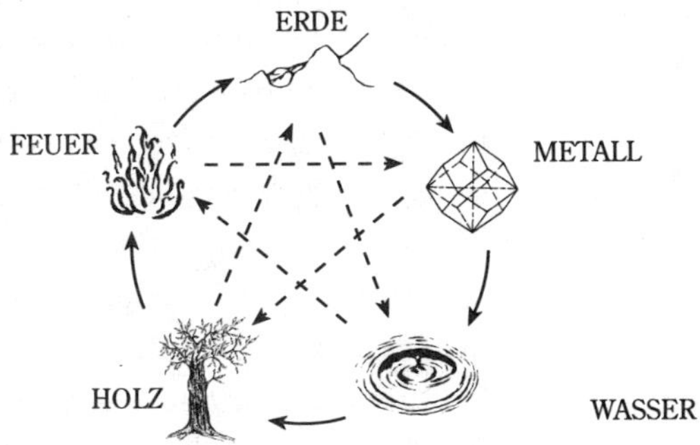

Im Kreislauf der Erzeugung ist Metall das Kind der Erde. Während in der Erd-Phase Wachstum bedingungslos gefördert wird, wird es in der Metall-Phase aktiver gelenkt. Unproduktive oder verbrauchte Ressourcen werden aufgegeben, während wertvolle Produkte bewahrt und verfeinert werden. Im Kreislauf der Kontrolle wird Metall vom Feuer kontrolliert, denn es schmilzt in den Flammen. Die scheidenden und trennenden Eigenschaften des Metalls werden durch das Schmelzende und Verschmelzende des Feuers zerstört.

In der Natur bilden sich Metalle tief im Inneren der Erde, wo hohe Temperaturen und starker Druck dafür sorgen, daß sich die Moleküle des geschmolzenen Magmas in homogene Schichten aufteilen. Einige Schichten kühlen schnell zu vulkanischen Basaltgestein ab, während andere sich allmählich zu Mineralien und Erzen verdichten. Wieder andere fügen sich zu exakten Gitterstrukturen, um Kristalle zu bilden. Dieser Trennungsvorgang beseitigt Unreinheiten und anders zusammengesetzte Moleküle und bringt so reine und einheitliche Metalle hervor.

Im Kreislauf der Fünf Elemente charakterisiert das Metall einen ähnlichen Trennungsprozeß. Durch die nährenden Energien der Erd-Phase gebildet, trennt das Metall alles Verbrauchte, Unreine oder Überflüssige von dem, was rein ist. Während der unreine Abfall ausgeschieden wird, werden die reinen Essenzen weiter verfeinert, als Schatz gehütet oder manchmal auch für spätere Zeiten gespeichert. Dieser Vorgang der Ausscheidung kann schwierig sein, aber Metall ist gerade deshalb ein außergewöhnlich starkes Element: Die Ausscheidung entfernt Unreinheiten, um die Essenz zu konzentrieren. Das Metall-Element hat eine natürliche Verbindung zum Mineralreich und ist ebenso hart und ebenso glänzend wie Mineralien.

Im Yin-Yang-Zyklus entspricht Metall dem Aufsteigen des Yin. Die Metall-Phase folgt dem expansiven Yang von Holz und Feuer und dem gemäßigten Übergang der Erde und beginnt nun, die nach innen gerichtete Bewegung des Yin zu manifestieren: Die Dinge zeigen Anzeichen von Introversion, Kontraktion und Beruhigung. Auf der körperlichen Ebene verfeinert Metall die Energien, die wir in der Erd-Phase genährt haben, und verwandelt sie in ein Potential, das für spätere Zeiten gespeichert wird. Die Speicherfunktion des Metalls ist der Nachfolger der bewahrenden Funktion der Erde: Während Erde bewahrt, repräsentiert Metall das, was bewahrt wurde.

Im Kreislauf der Jahreszeiten entspricht das Metall-Element dem Herbst. Im Herbst zieht sich der Saft, der die Lebenskraft jeder Pflanze ist, aus den Blättern und Zweigen zurück und sammelt sich in den Wurzeln.

Nährstoffe, die auf diese Weise unterirdisch gespeichert werden, bewahren ihr Potential während des langen kalten Winters. Gleichzeitig treibt der Baum durch seine Gefäße Unreinheiten nach oben in die Blätter, wo sie mit dem Laub abgestoßen werden. Obwohl sie zu ihrer Zeit sehr schön aussehen, sind Blätter in der relativen Dunkelheit des Winters nicht funktional, und deshalb nährt der Baum sie nicht mehr, und sie fallen ab.

Die kühlen Herbsttemperaturen und die kürzer werdenden Tage sind ein Signal für die wachsende Dominanz des Yin. Tiere und Pflanzen werden ebenfalls stärker Yin und wenden sich nach innen, um die Nahrung zu speichern, die sie brauchen, um durch den langen Winter zu kommen. Während Bäume ihre Nährstoffe als Saft speichern, legen Tiere sich Fettspeicher zu, indem sie alles, was sie fressen (und das ist im Herbst eine Menge) in Fett umwandeln, welches die dichteste Form von Energiespeicher darstellt. Fett schützt die Tiere vor der Kälte und kann bei Nahrungsknappheit in Energie umgewandelt werden.

Der Herbst ist auch die Zeit der Ernte, wenn die Marktstände von roten und goldenen Äpfeln, spätem Mais, Weizen und Hafer, Brokkoli, Kartoffeln und so weiter überquellen. Was wir gesät haben, hat sich zu nahrhaften Früchten und Gemüse verdichtet. Indem wir diese nun ernten, bewahren wir die Essenz, während wir die Schalen und Stengel, die jetzt nicht mehr benötigt werden, wegwerfen. Traditionell war der Herbst

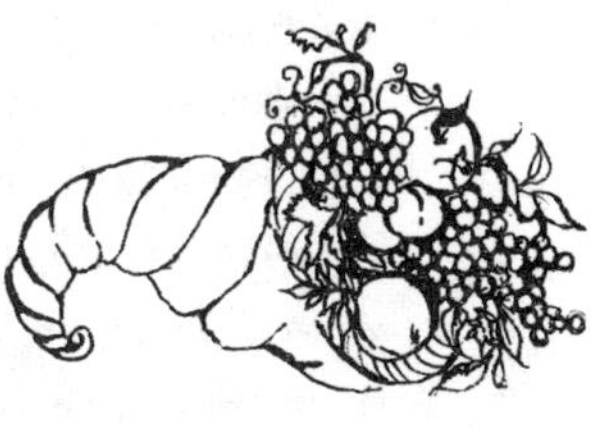

Zur Erntezeit ernten wir die Früchte dessen, was wir gesät haben, und bedienen uns der Metall-Energien beim Trennen und Haltbarmachen der Produkte.

auch die Zeit, in der eingekocht und getrocknet, geschlachtet, gesalzen und geräuchert wurde, um Vorräte anzulegen, die für unser Überleben während der kargen Wintermonate unerläßlich waren.

Im Tageslauf beherrscht das Metall-Element den späten Nachmittag und Abend, wenn der Tag seinem Ende zugeht. Das Yang-Tageslicht weicht der Yin-Dunkelheit, während die Menschen nach Hause kommen, sich entspannen und sich den eher passiven Aktivitäten des Essens und Redens widmen. Der Abend ist oft die Zeit der Familie, wenn entferntere Freunde und Verwandte sich verabschieden und die engere Familie zusammenkommt – wie eine verfeinerte Essenz –, um Zeit miteinander zu verbringen. Im allgemeinen gehört es zu den Metall-Stunden, daß man sich entspannt, sich von den Sorgen des Tages löst und sich auf die Nachtruhe vorbereitet.

Beim Bau eines Hauses entspricht die Metall-Phase der Fertigstellung, wenn die Arbeiter die letzten Handgriffe erledigen und den Abfall und das nicht mehr benötigte Material wegbringen. Wenn ein Gebäude fertig geworden ist, braucht man nichts mehr daran zu tun. Es erfüllt dann aus sich selbst heraus seine Funktionen und wird vielleicht schon bewohnt, während noch die letzten Abschlußarbeiten erledigt werden. Das Beseitigen des Mülls ist ein wichtiger Teil dieses Prozesses, denn die wahre Essenz des Gebäudes kann nur enthüllt werden, wenn der Abfall entfernt worden ist.

Bei jedem kreativen Unternehmen entspricht die Metall-Phase der Fertigstellung, wenn wir uns bemühen, das Projekt zu verfeinern und die Details zu vervollkommnen, um der Essenz Ausdruck zu verleihen. In diesem Stadium beizen wir

Holz, um die Schönheit seiner Maserung hervorzuheben, dekken und schmücken den Tisch oder formulieren einen Satz um, bis er richtig klingt. Zugleich entfernen wir alles überflüssige und allen Müll, bis das, was zurückbleibt, vollständig und perfekt ist.

Reinigungsprozesse verdanken ihre Stärke ebenfalls den Metall-Energien. Wenn wir etwas säubern, festigen wir die Essenz, indem wir Unreinheiten entfernen. Ob es sich um unsere Haare handelt, eine Theke oder einen Hinterhof, in jedem Fall läßt die Reinigung die Dinge »strahlen«, weil sie von den Bestandteilen befreit worden sind, die nicht zu ihnen gehören, und nun ihre Essenz enthüllen können. Die Reinigung in der Metall-Phase ist ein Entfernen von Schmutz, während das Aufräumen der Erd-Phase Ordnung aus dem Chaos schafft.

Das geistige Korrelat zu Reinigung ist der trennende und bewertende Aspekt des Metalls. Der Vorgang des Unterscheidens zwischen dringend und nicht dringend, Gegenwart und Vergangenheit, Essenz und Überfluß entspricht der Eigenschaft des Metalls, das Reine vom Unreinen zu trennen. Wie die Waffen in den abenteuerlichen Märchen tötet die Unterscheidungskraft das, was nicht mehr zweckdienlich ist.

Obwohl der vom Feuer-Element beherrschte *Dünndarm* im Körper das Reine vom Unreinen trennt, ist die Funktion des Metall-Elementes eine andere. Der *Dünndarm* trennt auf der subjektiven Ebene die Wahrheit von der Unwahrheit und orientiert sich dabei an unseren innersten Gefühlen. Das Metall-Element wirkt dagegen auf einer mehr äußeren Ebene und unterscheidet nach anderen Kategorien: hier oder nicht hier, wichtig oder nicht wichtig, und so weiter. Metall unterteilt und organisiert unsere täglichen Erfahrungen.

Die trockene Jahreszeit

Das Gras steht hoch,
gefärbt von strohgelben
Zeichen der Trockenheit,
dazu die widersprechende
Unordnung von staubigen
Straßen,
und darauf Teiche
voll bunter Blätter
mit den Geistern
des träumenden Jahres.
Kwesi Brew

Jede Beurteilung benutzt das Schwert des Metalls, um Verwirrung und Chaos zu beseitigen. Dies kann ein edler oder zerstörerischer Prozeß sein, je nachdem, wie rücksichtsvoll und aufmerksam wir dabei vorgehen. In einem salomonischen Sinne fordert jede Beurteilung unsere höheren Kräfte heraus, aus einer gegebenen Situation das Beste zu machen. Das kann uns helfen, den Preis für eine Couch festzulegen, wenn wir sie verkaufen wollen, oder uns beim Betriebsausflug angemessen zu verhalten. Die korrekte Beurteilung einer Situation bestimmt unser Handeln und vermittelt uns ein Gefühl für das, was richtig ist. In ihrer reinsten Form ist die Beurteilung ein Erkennen der »höheren« Weisheit – sei sie spirituell oder sozial –, die individuelle Kleinlichkeit transzendiert und von negativen Absichten frei ist. Rechtssysteme institutionalisieren dieses Ideal und hoffen, durch ihre Gesetze und deren Anwendung »Gerechtigkeit« zu wahren.

Wenn die Metall-Energie gestört ist, können Urteile jedoch grausam ausfallen und oft zu einem Werkzeug der Bestrafung verkommen. Menschen, bei denen sich dieser Aspekt des Metalls nicht im Gleichgewicht befindet, können selbstgerecht oder überkritisch in bezug auf andere sein, oder sie wenden das Schwert der Kritik gegen sich selbst. Kritiksucht führt zu sadistischen oder strafenden Verhaltensweisen, wobei sich die Menschen auf Rache und Vergeltung konzentrieren, und nicht auf die Notwendigkeit des rechten Handelns.

Auf der kosmischen Ebene würde das Metall einem schrumpfenden und sich zusammenziehenden Universum entsprechen, welches für die Zukunft als Hypothese angenommen wird, aber bisher nicht verifiziert werden konnte. Einige Physiker erwarten, daß sich das Universum nicht unbegrenzt ausdehnen, sondern irgendwann beginnen wird, zu schrumpfen und wieder dichter zu werden – ein Vorgang, der die Kehrseite dessen wäre, was beim Urknall geschehen ist. Dies würde mit der Theorie der Fünf Elemente übereinstimmen, die davon ausgeht, daß auf jeden Wachstumsprozeß zwangsläufig eine Phase des Zusammenziehens und Schrumpfens folgt.

Im Menstruationszyklus tritt die Metall-Phase etwa zwischen dem einundzwanzigsten und achtundzwanzigsten Tag auf. Um diese Zeit beginnen die Zellen in den Eierstöcken zu degenerieren (sofern keine Befruchtung stattgefunden hat), und sie stellen nicht mehr die Hormone her, die den Blutgefäßen helfen, die Gebärmutter mit Schleimhaut auszukleiden. Ohne die entsprechende Blutversorgung sterben die Zellen im Uterus ab und werden beim Einsetzen der Menstruation ausgespült. So wie das Sterben und Abfallen der Blätter im Herbst kennzeichnet auch die Degeneration und das Absterben der Zellen die Metall-Phase, in der lebende Systeme verfallen.

Die Kräfte des Herbstes schaffen die Trockenheit im Himmel und das Metall auf der Erde, sie schaffen im Körper die Lunge und die Haut, … die Nase und die weiße Farbe und den scharfen Geschmack, … das Gefühl der Trauer und den Klang des Weinens.

Der Klassiker des Gelben Kaisers zur inneren Medizin

Klimatisch manifestiert sich das Metall-Element als Trockenheit. Wie Metall repräsentiert die Trockenheit einen Prozeß der Reduktion und Kontraktion. Es ist eine etwas paradoxe Vorstellung, die beide beinhaltet, sowohl den Vorgang des Austrocknens als auch die verfestigten Stoffe, die zurückbleiben, wenn einem Feld oder einem Gefäß das Wasser entzogen worden ist.

Trocknen ist in der Natur die logische Folge von Feuchtigkeit. Nach einem feuchten Sommer wird im Herbst die Feuchtigkeit einschließlich der wichtigen Nährstoffe aus den Blättern und Zweigen nach unten in die Wurzeln gezogen. Die Blätter trocknen aus und fallen ab, aber die Wurzeln speichern während des kalten Winters die feuchte Essenz, die im nächsten Frühjahr für neues Wachstum benötigt wird. Das Austrocknen und der Tod der Blätter sind integraler Bestandteil dieses Wachstumskreislaufs: Nur durch das Abwerfen der Blätter können die Bäume den notwendigen Saft in ihren Wurzeln sammeln.

Auch nach einem Regen, der Schmutz und Unreinheiten von den Pflanzen und aus der Erde wegspült, ist der Boden anschließend reicher an Mineralien und Nährstoffen. Wiederholtes Auswaschen und Abtrocknen trägt dazu bei, daß sich fruchtbares Land bildet – wie das Niltal, dessen Boden jedes Jahr durch das, was der über seine Ufer getretene Fluß hinterläßt, reicher und fruchtbarer wird.

Trockenheit ist ein Zeichen dafür, daß etwas verlorengegangen ist oder entfernt wurde. Trockenes Wetter zieht feuchte Luft und Erde zusammen und verhindert oder verringert Fäulnis, während Trockenheit im Körper – in Gestalt des Metall-Elementes – einen Filter für Atemluft und Nahrung bildet, um ihre Essenz zu isolieren und Unreinheiten auszuscheiden.

Doch zu viel Trockenheit führt zur Dürre. Wenn zu viel entfernt wird, bleibt vielleicht nicht genug übrig, so wie ausgedörrte Erde rissig wird und keinen Samen nähren kann. Der Tagebau hinterläßt eine nackte, unfruchtbare Erde, denn bei der anschließenden Suche nach Erz beseitigt er alle Essenz. Auf ähnliche Weise hinterlassen die vollständige Rodung, Überweidung oder allzu intensive Landwirtschaft ein unfruchtbares Land.

Auch körperlich führt übermäßige Trockenheit dazu, daß wir aufgerissen und verwundbar wie eine ausgetrocknete Ebene werden. Am deutlichsten zeigt sich das auf der Haut, die unelastisch und schuppig wird, Risse bekommt und aufspringt, vor allem im Gesicht und an den Händen. Trockener Husten und trockenes Haar treten ebenfalls häufig auf, genauso wie Verstopfung, die durch Flüssigkeitsmangel in den Därmen hervorgerufen wird. Trockenheit ist ein Zeichen dafür, daß lebenswichtige Flüssigkeiten fehlen – zusammen mit den Unreinheiten wurde auch die Essenz beseitigt.

In der Umwelt zeigt sich Trockenheit als Kargheit, Dürre und Nacktheit. Ob er sich wie Reinheit oder wie Armut anfühlt, immer ist die Abwesenheit von Überflüssigem typisch für die Metall-Phase. Verdorrtes Land, asketische Mönche, Fastenkuren und nicht ausreichend möblierte Räume sind Ausdruck eines zugespitzten Metall-Elementes; Minimalismus ist ein Metall-Wert.

Emotional entspricht Metall klassischerweise der Trauer – dem Loslassen und der Trauer über Verluste. Weil sie so schmerzhaft ist, versuchen die meisten Leute, der Trauer aus dem Weg zu gehen; sie wollen diesen Schmerz nicht empfinden. Andere assoziieren Trauer mit Schwäche und wollen ihr nicht nachgeben. Es ist deshalb üblich, Trauer zu ignorieren und ihre Existenz, abgesehen von Extremsituationen, zu leugnen. Jeder neue Schmerz bedroht jedoch unser Bollwerk der Verleugnung, und so unterdrücken wir unsere Gefühle immer rigider. Wir gestehen uns nicht einmal das Recht zu, selbst Kleinigkeiten zu fühlen, weil wir befürchten, daß dadurch etwas Größeres ausgelöst wird, das wir nicht mehr unter Kontrolle halten können.

Leider führt die Angewohnheit, Trauer zu unterdrücken, nicht dazu, daß sie beseitigt wird: Sie schafft lediglich ein Monster in unserem Inneren, das unsere Energie auslaugt und all unsere Gefühle lähmt. Denn wenn wir uns gegen den Schmerz unempfindlich machen, verlieren wir auch die Fähigkeit, andere Dinge wie Kreativität, Liebe und Freude in vollem Umfang zu fühlen. Wir werden abgestumpft und schneiden uns von unseren eigenen Erfahrungen ab.

Trauer hat jedoch wie alle Emotionen ihren Platz im Leben und muß respektiert werden, wenn wir in Kontakt mit uns selbst bleiben wollen. Wenn wir wirklich den Mut finden, die Trauer in unserem Leben zuzulassen, stellen wir fest, daß sie nicht Schwäche, sondern Stärke hervorbringt. Trauer erlaubt es uns, unsere Verluste zur Kenntnis zu nehmen und uns durch sie hindurch zu bewegen, indem wir Ideen, Verhaltensweisen und Beziehungen loslassen, die uns nicht mehr zur Verfügung stehen.

Obwohl die Trauer über unsere Verluste schmerzhaft ist, bringt sie letztendlich viele Geschenke, indem sie herauskristallisiert, was uns am wichtigsten ist. In ihrem vollen Umfang erinnert uns die Trauer daran, wieviel Liebe wir empfinden können, und es gibt keine größere Stärke als diese zutiefst vermenschlichte Erfahrung. Trauer lehrt uns auch, was wir in unserem Leben und im Leben anderer schätzen, und gibt uns die Gelegenheit, unsere Energien neu auszurichten, damit wir so werden, wie wir am liebsten sein möchten.

Trauer wahrhaft zu respektieren bedeutet, über jeden Verlust, den wir empfinden, zu trauern, auch über Kleinigkeiten, von denen wir meinen, sie wären der Trauer nicht wert, oder über Verluste, die mit Veränderungen verbunden sind, die wir selbst herbeigeführt haben. So können wir innerlich über den Verlust von Gegenständen trauern, die uns besonders gut gefallen haben, aber auch über den Verlust unseres alten Hauses, selbst wenn wir in ein größeres und schöneres umziehen. Wir können um einen Job trauern, den wir selbst gekündigt haben, oder um unser Singledasein, das wir in Kürze aufgeben wollen, um jemanden zu heiraten, den wir lieben. Trauer hat nichts mit Reue zu tun, sondern mit Loslassen.

Erlösung ist das Geschenk, das nach der Trauer kommt: Wir erkennen, was uns geblieben ist, und beschließen, damit weiterzugehen. Es ist weder Hoffnung noch Entschlossenheit, sondern nur die überraschende Erkenntnis, daß uns trotz oder gerade wegen des Verlustes etwas sehr Wertvolles geblieben ist. »Was uns nicht umbringt, macht uns stärker«, ist eine Möglichkeit, dieses Gefühl zu beschreiben, obwohl dieser Ausspruch die Ehrfurcht und das Staunen ausschließt, die das Geschenk reinen Leidens sind.

Erlösung geht aus der Trauer hervor wie reines Gold aus der Asche. Sie ist die verdichtete Essenz aus dem, was wir hatten – einen Menschen, eine Liebe, ein Heim, eine Erfahrung – und wird ein Teil von uns, den wir niemals verlieren können. Eingepflanzt in unser Herz, unsere Knochen und unsere Erinnerungen weben sich diese Erfahrungen in das Muster unseres

Lebens und machen mehr aus uns, als wir waren. Die Erlösung gewinnt Festigkeit und drängt uns vorwärts ins Leben, wo wir wunderbarerweise die Fähigkeit entdecken, uns wieder gut zu fühlen. Wir lieben das neue Haus, lassen uns voller Begeisterung auf die Ehe ein und empfinden nach dem Verlust eines geliebten Menschen wieder Freude, nicht als Trostpflaster für unser verringertes Selbst, sondern als tiefere, vollere, reichere Geschöpfe, eben weil wir durch unsere Verluste gestärkt worden sind. Dies sind die kostbaren Eigenschaften des Metalls, die uns durch Erfahrung reicher machen.

Das Metall-Element im menschlichen Lebenszyklus

Im menschlichen Lebenszyklus reicht die Metall-Phase von den späten mittleren Jahren bis ins hohe Alter. Während dieser Zeit werden die Menschen mehr Yin als Yang – sie wenden sich eher nach innen als nach außen, wie sie es in ihrer Jugend getan haben. Sie werden steifer und langsamer, die Gelenkigkeit läßt nach, und sie werden auch emotional rigider – fester in ihren Überzeugungen und weniger bereit, sich überreden zu lassen. Diese Art von Festigkeit ist charakteristisch für das Metall-Element und bildet einen deutlichen Gegensatz zu dem flexiblen und anpassungsfähigen Verhalten der Holz-Phase.

Auch die körperlichen Funktionen lassen in dieser Zeit nach und spiegeln damit das für Metall charakteristische Loslassen. Wenn sie schlechter hören und sehen, das Gedächtnis oder die Sinnesleistungen schwächer werden, wenden sich ältere Menschen auch geistig nach innen und beschäftigen sich mehr mit ihren inneren Erfahrungen als mit der äußeren Welt. Sie werden nachdenklicher, verbringen mehr Zeit mit Erinnerungen an ihre Kindheitserlebnisse und ziehen die Bilanz ihrer Erfolge und Mißerfolge. Diese Verhaltensweisen destillieren die Lebenserfahrungen zu Weisheit, die sich wie Saft im Herzen und im Geist der Älteren ansammelt. Das Bild des/der Alten Weisen, auch wenn es in der westlichen Kultur nicht so deutlich erscheint, ist ein perfekter Ausdruck der Konzentration auf das Wesentliche, die in der Metall-Phase stattfindet.

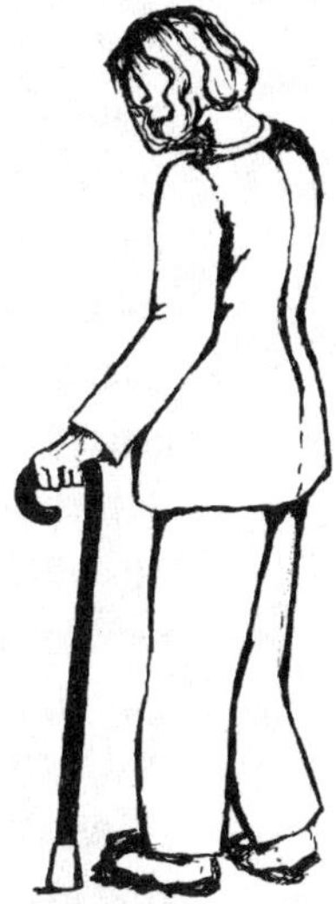

In der Metall-Phase unseres Lebens beginnen wir, uns nach innen zu wenden – körperlich, geistig und emotional.

In dieser Phase schränken viele Menschen sich auch im Hinblick auf ihre äußere Umgebung ein: Sie ziehen in ein kleineres Haus, verkaufen oder verschenken einen Teil ihres Besitzes und reduzieren ihren Freundeskreis und ihre Aktivitäten. Diese für das Metall typischen Verhaltensweisen kennzeichnen eine Verfeinerung und Verringerung der ansammelnden Fähigkeiten der Erde.

Tara R., jetzt in ihren frühen Sechzigern, spricht oft mit ihren Freunden über das gemeinsame Bedürfnis, eine Menge von dem »Kram« wegzugeben, den sie in ihren mittleren Jahren angehäuft haben. Die Antiquitäten, die sie früher gesammelt haben, der Schmuck und das Silber, das von Generation zu Generation weitergegeben wurde, wandert allmählich in die Häuser der Kinder, auf Kirchenbasare oder zu anderen Empfängern. Obwohl ihre Kinder sich dabei manchmal unwohl fühlen (weil es wie eine Vorbereitung auf den Tod wirkt), empfinden Tara und ihre Freunde es einfach als natürlich, sich in dieser Lebensphase von überflüssigen Dingen zu befreien.

Auf der spirituellen Ebene verkörpert das Metall die Unschuld, nicht im juristischen Sinn, sondern als eine Art von reiner Naivität, die Urteile ausschließt und allen Lebewesen das Recht zugesteht, zu existieren und ihren Träumen ohne Angst vor Strafe zu folgen. Wenn wir wahrhaft unschuldig sind, dann ist immer Zeit, unsere besten Seiten zu entwickeln, dann gibt es immer noch eine Chance und immer neue Gelegenheiten, unsere Bestimmung zu erfüllen. Ganz gleich, wie alt, wie müde oder wie enttäuscht wir sind, die erlösende Unschuld erinnert uns daran, daß es stets Heilung und Hoffnung gibt. Der reine Geist des Metalls weiß, daß wir immer einen Anspruch auf Gnade haben.

Viele Menschen sind in dieser Hinsicht verletzt worden und fühlen sich infolge eines Kindheitstraumas, durch Sünden im religiösen Sinn oder durch soziale Konditionierung unwürdig oder befleckt. Vielleicht suchen sie Rat und Hilfe bei Psychotherapeuten, in der Religion oder auf einem persönlichen spirituellen Weg, um sich wieder rein fühlen zu können. Solche Institutionen bieten viele Möglichkeiten, um wieder die Unschuld zu erlangen, und bieten Rituale an, die den Menschen helfen, die Schichten ihrer *Be-schwer-den* (sei es Sünde, Treulosigkeit oder Unwissenheit) abzutragen und Erlösung zu finden.

Einige erlangen diese Reinheit durch Rituale der Reue wie die Beichte, während andere sich durch die Disziplin eines enthaltsamen Lebensstils, Diät oder Meditation reinigen. Wieder andere brennen zu diesem Zweck Räucherwerk oder Kerzen ab, nehmen rituelle Bäder, lassen sich taufen oder sprechen einfach Gebete. Ob jemand »wiedergeboren« wird oder sich bemüht, sein »inneres Kind zu heilen«, immer befreien sich diese Menschen von etwas, das sie als unrein empfinden, so daß ihre verbleibende Essenz wieder rein wird.

Die Seele des Metalls ist Weisheit, der Schatz, der unter jeder Härte verborgen liegt. Weisheit verwandelt Erfahrung in Verständnis und erlaubt uns, durch das, was wir in der Vergangenheit gelernt haben, mehr über die Gegenwart zu wissen. Wenn wir weise sind, erkennen wir in jeder Situation mehr Nuancen. Wir verstehen die Dynamik dessen, was geschieht, und können bessere, informiertere Entscheidungen treffen. Wie ein gut geschmiedetes Schwert ist die Weisheit ein Werkzeug, das uns erlaubt, den Unsinn abzutrennen und die Situation so zu sehen, wie sie wirklich ist.

Mein Geist ist auf das Frühjahr eingestellt. Wenn der Herbst kommt, ist auch Herbst in meinem Herzen. Indem ich so die kosmischen Veränderungen nachvollziehe, wird meine Hütte zu einem Universum.

Lu Yin

Die Seele ist jedoch ein strenger Lehrmeister, der uns die Lektionen des Lebens durch Schmerzen und Verluste vermittelt. Deshalb müssen wir unter Schmerzen wachsen und Enttäuschungen, Verletzungen und Zorn in Spiegel der Selbsterkenntnis verwandeln. Das ist ein schwieriger Weg, dem manche Leute nicht zu folgen vermögen. Diejenigen, die ihre Verletzungen nicht loslassen können, erleben nie, wie sie sich in Geschenke verwandeln. Aber Menschen, die darauf bestehen, aus ihren Problemen zu lernen, werden mit jedem Tag stärker und weiser. Jede Erfahrung läßt ihre Haltung differenzierter werden.

Die Seele des Metalls schafft auch Lehrer, Menschen, die ihre Weisheit an andere weitergeben. Das Geschenk des Lehrens ist ein positiver Aspekt des Verlierens – wir werden nicht ärmer, wenn wir unsere Weisheit weitergeben, sofern sie vom Empfänger angemessen gewürdigt wird. Während wir in den Kämpfen des Lebens durchgeglüht und mit dem Schmiedehammer gestaltet werden, verwandelt die Sorgfalt des Metalls unsere Formlosigkeit in ein starkes, ausgewogenes Werkzeug, das andere benutzen können, um leichter durchs Leben zu kommen.

In einer Beziehung herrscht das Metall über alle Trennungen, gleich ob sie durch Betrug, Tod oder dadurch zustande kommen, daß sich die Wege auf natürliche Weise scheiden. Während Feuer und Erde die gegenseitige Anziehung und Verbindung mit anderen repräsentieren, haben wir auch ein starkes Bedürfnis, uns von anderen abzugrenzen.* Ohne eine entsprechende Bewegung nach innen kann es keine Bewegung nach außen geben, so wie es ohne Yin kein Yang geben kann: In einer Partnerschaft oder Freundschaft müssen die Menschen genügend Zeit, Raum und Möglichkeiten haben, jene Aspekte ihrer selbst zu entwickeln, die einzigartig und nicht von irgendeiner äußeren Beziehung abhängig sind.

Die reinigenden und lösenden Eigenschaften des Metalls spielen eine wichtige Rolle bei den abgrenzenden Aspekten einer gesunden Beziehung: In der Metall-Phase brechen wir die energetischen Verbindungen auf, die in der Erd-Phase geschaffen werden. Obwohl dies eine notwendige Entwicklung ist, empfinden wir es zweifellos als schmerzhaft, die Fäden zu zerreißen, die uns mit denen verbinden, die wir geliebt haben.

Die Metall-Phase tritt in Beziehungen auf, wenn Freundschaften oder Romanzen zerbrechen oder wenn jemand stirbt.

* Thomas Moore untersucht diese gegensätzlichen Kräfte in seinem Buch *SoulMates.*

Ob es sich um eine aktive Spaltung oder ein allmähliches Auseinanderleben handelt, der Zusammenbruch und die Neuorganisation der Metall-Phase beginnt mit der faktischen Trennung. Sie erfordert, daß wir unsere Grenzen neu ziehen, um jene auszuschließen, von denen wir uns trennen. Wir erleben Verlust, Trauer und wirkliche Desorientierung, während wir darum kämpfen, unseren Kreis der engsten Vertrauten neu zu definieren.

Die Metall-Phase tritt auch in Erscheinung, wenn ein Kind älter wird. Obwohl ein junger Erwachsener sich in der Feuer-Phase seines eigenen Lebenszyklus befindet, geht seine Beziehung zu den Eltern durch eine Metall-Phase, wenn er sich von ihnen trennt und lernt, für sich selbst zu sorgen. Traditionell war diese Phase durch ein Übergangsritual gekennzeichnet, welches die Jugendlichen durch körperliche, geistige, emotionale oder spirituelle Mutproben in das Erwachsenenleben einführte. Solche Initiationen stärken das Metall-Element, indem sie den Übergang deutlich machen: Sie dramatisieren den Verlust der Kindheit ebenso wie die Schmerzen und Ängste, die mit der Trennung von der damit verbundenen Geborgenheit einhergehen.

In der modernen Gesellschaft ist das Drama des Übergangs von der Kindheit zum Erwachsensein jedoch vollständig verlorengegangen. Wir haben keine Worte mehr für den Schmerz der Trennung von unseren Eltern, für die Trauer um den Verlust der Sicherheit und Geborgenheit oder die Angst vor den Herausforderungen des Überlebens in der Welt der Erwachsenen. Wir sprechen von der »Jugend«, aber wir erkennen nicht, daß Trauer der natürliche Begleiter dieser Zeit ist, in der Kinder und Eltern erleben, wie die Erdbande der gegenseitigen Abhängigkeit zerbrechen. Diese mangelnde Anerkennung der Trauer in der Jugend ist eine der Ursachen dafür, daß viele moderne Erwachsene psychologische Umwälzungen erleben, wenn sie in ihren Zwanzigern oder Dreißigern oder noch später in der Psychotherapie zum ersten Mal den Schmerz des Verrats und der Trennung von ihren Eltern empfinden. Weil wir unser Verständnis für die emotionalen Nuancen der Jugend verloren haben, brauchen wir heute zusätzliche Jahre und Strategien, um zur Reife zu finden.

In jeder Beziehung zeigt sich die Metall-Phase in Form von Meinungsverschiedenheiten. Damit sind nicht Machtkämpfe gemeint, sondern echte Differenzen, die beide Seiten zu der Erkenntnis führen, daß sie tatsächlich verschiedene Menschen sind. Es kann sehr schmerzhaft sein, wenn der eine Partner in der Stadt leben möchte, während der andere sich nach der Ruhe des Landlebens sehnt, oder wenn der eine jemanden liebt, den der andere nicht leiden kann. Man findet dann zwar Kompromisse, aber der mit den Differenzen verbundene Schmerz bleibt.

Diese Schmerzen führen dazu, daß wir uns in Trauer, Launen, Schweigen oder Depressionen zurückziehen, Emotionen, die uns von beständiger Aufmerksamkeit und Zuwendung abhalten. In diesen dunkleren Stimmungen des Metalls werden wir aufgefordert, mit unserem inneren Selbst und unseren Göttern zu kommunizieren, wobei sich der Übergang vom Metall zum Wasser vollzieht.

Das Metall-Element im Körper

Im Körper manifestiert sich das Metall-Element in den Organen und Meridianen der *Lunge* (Yin) und des *Dickdarms* (Yang). Diese Organe herrschen über die Metall-Funktionen des Loslassens und Auflösens, der Reinigung und der Trauer sowie über die folgenden körperlichen Vorgänge:

Die *Lunge* herrscht über das Qi und die Atmung. Die *Lunge* verwendet die verfeinernden Kräfte des Metalls, um das Qi des Himmels, das sie beim Einatmen in den Körper zieht, zu reinigen. Die *Lunge* holt die reinsten Essenzen aus der Atemluft und verteilt sie im Körper, während sie gleichzeitig Unreinheiten beim Ausatmen ausscheidet.

Wenn dieser Aspekt der Lungenfunktion gestört ist, können Müdigkeit, Zeichen von Qi-Mangel oder Atemprobleme wie Asthma auftreten.

Die *Lunge* verteidigt den Körper gegenüber Krankheitserregern, die Atemwegserkrankungen auslösen. Die Abwehrkräfte des Metalls im Körper bilden die erste Verteidigungslinie gegen Krankheiten. Die *Lunge* verteilt eine besondere Art von schützendem Qi, welches das Eindringen von Krankheitskeimen verhindert, auf der Körperoberfläche. Als Teil dieses Abwehrsystems kontrolliert die *Lunge* das Öffnen und Schließen der Poren. Sie reguliert auch die Schweißabsonderung, die Krankheiten aus dem Körper treiben kann. Wenn dieser Aspekt der Lungenfunktion gestört ist, können Erkältungen, grippale Infekte oder Störungen der Schweißabsonderung auftreten.

Die *Lunge* reguliert die Wasserwege, indem sie Flüssigkeiten verteilt. Die *Lunge* vollzieht die austrocknende Funktion des Metalls, indem sie die Körperflüssigkeiten zu den Ausscheidungspunkten lenkt, beispielsweise den Schweiß zur Haut und den Urin in die *Blase*. Wenn eine geschwächte *Lunge* die Körperflüssigkeiten nicht mehr verteilt, kann sich Feuchtigkeit ansammeln, die Schleim verursacht.

Die *Lunge* manifestiert sich in der Haut und den Körperhaaren. Als eine Funktion der Kontrolle über das körpereigene Abwehrsystem herrscht die *Lunge* über die Körperflüssigkeit und deren Gewebe. So kann die Qualität der Lungen-Energie am Zustand von Haut und Haaren gemessen werden, je nachdem, ob sie feucht oder trocken, schlaff oder elastisch, glänzend oder stumpf, rauh oder weich sind.

Die *Lunge* öffnet sich in die Nase. Die *Lunge* herrscht über den Geruchssinn und die Reinheit der Nasenwege. Der Geruchssinn ist ein körperlicher Ausdruck für die Urteilsfähigkeit des Metalls. Unsere Nase sagt uns, was frisch oder verdorben, angenehm oder unangenehm ist, und hilft uns auf diese Weise, zu unterscheiden und zu wählen. Wenn wir »unserer Nase folgen«, lernen wir, unseren instinktiven Urteilen zu folgen.

Der *Dickdarm* herrscht über die Ausscheidung. Als körperliches Gegenstück zum Loslassen des Metalls regiert der *Dickdarm* die Ausscheidung von Abfallstoffen und unreinen Essenzen in der Form des Stuhlgangs. Wenn die *Dickdarm*-Energie in dieser Hinsicht gestört ist, können Verstopfung oder Durchfall auftreten, oder man ist unfähig, Situationen oder Haltungen »loszulassen«.

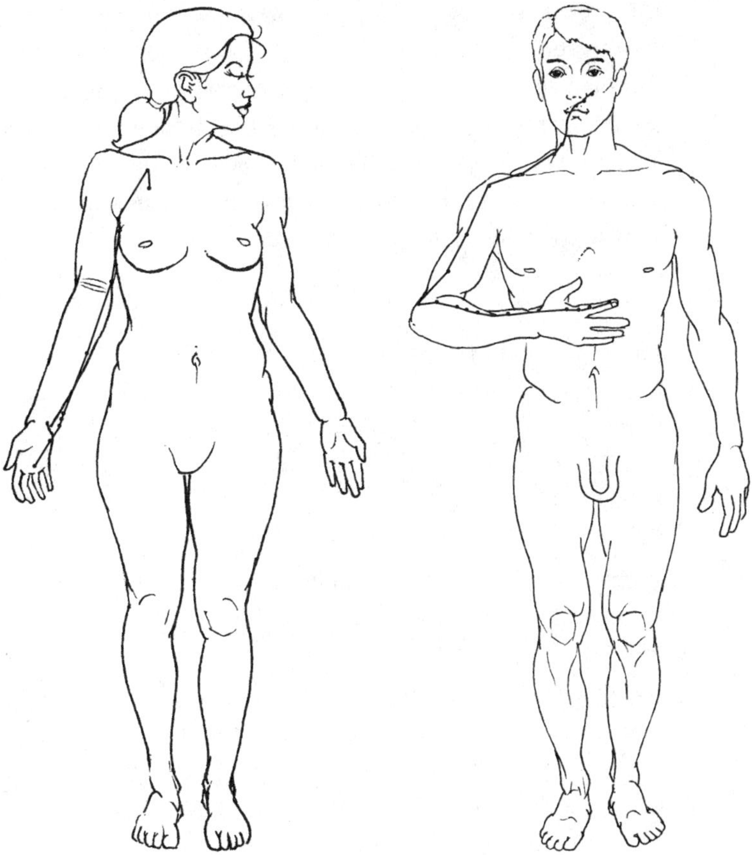

Ein Teil der Metall-Energie manifestiert sich auch in den Meridianen der *Lunge* und des *Dickdarms.*

Der *Lungen*-Meridian (links) beginnt seitlich auf der Brust und läuft über die Innenseite des Arms und die Handfläche zum Daumen.

Der *Dickdarm*-Meridian (rechts) beginnt an der Spitze des Zeigefingers und läuft seitlich über den Unterarm und die Außenseite des Oberarms, dann über die Schulter, seitlich über den Hals und den unteren Teil der Wange, überquert dann die Lippen und endet neben dem Nasenloch auf der anderen Seite des Gesichts.

Das Metall-Element im Ungleichgewicht

Wie bei allen anderen Elementen auch kann ein Ungleichgewicht des Metall-Elementes auf der körperlichen, geistigen oder emotionalen Ebene oder in der Umwelt beginnen. In jedem Fall werden im Laufe der Zeit Symptome auftreten, und im Körper manifestieren sich Zeichen von Metall-Mangel oder -Überschuß.

Metall im Mangelzustand

Bei einem Mangel an Metall-Energie kann der Prozeß des Verfeinerns und Loslassens nicht angemessen vollzogen werden. Einige der am weitesten verbreiteten Anzeichen für einen Metall-Mangel sind:

- Kurzatmigkeit bei Anstrengungen
- generelle Trockenheit von Haut und Haaren
- Müdigkeit
- Erkältungen oder grippale Infekte
- übermäßiges oder nicht ausreichendes Schwitzen
- schwacher Husten oder Asthma
- übermäßig glänzender Teint
- schwache Stimme
- Verstopfung
- Erschöpfung
- Unfähigkeit zu trauern
- ständige Wiederholung derselben destruktiven Verhaltensmuster

Auf der kreativen Ebene haben Menschen mit Metall-Mangel Schwierigkeiten, ihre Projekte zu Ende zu bringen. Solche Leute bezeichnen sich oft selbst als Perfektionisten, weil sie gewöhnlich meinen, ihr Werk brauche hier oder dort noch eine Kleinigkeit zur Vollendung, aber in Wirklichkeit können sie einfach nicht loslassen. Hinter dem Perfektionismus verbergen sich Verlust- und Trennungsängste sowie die Angst vor Beurteilung – alles klare Zeichen eines Metall-Ungleichgewichts. Bei einem Mangel an Metall-Energie können auch die anderen Elemente aus dem Gleichgewicht geraten. Die wahrscheinlichsten Muster einer solchen Störung werden unten dargestellt.

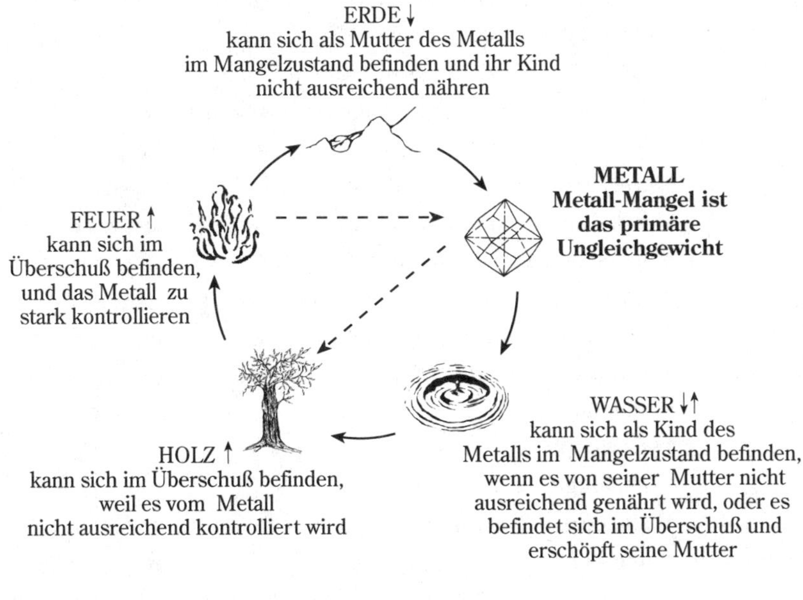

Patrick R. litt an Asthma mit Husten und reichlichem Schleim, der schaumig und weiß war. Er klagte auch über häufige Schwindelanfälle, ständige Müdigkeit und chronische Nebenhöhlenverstopfung. Er schwitzte leicht und viel und gab an, das sei schon seit seiner Kindheit so. Patrick hatte auch einen blassen, aber strahlenden Teint und eine leicht zittrige Stimme, wenn er müde war. Als er zum ersten Mal zur Akupunktur kam, erwähnte Patrick auch ein Buch, an dem er seit vier Jahren schrieb, und mit dessen Abschluß er Probleme hatte.

Patrick litt unter einer Art von Asthma, das in der chinesischen Medizin als »Magenasthma« bezeichnet wird. Bezogen auf die Fünf Elemente handelt es sich dabei um einen Mangelzustand des Metalls, verschlimmert durch eine Schwäche des Erd-Elementes, welches das Metall nicht ausreichend nährt. Patricks Metall-Mangel zeigt sich deutlich in seinem Asthma, dem Husten und dem häufigen Schwitzen sowie in seinem blaß-leuchtenden Teint und der schwachen Stimme, die charakteristisch für eine Fehlfunktion der *Lunge* sind. Der Erd-Mangel kompliziert das Problem, weil die Erde die Flüssigkeiten nicht angemessen umwandelt, so daß Schleim in der *Lunge* und in den Nebenhöhlen entsteht, wodurch die Beschwerden zusätzlich verstärkt werden. Patricks Müdigkeit kommt durch den Mangel an Erd- und Metall-Energie zustande, der dazu führt, daß nicht genügend Qi produziert wird, um den Organismus mit Energie zu versorgen.

Metall im Überschuß

Wenn sich das Metall-Element im Überschuß befindet, erfüllt es seine Funktionen der Ausscheidung und Reinigung zu stark oder mit mehr Energie als nötig, was dazu führt, daß sich

Hitze aufbaut. Einige verbreitete Zeichen von Metall-Überschuß sind:

- ★ trockene Haut oder trockene Schleimhäute
- ★ starke Schleimansammlungen in der Nase oder in den Atemwegen, wobei der Schleim gelb oder grün sein kann
- ★ geschwollene Mandeln
- ★ tiefer Husten mit viel Schleim
- ★ trockene Verstopfung oder Durchfälle mit Krämpfen
- ★ Völlegefühl im Brustraum oder im Kopf
- ★ Hautsymptome wie Ausschläge, Nesselfieber, Akne, Ekzeme oder Schuppenflechte
- ★ Schmerzen oder Entzündungen entlang der Meridiane von *Lunge* und *Dickdarm*.
- ★ überkritisches Verhalten anderen gegenüber
- ★ ständige, untröstliche Trauer

Auf der kreativen Ebene sind Menschen mit einem Metall-Überschuß meist unflexibel, sehr sauber und ordentlich und interessieren sich für präzise Tätigkeiten wie technisches Zeichnen oder medizinische Illustrationen. Sie sind auch Perfektionisten, aber auf andere Weise als Menschen mit einem Metall-Mangel. Leute mit Metall-Überschuß wollen, daß alles ordentlich aussieht. Manchmal verhindert ihr Bedürfnis nach Ordnung, daß sie überhaupt kreativ werden: Sie haben Angst vor dem damit verbundenen Chaos und sind nicht bereit, sich auf etwas einzulassen, dessen Ergebnis vielleicht nicht perfekt ist.

Wenn ein Metall-Überschuß das primäre Ungleichgewicht darstellt, können sich die anderen Elemente folgendermaßen verhalten:

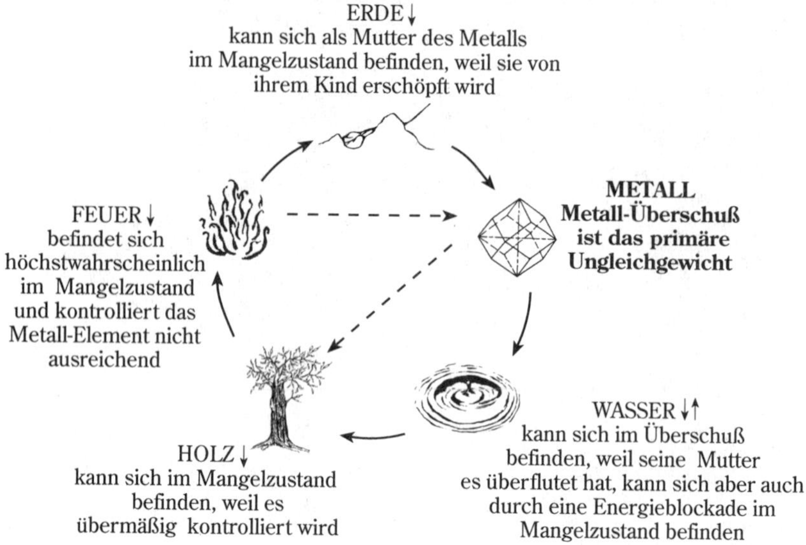

Louisa W. kam wegen ihrer rheumatoiden Arthritis zur Akupunktur. Sie klagte über Schmerzen und Steifheit in vielen Gelenken, wobei die Beschwerden im Daumen und Zeigefinger beider Hände besonders stark waren. Louisa litt auch unter juckenden, roten und trockenen Hautausschlägen. Ihr Gesicht war blaß, und ihrer Haut fehlte jeder Glanz. Louisas Beschwerden entsprechen einem Muster, bei dem ein Metall-Überschuß das Holz zu stark kontrolliert und die Erde erschöpft. Durch Daumen und Zeigefinger verlaufen die Meridiane von *Lunge* und *Dickdarm*. Die Hautausschläge weisen ebenfalls auf eine Metall-Beteiligung hin. (Als ich sie fragte, ob sie je unter Asthma oder irgendwelchen Lungenproblemen gelitten habe, berichtete Louisa, sie habe als Baby manchmal aufgehört zu atmen, und ihr Vater habe sie dann häufig durch Mund-zu-Mund-

Beatmung wiederbeleben müssen. Obwohl eine solche Beteiligung der *Lunge* nicht notwendig ist, um ein Metall-Ungleichgewicht zu diagnostizieren, ist sie auch nicht überraschend.)

Arthritis ist eine Krankheit, zu der viele Faktoren beitragen, aber die Steifheit und die Tendenz, von einem Gelenk zum anderen zu wandern, weisen auf das Holz-Element hin. In Louisas Fall waren die Schwellungen und einige Deformationen der Gelenke auch Anzeichen für Schleim – ein Erd-Ungleichgewicht. Folglich schien das Metall-Element das Holz zu stark zu kontrollieren und die Erde zu erschöpfen, wodurch Symptome auftraten, die diesen beiden Elementen entsprechen. Die trockene, juckende Haut und der blasse, glanzlose Teint weisen schließlich auf einen Blutmangel hin. In Louisas Fall war dieser die Folge der kombinierten Mangelzustände von Erde und Holz, die für die Blutbildung und das Nähren des Blutes verantwortlich sind.

Ein besonderer Fall von Metall-Überschuß liegt vor, wenn wir eine Erkältung oder einen grippalen Infekt bekommen. Dann handelt es sich um eine Schwäche oder einen Mangel von Metall-Abwehr-Qi, der es ermöglicht, daß ein pathogener Wind von außen in den Körper eindringt. Die eindringenden Krankheitserreger rufen im Organismus Zeichen von Überschuß hervor, obwohl unser eigenes Qi sich tatsächlich im Mangelzustand befindet. Das Eindringen von pathogenem Wind kann zur Folge haben:

- laufende Nase
- schmerzende Muskeln, besonders im Schulter- und Halsbereich

★ geschwollener Hals oder Kratzen im Hals
★ Frostschauern oder Abneigung gegen Wind
★ Fieber

Das Metall-Element und die Akupunktur

Wenn Akupunktur mit Metallnadeln oder elektrischem Strom durchgeführt wird, um die Punkte oder Meridiane zu stimulieren, dann beschwört sie Metall-Energien herauf. Zusätzlich behandelt man die Punkte der Fünf Elemente, um das Metall im Kreislauf der Fünf Elemente zu beeinflussen.

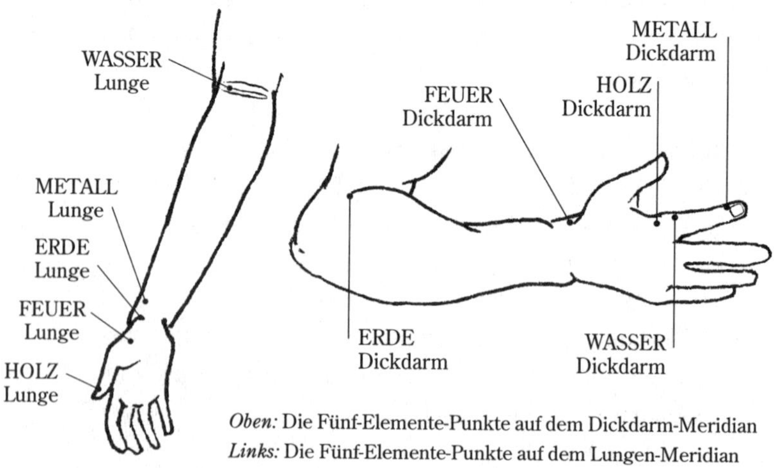

Oben: Die Fünf-Elemente-Punkte auf dem Dickdarm-Meridian
Links: Die Fünf-Elemente-Punkte auf dem Lungen-Meridian

Die **Holz**-Punkte auf den Metall-Meridianen werden vorwiegend behandelt, um die Beziehung zwischen Metall und dem von ihm kontrollierten Holz zu beeinflussen. So würde man beispielsweise Metall-Punkte tonisieren, wenn sich das Holz-Element im Überschuß befindet und in das Metall zurückstaut, was unter anderem zu einem Völlegefühl in der Brust und zu Kurzatmigkeit führen kann.

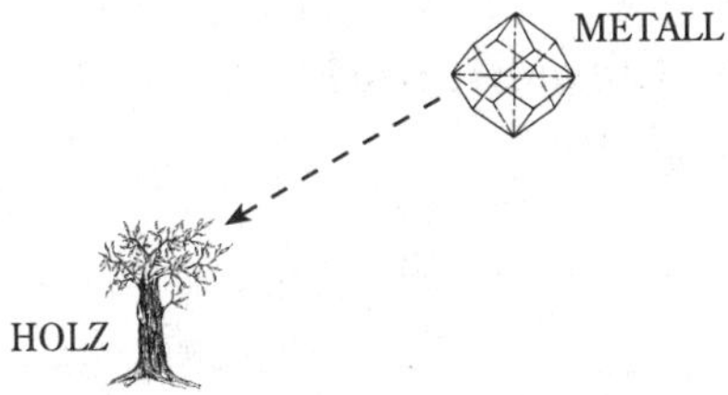

Die **Feuer**-Punkte auf den Metall-Meridianen werden behandelt, um die Kontrolle des Feuers über das Metall-Element zu beeinflussen. Wenn Metall sich im Überschuß befindet, tonisiert man die Feuer-Punkte, um die Kontrolle über das Metall zu verstärken. Andererseits würde man die Energie an diesen Punkten zerstreuen, um die Kontrolle des Feuers bei Metall-Mangel zu verringern.

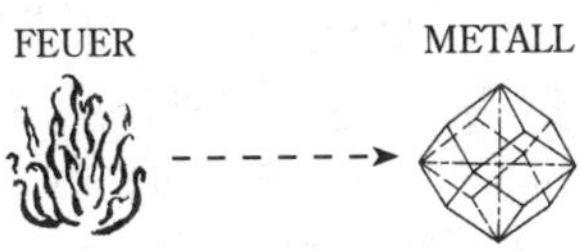

Die **Erd**-Punkte auf den Metall-Meridianen werden gewöhnlich tonisiert, um das Metall-Element über seine Mutter im Kreislauf der Erzeugung zu stärken.

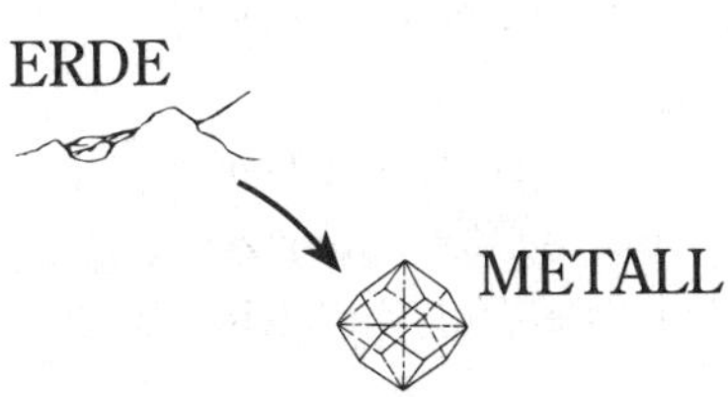

Die **Metall**-Punkte auf den Metall-Meridianen können das Metall-Element zusätzlich beeinflussen, um die Energie bei Mangel zu stärken und bei Überschuß zu zerstreuen. Sie werden gewöhnlich auch behandelt, wenn besonders viel Metall-Energie benötigt wird: um beispielsweise das Wasser als Kind des Metalls zu stärken oder ein überaktives Holz-Element zu kontrollieren.

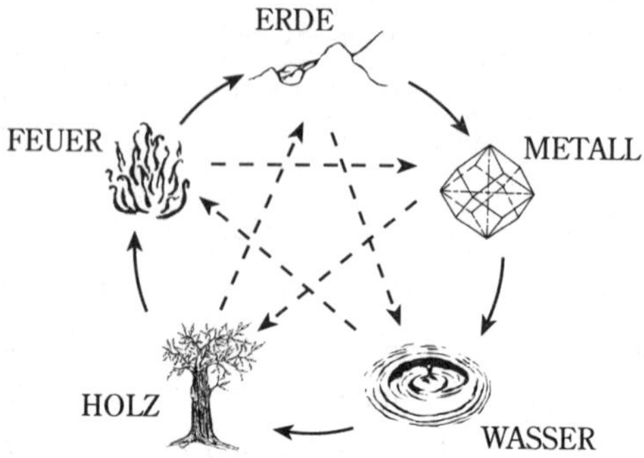

Die **Wasser**-Punkte auf den Metall-Meridianen wirken auf die Beziehung zwischen Metall und Wasser. Hier kann man die Energie zerstreuen, um einen Überschuß an Metall über sein Kind im Kreislauf der Erzeugung abzuleiten, oder um das Kind zu stärken, damit es bei Metall-Mangel seine Mutter nicht weiter erschöpft.

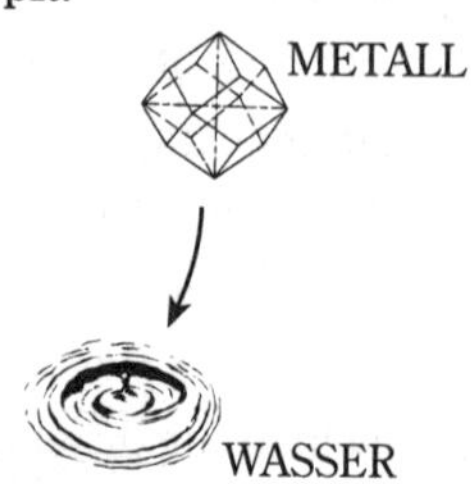

Behandlungsmöglichkeiten bei Metall-Überschuß und -Mangel

Bei Metall-Mangel behandelt man oft Erd-Punkte, um das Metall über seine Mutter zu tonisieren, und zusätzlich Feuer-Punkte, um die Kontrolle des Feuer-Elementes zu verringern.

Bei dem zuvor erwähnten Patrick R. bestand die Behandlung aus einer Kombination von Metall- und Erd-Punkten, wodurch sich sein Asthma deutlich verbesserte, so daß er innerhalb weniger Monate seine Medikamente um die Hälfte verringern konnte. Patricks Appetit wuchs, und er nahm an Gewicht zu, nachdem er sich zuvor über sein Untergewicht Sorgen gemacht hatte. Während der Behandlung gelang es ihm auch, die Fragmente seines Romans zusammenzufügen und das Buch schließlich zu vollenden.

Bei Metall-Überschuß kann man Wasser-Punkte behandeln, um die überschüssige Energie über die Mutter-Kind-Beziehung abzuleiten. Zusätzlich kann man Feuer-Punkte einsetzen, die dazu beitragen, einen Metall-Überschuß zu kontrollieren.

Bei Louisas Behandlung stand zunächst der Metall-Überschuß im Mittelpunkt. Nach drei Akupunktursitzungen brach ihre Haut in riesigen Striemen auf, welche nach Ansicht ihres Arztes eine allergische Reaktion auf die Medikamente anzeigten, die sie seit einigen Monaten einnahm. Aus der Sicht der chinesischen Medizin handelte es sich um einen Ausdruck von Überschuß und Hitze im Körper, die als Reaktion auf die Behandlung über die

> *Herbst wehte über das Gras, und es änderte seine Farbe; er traf die Bäume, und ihre Äste wurden kahl.*
> *Und weil das Wesen des Herbstes Verzicht und Strenge ist, verdorrten und verdarben sie, fielen ab und vermoderten.*
>
> Ou-yang Hsiu

Haut nach außen getrieben wurde. Nachdem die Hitze ausgeleitet war, begann sich Louisas Arthritis stetig zu verbessern. Nach ein paar Monaten hatte sie kaum noch Schmerzen, und wir fingen an, uns auf den Erd-Mangel zu konzentrieren.

Das Metall-Element und die Ernährung

Das Metall-Element manifestiert sich in Nahrungsmitteln als scharfer Geschmack, Wurzelgemüse, Früchte mit dicken Schalen und in der Farbe Weiß. Außerdem beeinflußt die Art der Nahrungsmittel, die wir in der Jahreszeit des Metalls – im Herbst – zu uns nehmen, unsere gesamte Gesundheit. Metall-Nahrungsmittel können auf vielfältige Weise eingesetzt werden, um die Dynamik des Metalls im Kreislauf der Fünf Elemente zu beeinflussen.

Der Geschmack des Metalls: scharf
Schärfe ist ein Yang-Geschmack, der Energie zerstreut und den Körper anregt, indem er die Energie nach oben und außen lenkt. Diese Wirkungen imitieren das Feuer, jenes Element, welches das Metall kontrolliert, und deshalb können sie ein überaktives Metall-Element beruhigen.

Wegen ihrer anregenden Wirkung bringt die Schärfe die Tendenz des Metall-Yin zur Stagnation ins Gleichgewicht. Scharfe Nahrungsmittel durchdringen die *Lunge* und den *Dickdarm*, wo sie in Verbindung mit anderen Speisen benutzt werden können, um verschiedene Störungen dieser Organe zu beeinflussen. Scharfe Nahrungsmittel werden generell in zwei Kategorien eingeteilt – wärmende und kühlende. Zu den wärmenden scharfen Speisen gehören Knoblauch und Zwiebeln, Chili, Meerrettich, Fenchel, Anis, Dill, Senfkräuter, Zimt, Muskat, Basilikum, Rosmarin, Schalotten, Nelken, Ingwer, schwarzer Pfeffer und Cayenne. Zu den kühlenden scharfen Nahrungsmitteln gehören Radieschen, Kohl, Majoran, weißer Pfeffer, Tarowurzeln (Colocasia esculenta) und weiße Rüben. Zu den scharfen Kräutern gehören beispielsweise Zitronenschale, Ingwer und Hasenohr.

Die Gemüsesorten des Metalls: Wurzeln und Knollen

Wurzeln wachsen nach unten in die Erde hinein und verkörpern damit die nach innen und in die Tiefe gerichteten Eigenschaften des Metalls. Einige Beispiele für Wurzelgemüse sind Kartoffeln, Yamswurzeln, Rüben, Mohrrüben, Radieschen, Ingwer, Knoblauch und Zwiebeln. Viele Wurzelgemüse sind gleichzeitig scharf, aber die Tatsache, daß es sich um Wurzeln handelt, verleiht ihnen eine weitere Metall-Eigenschaft. Man ißt sie am besten, um das Metall-Element bei Mangel zu stärken oder während der Herbstmonate zu unterstützen.

Die Obstsorten des Metalls: was geschält werden muß

Früchte mit dicken Schalen – wie Zitrusfrüchte, Bananen und Mangos – sind wie die verfeinerten Essenzen, die das Metall hervorbringt. Die Frucht ist die reine Essenz, die bleibt, nachdem man die Schale entfernt hat. Viele dieser Obstsorten wirken auch stark entwässernd, was ein weiterer Aspekt ihrer Metall-Eigenschaften ist. Metall-Früchte wirken stark ausleitend und werden am besten gegessen, um das Metall-Element bei Mangel zu stärken und das Holz-Element bei

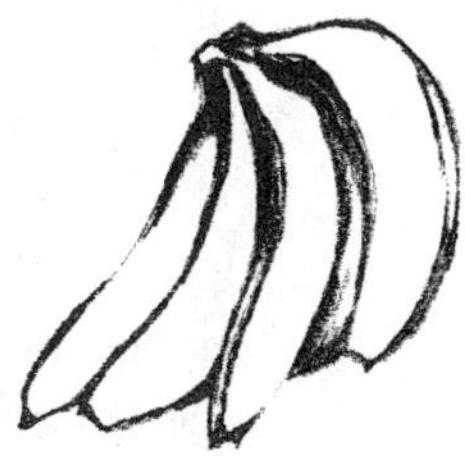

Überschuß zu kontrollieren. Man sollte jedoch im Herbst nicht zu viel davon essen, denn sie sind roh und wirken kühlend zu einer Jahreszeit, in der die Nahrung eigentlich wärmen sollte.

Die Farbe des Metalls: Weiß
Zu den weißen Metall-Nahrungsmitteln gehören Zwiebeln, Knoblauch, Blumenkohl, Rüben und Pastinaken. Sie sind gut zur Stärkung bei Metall-Mangel und für eine Herbstdiät.

Zerstreuen bei Metall-Überschuß
Scharfe Nahrungsmittel werden vor allem gegessen, um einen Metall-Überschuß zu kontrollieren, denn sie imitieren das Feuer. Wenn ein Metall-Überschuß jedoch mit Feuer-Zeichen wie Fieber, Entzündung, gelbem oder grünem Schleim verbunden ist, muß man mit scharfen Nahrungsmitteln, die gleichzeitig wärmen (Knoblauch, Zwiebeln, Chilis, Ingwer und Nelken) vorsichtig umgehen. Mäßig gegessen können sie die Hitze an die Oberfläche bringen und durch den Schweiß ausleiten, aber größere Mengen verschlimmern die Hitze.

Bei Metall-Überschuß sollte man außerdem Wasser-Nahrungsmittel essen, die dazu beitragen, daß die Metall-Energie über die Mutter-Kind-Beziehung abgeleitet wird. Trockenheit kann gelindert werden, indem man befeuchtende Speisen wie Sojaprodukte, Spinat, Gerste, Birnen, Äpfel, Algen, Milchprodukte, Schalentiere und Honig zu sich nimmt.

Tonisieren bei Metall-Mangel: Ernährung im Herbst
Der Speiseplan für den Herbst oder jede andere Zeit, in der das Metall Unterstützung benötigt, sollte herzhaft und reichhaltig sind. Die dem Metall zugeordneten Wurzelgemüse sind per-

Rezept für die Behandlung von eingedrungenem Wind
Ein Sonderfall von Metall-Überschuß

Das Eindringen von Wind ist, wie schon erwähnt, eine besondere Kategorie des Metall-Überschusses, der im Frühstadium leicht durch scharfe Speisen zerstreut werden kann. Bei ersten Anzeichen einer Erkältung oder eines grippalen Infektes – Halsschmerzen oder Kratzen im Hals, Nackenschmerzen oder Kopfschmerzen – sollten Sie heiß baden oder duschen und folgende Suppe zu sich nehmen:

Kochen Sie zwei Knoblauchzehen, frischen Ingwer, einen Rettich und Schalotten fünfzehn Minuten in Wasser oder einer leichten Brühe, und trinken Sie davon drei- bis viermal täglich auf leeren Magen. Oft bringt einen diese Suppe ins Schwitzen, was ein Zeichen dafür ist, daß die Pathogene aus dem Körper getrieben werden. Eine Erkältung im Frühstadium kann man dadurch loswerden, daß man heiß badet oder duscht, Kopf und Nacken massiert und Pfefferminz- oder Kamillentee mit einer Prise Cayenne trinkt. Essen Sie in dieser Zeit nicht zu viel, weil sich der Körper sonst auf die Verdauung konzentrieren muß und nicht fähig ist, die pathogenen Winde zu vertreiben.

fekte Nahrungsmittel für kühle Herbst- und Wintermonate, denn sie helfen, die Körperenergie zu sammeln und nach unten zu lenken (wie Saft), so daß sie nicht zu stark zerstreut wird. Schmackhaftere und herzhaftere Speisen und längere Kochzeiten verstärken diesen Prozeß. Mehr Fleisch, Nüsse, Fisch und Fett sind ebenso geeignet wie Zubereitungsformen, bei denen die Speisen durch Backen oder Braten mehr Hitze aufnehmen und uns so während der kalten Monate besser wärmen.

Auch bittere und salzige Speisen ziehen die Energie nach innen und unten und sollten in der kälteren Jahreszeit häufiger verzehrt werden.

Rezept zur Behandlung von Metall-Mangel

Zwiebel- und Blumenkohl-Curry

Dieses würzige Gericht fördert die trocknenden Eigenschaften des Metalls und verleiht der herbstlichen Kälte einen Hauch Wärme. Die scharfen Gewürze, das weiße Gemüse und die trockene Beschaffenheit unterstützen die Funktionen des Metalls.

- 1 Blumenkohl, zerlegt in kleine Röschen
- 1 Staudensellerie, geputzt, in kleine Stückchen geschnitten
- 6 Eßlöffel Traubenkern- oder Olivenöl
- 2 mittelgroße Zwiebeln, gewürfelt
- 5 Knoblauchzehen, gehackt
- 2 Teelöffel frischer Ingwer, püriert
- 1/2 Chili-Schote, gewürfelt
- 4 frische Tomaten, gewürfelt
- 1/4 Tasse Wasser

Gewürzmischung:

- 2 Teelöffel Kreuzkümmel, gemahlen
- 1 Teelöffel schwarze Senfsaat, gemahlen
- 1 Teelöffel Koriandersamen, gemahlen
- 1 Teelöffel Kurkuma
- 1/2 Teelöffel Fenchelsamen, gemahlen
- 1/2 Teelöffel Meersalz

1. Blumenkohl und Sellerie etwa 8 Minuten dämpfen, bis sie gar sind.
2. Währenddessen das Öl in einer großen Pfanne erhitzen und die Zwiebeln dünsten, bis sie glasig werden.
3. Knoblauch, Ingwer und Chili hinzufügen und eine Minute dünsten.
4. Gewürzmischung hinzufügen und unter ständigem Rühren eine weitere Minute braten.
5. Tomaten und Wasser hinzufügen und 1 bis 2 Minuten kochen, bis die Tomaten weich sind. Sellerie und Blumenkohl dazugeben und gründlich vermischen. Bei Bedarf Wasser hinzufügen, damit das Gericht nicht anbrennt, und alles 2 Minuten kochen lassen. Sofort servieren.

Das Metall-Element und Qi-Gong

Das Metall-Element ist ein wichtiger Teil der Qi-Gong-Praxis, bei der viele Atemübungen eingesetzt werden, um die Bewegung und die gesamte Qualität des Qi zu beeinflussen und unsere Verbindung zum Himmel zu festigen.

Durch den Atem verbindet uns das Metall mit dem Qi des Universums und hilft, im Körper Qi zu bilden. Während das Erd-Element das Qi des Universums dadurch aufnimmt, daß wir uns feste Erd-Substanzen einverleiben, verbindet uns das Metall mit dem stärker ätherischen Aspekt des Qi. Die *Lunge* nimmt das Qi des Himmels auf und verwandelt es mit dem Feuer unserer eigenen Essenz in ein verfeinertes und nährendes Körper-Qi. Dieses wird in jede Zelle unseres Körpers gepumpt, wo es unsere grundlegenden Lebensprozesse aktiviert. Mit der Ausatmung entledigen wir uns der Stoffwechselschlacken und Abfallstoffe, die sich wieder mit dem Qi des Himmels verbinden und anschließend das Pflanzenreich nähren. Dieser einfache Austausch beschreibt die eigentliche Essenz der Beziehung; seine grundlegende Poesie erinnert uns daran, wie wir mit allem Leben verbunden sind.

Tatsächlich ist unser Atemrhythmus ein Abbild des ursprünglichen Rhythmus des Universums und zeigt, daß wir nichts anderes sind als ein Mikrokosmos dieses großartigen Musters. Im Grunde sind der Aufgang und Untergang von Sonne und Mond, die Ebbe und Flut der Gezeiten, das Zusammenziehen und Ausdehnen eines Herzschlags und die stoßenden Bewegungen des Geschlechtsaktes Ausdrucksformen jenes ursprünglichen Rhythmus, den sie auf die ihnen gemäße Weise darstellen, ohne ihn selbst zu schaffen. Das Verhältnis von Yin und Yang ist eine Möglichkeit, diesen grundlegenden Rhythmus zu beschreiben; die Atemübungen des Qi-Gong können unseren Geist und unseren Körper damit in Einklang bringen.

Es gibt im Qi-Gong viele verschiedene Atemübungen, und sie haben unterschiedliche Funktionen, die darauf abzielen, die Energie und Essenz des Körpers auf spezifische Weise zu regulieren, zu fördern und zu lenken. Einige dieser Übungen werden hier dargestellt, aber Sie sollten auch die im Literaturverzeichnis aufgeführte Primärliteratur zu Rate ziehen und es vielleicht mit einem Qi-Gong- oder Yogakurs versuchen.

Normales Atmen

Die grundlegendste Qi-Gong-Atmung wird als »normales Atmen« bezeichnet. Sie fordert uns heraus, unsere fundamentalen Atemmuster bewußt wahrzunehmen. Beim normalen Atmen achtet man lediglich auf den Vorgang des Atmens, ohne ihn irgendwie kontrollieren oder verändern zu wollen. Was uns bewußt wird, wenn wir unsere Atmung wahrnehmen, sind die Aktivitäten von Lunge, Zwerchfell und Bauchmuskel, Nase und Mund, Lippen und Zähnen. Die Lunge selbst kann sich weder ausdehnen noch zusammenziehen. Es sind die Abwärtsbewegung des Zwerchfells und die Dehnung der Bauchmuskeln, die die Luft in die Lunge strömen lassen, und es sind die anschließende Aufwärtsbewegung des Zwerchfells und das Zusammenziehen der Bauchmuskeln, die die Luft wieder aus den Lungen herauspressen. Indem wir diesen Prozeß bewußt wahrnehmen, werden wir an die sehr körperliche Natur des Seins erinnert.

Außerdem werden wir uns der Qualität unseres Atmens be-

Übung: Normales Atmen

Zum normalen Atmen sitzen Sie still und ruhig mit aufrechtem Rücken auf einem Stuhl oder einem festen Kissen auf dem Boden. Schließen Sie Ihre Augen, und seien Sie nur achtsam. Für Anfänger ist es oft schwierig, sich ganz auf die Atmung zu konzentrieren, und viele Leute stellen fest, daß sie ständig auftauchende Gedanken abwehren müssen. In diesem Fall kann es hilfreich sein, während des Atmens zu zählen – von eins bis zehn und dann wieder zurück von zehn bis eins – und diesen Zyklus fünf oder zehn Minuten lang oder für die Dauer der Übung zu wiederholen. Zählen Sie nicht die Atemzüge selbst, sondern zählen Sie einfach – in einem Tempo, das Ihnen angenehm ist und ausreicht, um Ihre Gedanken am Herumwandern zu hindern.

wußt: ob er sanft strömt oder heftig geht, gleichmäßig oder unregelmäßig, laut oder leise, ob wir voll oder nur teilweise durchatmen, tief oder oberflächlich und so weiter. Das gibt Hinweise auf unsere emotionale Verfassung und unser Wohlbefinden: ob wir ruhig oder erregt sind, zerstreut oder konzentriert, schläfrig oder wach und so weiter.

Der Zweck der normalen Atmung besteht darin, das Bewußtsein auf den Atem zu konzentrieren, um sich auf den gegenwärtigen Zustand des Körpers und die ursprüngliche Melodie des Universums einzustellen.

Bauchatmung

Die Bauchatmung ist der nächste Schritt bei den Atemübungen. Dabei lernen wir, unsere Lunge weiter auszudehnen, um mehr frische Energie aus dem Kosmos aufzunehmen, und

Übung: Bauchatmung

Bei der Bauchatmung sollte man mit aufrechtem Rücken still und bequem sitzen. Beginnen Sie mit dem normalen Atmen, um den Geist zu zentrieren und auszurichten und sich auf die verschiedenen an der Atmung beteiligten Organe einzustellen. Lassen Sie die auf Ihren Atem gerichtete Aufmerksamkeit dann langsam von der Brust nach unten in den Bauch wandern. Sie können auch eine Hand auf Ihren Bauch legen, um zu fühlen, wie er sich ausdehnt und zusammenzieht. Der Bauch sollte sich beim Einatmen ausdehnen; der dadurch verursachte Unterdruck läßt Luft in die Lungen strömen. Zugleich senkt sich das Zwerchfell und erlaubt der Lunge, sich zu weiten. Bei der Ausatmung fallen die Schultern nach vorn, der Brustkorb sinkt ein, das Zwerchfell hebt sich wieder, und der Bauch sollte sich sanft und leicht zusammenziehen. Dadurch wird die verbrauchte Luft aus den Lungen gedrückt. Praktizieren Sie diese Atmung zwei oder drei Minuten lang, konzentrieren Sie sich dabei auf den Bauch und das Zwerchfell, und versuchen Sie, beides zu entspannen und mehr und mehr auszudehnen.

Versuchen Sie gleichzeitig, die Qualität des Atems wahrzunehmen. Er sollte still und sanft fließen, es sollte keine Unterbrechungen geben, keine Pausen zwischen Einatmen und Ausatmen, und das Ausatmen sollte genauso lange oder länger dauern als das Einatmen. Wenn Sie Unregelmäßigkeiten in der Qualität Ihres Atems wahrnehmen, versuchen Sie, sich einfach weiter zu entspannen. Zwingen Sie das sanfte Fließen nicht herbei, sondern lassen Sie es natürlich entstehen, während Ihre Atemzüge tiefer und tiefer werden.

vollständiger auszuatmen, um uns von verbrauchter Energie zu befreien. Bei der Bauchatmung werden die Bauchmuskeln eingesetzt, um das Zwerchfell nach unten zu ziehen, welches dann seinerseits die Luft in die Lungen einströmen läßt. Die

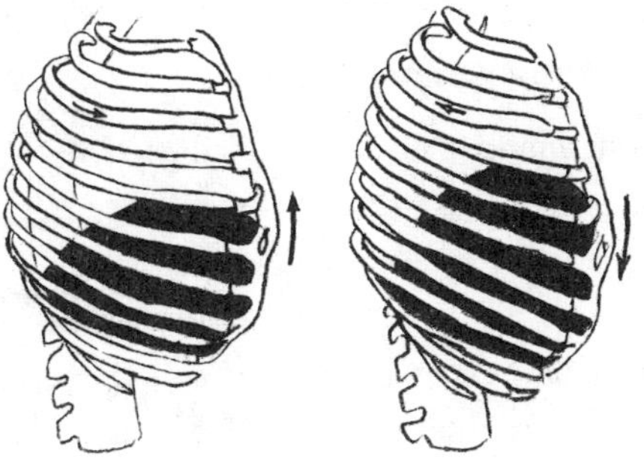

Während des Einatmens zieht sich das Zwerchfell zusammen, so daß ein Unterdruck entsteht, der die Luft in die Lungen strömen läßt (Abb. links außen). Während des Ausatmens dehnt sich das Zwerchfell aus und drückt die Luft aus den Lungen heraus (Abb. links).

meisten Erwachsenen neigen dazu, ausschließlich über den Brustkorb zu atmen, was keine vollständige Atmung zuläßt.

Wenn man die Bauchatmung übt, erzielt man viele Wirkungen: Der Körper bekommt mehr Sauerstoff, der die Gewebe und Organe nährt. Das Herz schlägt langsamer und gleichmäßiger, wodurch sich der Geist beruhigt. Es wird mehr frisches Qi verfeinert und verteilt, so daß es dem Körper zur Verfügung steht und als Essenz gespeichert werden kann.

Yin-Yang-Atmung

Die Yin-Yang-Atmung wirkt ausgleichend auf die rechte und linke Körperhälfte, die Funktionen von Yin und Yang und das Nervensystem. Im Yoga wird sie als alternierende Nasenatmung (Wechselatmung) bezeichnet. Wie bei anderen Atemübungen beginnt man auch hier damit, sich aufrecht und bequem hinzusetzen und einige Minuten normal zu atmen, um den Geist zu beruhigen und zu konzentrieren.

Idealerweise verbindet man diese Art der Atmung mit der Bauchatmung, um eine maximale Ausdehnung der Lungen zu gewährleisten. Der Atem sollte sanft, ruhig und regelmäßig fließen, wobei das Ausatmen doppelt so lange dauern sollte

Übung: Yin-Yang-Atmung

Beugen Sie Zeigefinger und Mittelfinger der rechten Hand nach innen, während Sie den Daumen und die letzten beiden Finger ausgestreckt lassen. Verschließen Sie das linke Nasenloch sanft mit dem Ringfinger und dem kleinen Finger, und atmen Sie tief durch das rechte Nasenloch. Wenn Sie vollständig eingeatmet haben, öffnen Sie das linke Nasenloch wieder, während Sie das rechte mit Ihrem Daumen verschließen. Atmen Sie langsam und sanft aus. Anschließend atmen Sie durch das offene linke Nasenloch erneut tief ein und verschließen es dann wieder mit den beiden letzten Fingern, während Sie tief und langsam durch das rechte Nasenloch ausatmen, bevor Sie den Zyklus von neuem beginnen. Setzen Sie diese Übung zwei bis vier Minuten fort.

wie das Einatmen. Diese Art der Atemübung eignet sich gut, um sie als erstes am Morgen zu praktizieren und damit Körper und Geist auf den bevorstehenden Tag vorzubereiten. Wenn Ihr linkes Nasenloch während der Übung verstopft bleibt, könnte das ein frühes Zeichen für das Eindringen von Wind sein. In diesem Fall wäre es sinnvoll, sich nach dem Rezept auf Seite 235 eine Suppe zur Behandlung von Metall-Überschuß zu kochen.

Viele andere Atemübungen helfen, das Qi zu spezifischen Organen zu lenken, das Metall-Gewahrsein zu erhöhen und das Qi zu aktivieren oder zu sedieren. Im Laufe der Zeit beruhigen diese Atemübungen den Geist und heilen den Körper, indem sie unsere Beziehung zu den Rhythmen des Universums erneuern.

Das Metall-Element und Feng Shui

Die Metall-Eigenschaften des Trennens und Verfeinerns manifestieren sich in der Umwelt als Gegenstände aus Metall, Maschinen, Elektronik und in Form von runden Oberflächen. Das Metall-Element herrscht auch über das weite Netzwerk der Berechnungen, die unsere natürliche Welt messen und bestimmen – die Mathematik, welche die Physik, Geometrie, Astrologie, Astronomie und andere Wissenschaften informiert. Diese Berechnungen quantifizieren die Wechselwirkungen zwischen Himmel und Erde, indem sie die Metall-Fähigkeiten des Unterscheidens und Trennens einsetzen.

In China wurden solche Berechnungen klassischerweise mit einem Feng-Shui-Kompaß durchgeführt, der darüber informiert, welche kosmischen und terrestrischen Kräfte zu einem bestimmten Standort gehören. Als eine komplizierte Ansammlung von bis zu achtunddreißig Ringen oder Stufen war dieser Kompaß lange Zeit ein Werkzeug für die geschicktesten und am besten ausgebildeten Praktiker. Man kann ihn aus zwei Gründen dem Metall-Element zuordnen: erstens weil er magnetisch ist und seine Funktion deshalb auf Metall-Energien beruht, und zweitens weil seine komplizierte Anordnung in verschiedenen Schichten ein Aspekt der trennenden Funktion des Metalls ist.

Die innersten Ringe stellen gewöhnlich die acht Trigramme des Bagua dar, und damit die hauptsächlichen und wichtigsten Punkte. Andere Schichten helfen, die energiereichsten Stellen eines Ortes herauszufinden, um den optimalen Platz für ein Grab, die optimale Zeit für den Baubeginn oder die Eigenschaften der Wasserläufe zu bestimmen. Einige Schich-

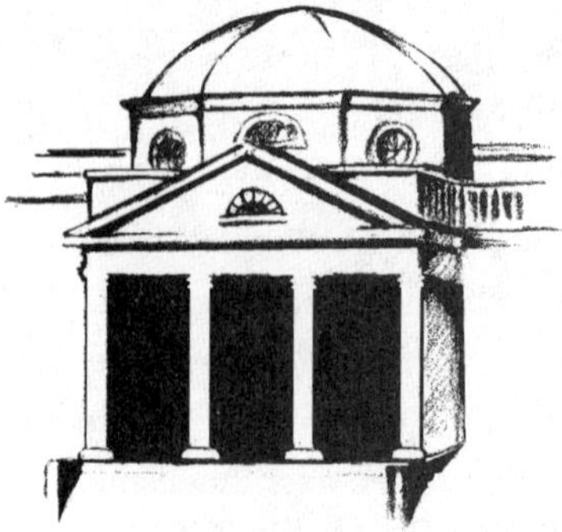

Kuppelförmige Dächer ziehen die Energie nach unten und innen und beschwören damit die konsolidierenden Funktionen des Metalls.

ten beziehen sich auf den Sonnenstand, andere auf die Position der Sterne und wieder andere auf die Magnetfelder in der Erde oder auf verschiedene Systeme der Weissagung. Einige Schichten sind direkt mit dem Kreislauf der Fünf Elemente verbunden, während andere dem komplexen chinesischen Kalender entsprechen.

Draußen manifestiert sich das Metall-Element in Bergen, die abgerundet und länglich sind, und in Gebäuden, die gerundete oder kuppelförmige Dächer haben. Gewölbe und Bögen entsprechen mit ihren Rundungen ebenfalls dem Metall.

Drinnen sind Metall-Formen rund und nachgiebig wie Kissen, Kugeln und Knäufe. Sie können auch wie gestutzte Feuer-Formen aussehen, beispielsweise bei kegelförmigen Lampenschirmen.

Die Farben des Metalls sind Weiß und Metallic. Als beste Küchenfarbe ist Weiß mit dem Feuer-Element vereinbar, welches hier vorherrscht. Metall und weiß in einer Küche regen das Feuer-Element an, zu wachsen und Kontrolle auszuüben, wogegen rote Küchen zu viel Feuer erzeugen. Metall-Materialien sind Silber, Messing, Kupfer und Gold sowie verspiegelte Oberflächen. Schmuck, Uhren und Kristalle haben ebenfalls einen Bezug zum Metall-Element.

Spiegel sind beliebte Feng-Shui-Werkzeuge und können eingesetzt werden, um die Energie überall dort auszugleichen, wo es nötig ist. Man kann Spiegel so aufhängen, daß sie nach

Tonisieren bei Metall-Mangel

Wenn man einen Metall-Mangel ausgleichen will, erreicht man das am besten durch Putzen. Fegen, Staubsaugen, Waschen und Schrubben sorgen garantiert dafür, daß unnötiger Schmutz beseitigt wird, und bringen die verfeinerte Essenz zum Vorschein. Menschen, die zwanghaft saubermachen, überziehen diesen Mechanismus in dem Bemühen, sich von irgendwelchen angenommenen oder ihnen aufgezwungenen »Unreinheiten« zu befreien. In angemessener Weise kann Saubermachen jedoch dazu beitragen, daß das Metall-Element seine reinigenden und trennenden Funktionen wiedererlangt.

Außerdem kann man hübsche neue Kissen (am besten in Weiß) auf Couch und Sessel legen, einen neuen Spiegel gut sichtbar aufhängen oder die Wände in einem frischen, reinen Weiß streichen. Tragen Sie weiße Kleidung, Metall oder Kristalle, die unerwünschte Gedanken, Sorgen oder Zwänge abwehren. Da Weiß die Farbe der Reinheit ist, sollten Sie sich durch entsprechende Kleidung von unerwünschten Vorstellungen oder bedrückender Trauer befreien.

Andere Methoden, einen Metall-Mangel auszugleichen, arbeiten mit einer Stärkung des Erd-Elementes (wie im Erd-Kapitel beschrieben) und reduzieren die Kontrolle des Feuers.

draußen zeigen und auf diese Weise ein Übermaß an Energie abwehren, das von direkten Nachbarn, Bergen oder nahegelegenen Gebäuden stammt. (Konvexe Spiegel sind zu diesem Zweck besonders witzig, weil sie den Berg oder das Gebäude kopfüber reflektieren!) Sie können auch so aufgehängt werden, daß sie das Bild eines nahegelegenen Wassers (Teich oder Fluß) ins Haus bringen, um den Wohlstand zu mehren.

Zerstreuen bei Metall-Überschuß

Um einen Metall-Überschuß zu kontrollieren, ist es wichtig, daß Sie Ihre Umgebung üppiger gestalten. Wenn das Metall zu stark gereinigt hat, lautet die erste Faustregel, daß man hinzufügen sollte – Farben, Formen, Klang, Gewebe und vor allem Duft. Da das Metall über den Geruchssinn herrscht, sind Düfte eine angenehme Art, dieses Element anzuregen, durch Räucherwerk, Parfüms, Blumen und indem Sie zu Hause kochen.

Im Grund profitieren jedoch alle Sinne von der Bereicherung, deshalb gönnen Sie sich ein luxuriöses Bad mit duftenden Ölen, hängen Sie ein neues, farbenprächtiges Bild auf, lassen Sie Musik erklingen, sehen Sie sich Filme an und tragen Sie Ihren weichsten Schlafanzug aus Seide oder Baumwolle.

Außerdem sollten Sie das Feuer stärken, um den Metall-Überschuß zu kontrollieren, und das Wasser, um ihn abzuleiten.

Beachten Sie jedoch, daß der spezielle Fall des Metall-Überschusses bei Erkältung oder grippalem Infekt nicht auf diese Weise behandelt werden sollte. Greifen Sie hier statt dessen auf die Vorschläge zur Behandlung von Metall-Mangel zurück, die helfen, die Krankheitserreger auszuleiten.

Spiegel sind nützlich an Wänden oder in Ecken, die den Fluß des Qi stören oder aufhalten – beispielsweise an einer Wand, die unsere Sicht behindert, wenn wir einen Raum betreten, oder in einem verborgenen Winkel. Sie können dazu beitragen, einen schlecht geschnittenen Raum zu korrigieren oder den ungünstigen Platz eines Ofens oder eines Bettes optisch zu verbessern. Spiegel gehören zu den grundlegenden Heilmitteln des Feng Shui und können zahlreiche Probleme lösen.

Elektrische und vor allem elektronische Geräte verkörpern ebenfalls Metall-Energien, da sie aus Metallteilen hergestellt werden – Drähte, Anschlußkabel und Silikon-Chips. Wie Spiegel kann man sie benutzen, um Energie und Bewegung in eine Zone der Stagnation zu bringen.

Die Metall-Zone des Bagua ist der Westen, der auch einen Bezug zu Kindern hat. Um ein Metall-Ungleichgewicht zu korrigieren, hängen Sie einen Spiegel, ein Prisma oder einen Kristall an eine westliche Wand oder stellen Sie einen Kerzenhalter aus Metall in eine Wandnische. Statt dessen können Sie auch einen Computer, eine Stereoanlage oder andere elektronische Geräte an eine westliche Wand stellen.

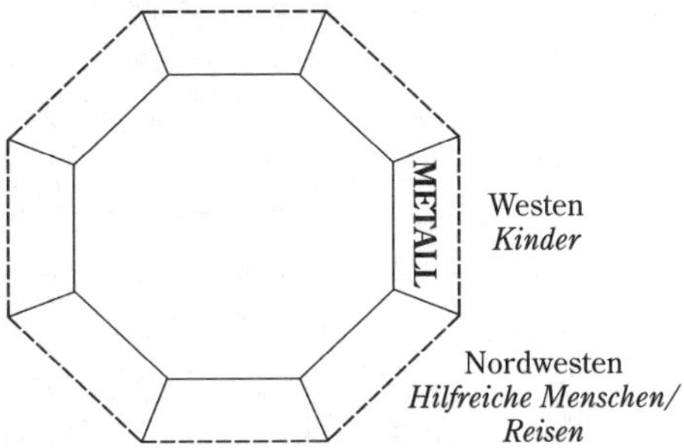

Der Nordwesten entspricht hilfreichen Menschen und Reisen: Nordwestliche Wände und Ecken sind deshalb gute Plätze für Globen, Landkarten und Telefonbücher. Hängen Sie in diesen Bereich des Wohnzimmers oder Arbeitszimmers Spiegel oder Kristalle, um die Wechselwirkung zwischen hilfreichen Menschen und neuen Orten zu fördern.

Ein ausgeglichenes Metall-Element läßt uns Enttäuschungen überwinden und Schmerz und Trauer durchtrennen, um daraus die Weisheit zu isolieren, die jede Erfahrung enthält. Wir erkennen, daß Verlust ein Teil des Lebens ist, und hängen nicht an dem, was wir nicht mehr haben können. Ein gesundes Metall-Element läßt uns in der Gegenwart leben und konzentriert unsere ganze Weisheit darauf, zu Urteilen zu finden, die über unseren Lebensweg entscheiden.

Vielleicht, daß ich durch schwere Berge gehe
in harten Adern, wie ein Erz allein;
und bin so tief, daß ich kein Ende sehe
und keine Ferne: alles wurde Nähe
und alle Nähe wurde Stein.

Ich bin ja noch kein Wissender im Wehe –
so macht mich dieses große Dunkel klein;
bist DU es aber: mach dich schwer, brich ein:
daß deine ganze Hand an mir geschehe
und ich an dir mit meinem ganzen Schrein.

Rainer Maria Rilke

Wenn das Trennende des Metalls sich der Vollendung nähert, können wir das Reine vom Unreinen unterscheiden, und unsere neu erworbene Weisheit unterscheidet sich von den Umständen, die sie hervorgebracht haben. Wenn eine solche Trennung schließlich vollzogen ist, wird es Zeit, einen Schritt zurückzutreten und unser neues Wissen in den Gesamtzusammenhang unseres Seins zu integrieren. Dieser größere Zusammenhang entspricht dem Wasser-Element, das sowohl die Essenz enthält als auch das, was verworfen wurde, und damit eine Umgebung bildet, in die beides gehört. Das Wasser umfaßt in seiner Grenzenlosigkeit das Ganze, gleichgültig welche Teile gereinigt oder abgespalten wurden. Hier verbinden wir uns wieder mit unserem innersten Selbst und lassen uns von neuen Erfahrungen ein Stück weiter auf dem uns bestimmten Weg vorantreiben.

6 Das Wasser-Element

Das Wasser symbolisiert sowohl das Leben als auch den Tod: Es ist der Mutterleib, der alle Lebensenergie hervorbringt, und zugleich der Abgrund, in den sie zurückkehrt. Als das universale Eine, das jenseits und im Inneren aller Individuen existiert, gleicht das Wasser dem Tao selbst. Obwohl aus der Einheit getrennte Lebewesen hervorgehen, sind sie wie Wassertropfen, die sich vorübergehend vom Ozean trennen: Es ist nur eine Frage der Zeit, bis sie sich wieder mit dem ewigen Ganzen vereinigen.

Viele Mythologien (die griechische, die chinesische, die mesopotamische) beschreiben die Geburt der Menschheit als ein »wäßriges« Ereignis, unter anderem ausgelöst durch den Samen eines Gottes, der ins Meer fiel, durch die Vereinigung von Sonne und Mond, deren Regentropfen ins Meer fielen, oder durch die Vereinigung zweier Inseln im Meer. In diesen Geschichten ist das Wasser der Mutterleib, aus dem wir alle hervorgehen.

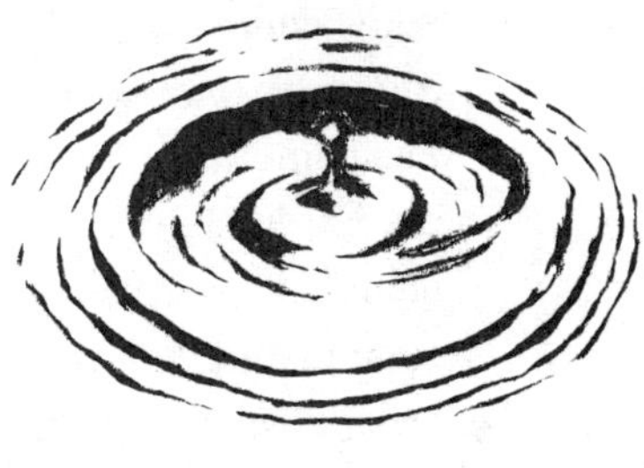

Wie der Mutterleib ist das Wasser ein lebensspendendes Element und dient der Erneuerung durch rituelle Bäder, Taufen und Trankopfer. Das Fruchtwasser in der Gebärmutter repräsentiert auch eine Art Nichtexistenz als zeitloses, raumloses Zwischenspiel, in dem wir weder uns selbst

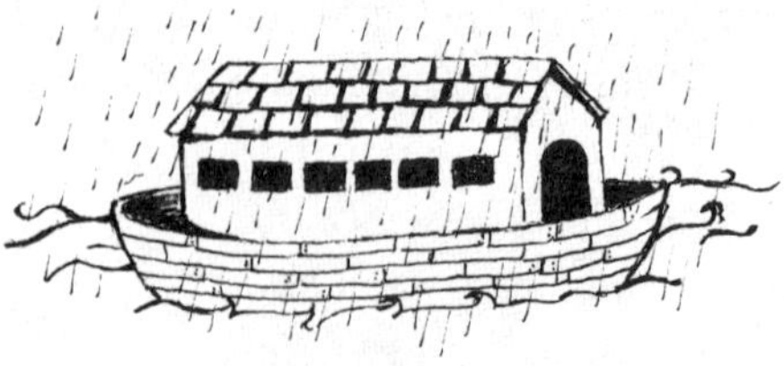

Die Wasserkräfte der totalen Auslöschung werden überall in der Welt in vielen Mythen über Sintfluten dargestellt.

noch die Welt wahrnehmen. Dieser Ozean des Friedens ist dieselbe Leere, in die wir zurückkehren, wenn wir sterben, und insofern repräsentiert das Wasser sowohl den Tod als auch die Geburt.

Im Tod ist das Wasser ein Symbol für die Auflösung von individueller Form und Bewußtheit. Während das Wasser der Lethe uns Vergessen schenkt, bilden Flüsse oft eine Grenze zwischen Leben und Tod. Jene, die beispielsweise den Fluß Styx »überqueren«, sind auf dem Weg ins Land der Toten, oft in der Obhut eines Fährmanns, der ein Bote zwischen den Welten ist. Gewässer dienen häufig als solche Pforten zwischen der gewöhnlichen Welt der Menschen und den Anderswelten des Todes oder des Märchenlandes. Die magischen Geschöpfe des Wassers – Damen vom See, Nymphen, Meerjungfrauen etc. – verfügen alle über große magische Kräfte, die Leben schenken oder rauben können.

Das Wasser selbst ist ein Bote des Todes, dessen reißende Ströme, Fluten und Stürme viele Zivilisationen von Atlantis bis zu Noahs biblischer Heimat zerstört haben. Wo das Feuer durch Auflösung zerstört, begräbt das Wasser alles unter sich und löst alle Formen in seinem tiefen Leib auf. Dieser gewaltsame Aspekt des Wassers ist zerstörerischer als jede andere Kraft und erinnert uns daran, daß die Leere die furchtbarste aller Mächte ist.

Sogar unsere höchst weltlichen Begegnungen mit dem Wasser erinnern uns an andere Zustände des Seins. In Gestalt eines ruhigen Teiches symbolisiert das Wasser absolute Ruhe – ein Zustand, der so grenzenlos ist wie die Leere, deren Bild dadurch heraufbeschworen wird. In stetiger Bewegung ist Wasser ein Symbol für die Geduld der Ewigkeit – wenn etwa ein steter Tropfen den Stein aushöhlt oder der Ozean in immerwährender Ebbe und Flut heranrollt. Die stille Ausdauer des Wassers kennt keine zeitlichen Grenzen.

Im Kreislauf der Fünf Elemente schließt das Wasser diese Aspekte von Leben, Tod und Ewigkeit ein. Es kennzeichnet den Höhepunkt eines Prozesses – Vollendung und Tod – und kündigt die Erneuerung an. Destruktiv und kreativ zugleich, dient das Wasser als Brücke zwischen Leben und Tod sowie zwischen Tod und Wiedergeburt. Es herrscht über einen Schwebezustand zwischen den Welten und kennzeichnet insofern eine Pause, eine Kluft oder eine Leere. Die Aktivität des Wassers ist Nichthandeln und seine Gestalt ist die Nichtform, wie beim großen Tao, dessen Essenz es widerspiegelt. In der Physik entspricht Wasser einem Gegenstand in Ruhe, der alle potentielle, aber keine kinetische Energie enthält.

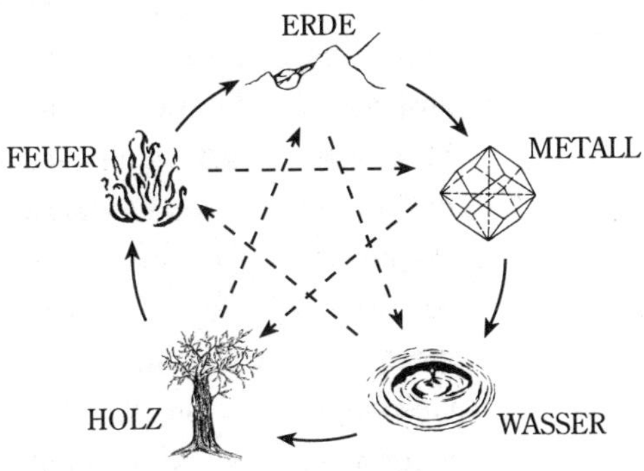

Im Kreislauf der Erzeugung ist Wasser das Kind des Metalls. Als Ergebnis dessen, was Metall destilliert hat, symbolisiert Wasser die Einheit, denn es ist ein Medium, das sogar den Abfall aufnimmt, den andere weggeworfen haben. Es bleibt ein

Ganzes, auch dann, wenn man etwas hinzufügt oder etwas entnimmt. Wie Eihei Dogen, einer der alten Meister des Zen-Buddhismus, sagt: »Wasser ist die einzige Wahrheit des Wassers. Wasser ist die vollkommene Tugend des Wassers.«

Wasser wird von der Erde kontrolliert, die es eindämmt und begrenzt und dadurch zum Behälter für seine Formlosigkeit wird. Im Yin-Yang-Zyklus repräsentiert Wasser das absolute Yin – absolute Ruhe, Passivität und Empfänglichkeit.

Ohne eigene Form paßt sich das Wasser immer dem Gefäß an, in welches man es gießt, und vereinigt sich sofort mit seiner Umgebung, wie ein Tropfen, der in eine Pfütze fällt, oder es wird völlig vom Boden aufgesaugt. In der Wasser-Phase verlieren einzelne Gegenstände oder Vorgänge auf ähnliche Weise ihre einzigartige Identität und verschmelzen mit dem großen Teich des Tao, indem sie in die Ursuppe zurückkehren, aus der sie hervorgegangen sind. Dabei macht es keinen Unterschied, ob diese Rückkehr durch stilles Loslassen oder chaotische Zerstörung erlangt wird: Wasser nimmt alles unter allen Umständen auf.

Als Jahreszeit entspricht dem Wasser der Winter, eine Phase der Ruhe und Erneuerung. In den dunklen Stunden und den tiefen Temperaturen des Winters manifestiert sich das absolute Yin ebenso wie in der scharfen Stille, die für Winternächte eigentümlich ist. Das leise Rieseln des Schnees läßt die Ruhe des Wassers fast greifbar werden, während Stimmen zum Flüstern herabsinken und Schritte im Schnee gedämpft werden.

Die Wurzeln und Zweige der Bäume schlafen im Winter, bis der Frühling ihnen wieder neues Leben bringt, und viele Tiere halten ebenfalls einen langen Winterschlaf, der nur hin und wieder durch einen seltenen Atemzug unterbrochen wird. Die

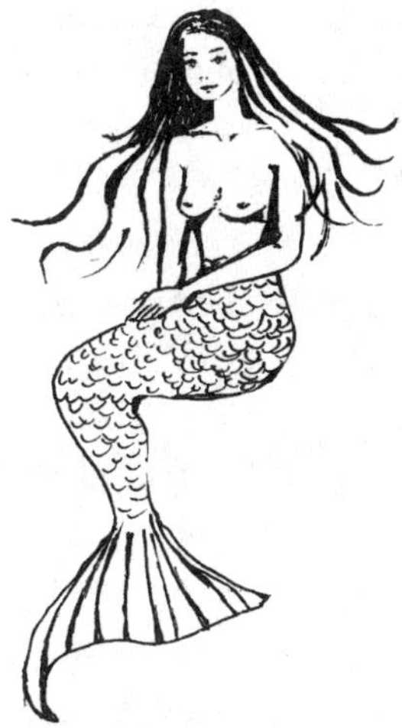

Meerjungfrauen und andere mythische Wasserwesen sind Symbole der Freiheit und Vorstellungskraft; in vielen Geschichten wird beschrieben, wie sie in die Falle der profanen irdischen Realität geraten und ihre schöpferischen Kräfte verlieren.

Winterkälte reduziert jegliche Aktivität und verzögert das Wachstum, denn Pflanzen und Tiere sparen ihre Kräfte für die härtesten Phasen dieser Jahreszeit auf. Doch die Lebenszeichen fehlen nicht vollständig, sondern sie sind lediglich verborgen, weil die Lebewesen ihr Potential eher speichern als es offen zu manifestieren.

Diese Periode des Speicherns ist lebenswichtig, denn sie erlaubt den Organismen, zu ruhen und sich von einer langen Phase der Aktivität zu erholen. So wie Menschen während des Schlafs träumen, um Verbindung mit ihrer Quelle und ihrem Potential aufzunehmen, so kommunizieren Pflanzen und Tiere während des Winterschlafs mit ihrem tiefsten Potential. Ohne diesen »toten Winter« würde es kein neues Leben geben.

Im Tagesablauf herrscht das Wasser-Element über Nacht und Schlaf. Nachts schlafen die meisten Menschen und die Geschäfte ruhen, um ihre Energie für den neuen Tag zu regenerieren. Während dieser Zeit reduzieren unsere Gewebe, Zellen und Organe ihre Aktivität, und dadurch können Reparaturmechanismen wirksam werden. Obwohl die moderne Schlafforschung nicht versteht, warum wir schlafen, handelt es sich, vom Standpunkt des Fünf-Elemente-Systems aus betrachtet, um ein unvermeidliches Ereignis: Der Schlaf verkörpert die Wasser-Phase und ist entscheidend dafür, daß das

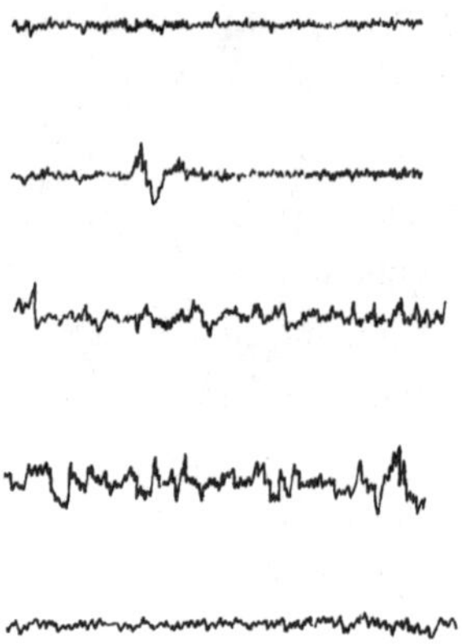

Abb. A

Abb. B

Abb. C

Abb. D

Abb. E

Während der dem Wasser entsprechenden Zustände des Schlafens und Träumens zeigen die Gehirnströme wechselnde Muster. Die Traumphase (REM-Schlaf) in Abb. E zeigt ruhige Gehirnströme, die charakteristisch für die aktive Vorstellungskraft des Träumens sind.

Leben am nächsten Tag weitergeht. So gewiß, wie das Metall Wasser hervorbringt, schlafen wir auch ein – gewohnheitsmäßig, regelmäßig und notwendigerweise –, und wir wachen ebenso regelmäßig wieder auf, um in einer Periode der Aktivität die Holz-Phase zu manifestieren. Insofern schlafen wir aus demselben Grund, aus dem es zwischen Sonnenuntergang und Sonnenaufgang dunkel ist: Der Abgrund des Wassers verschlingt alles zwischen Vollendung und Neubeginn.

Träume sind ein wäßriges Phänomen, verbunden mit dem Schlaf, der die Kräfte des Wassers beschwört, welches alle Grenzen auflöst und uneingeschränkte Phantasien zuläßt. Träume entführen uns aus der Welt, die wir kennen, in ein fremdes und gestaltloses Universum jenseits von Zeit und Raum, wo das Wissen spontan und allmächtig ist. In Träumen verbinden wir uns mit dem universalen Geist, dem großen Tao, dessen Weisheit und Prophetie uns oft im Schlaf überkommt. Unsere Träume lassen uns für einen kurzen Moment das universale Ganze erkennen und dienen in unserem Leben als mächtige Führer und Lehrer.

Wie unsere nächtlichen Träume sind auch Tagträume eine Wasser-Aktivität, die uns aus der alltäglichen Welt in ein tiefgründigeres Reich führt. Weniger konkret als die Erinnerung ist Tagträumerei ein Wachtraum, ein inneres Meer ohne zeitliche und räumliche Grenzen, in dem wir ungehindert treiben und uns mit den Erfahrungen verbinden, die für uns von Bedeutung sind. Solche Tagträume erinnern uns daran, daß wir größer sind als die Wirklichkeit, die uns gefangenhält, und sie beschwören so die Welt jenseits der Grenzen herauf, wo das Wasser herrscht.

Beim Bau eines Hauses beginnt die Wasser-Phase, wenn das Gebäude fertig ist. Die Arbeiter sind gegangen, und das Haus steht still und leer dar. Vielleicht summt es schon vor Elektrizität und Hitze, bereitet sich auf seine Bewohner vor, ist jedoch noch nicht bewohnt. Schlafend steht das Haus bereit, um einen neuen Kreislauf zu beginnen. Obwohl das Bauvorhaben tot ist, tritt das Gebäude gerade erst ins Leben, wo es eine völlig neue Existenz beginnen wird.

Wasser ist die Quelle der Kreativität, die über die Formlosigkeit herrscht, aus der heraus sich neue Ideen bilden. Es ist ein grenzenloser Raum und insoweit der Hafen, wo die Vorstellungskraft blüht und gedeiht. Künstler aller Art beziehen ihren Lebensunterhalt aus der Freiheit des Wassers und fühlen sich darin vielleicht heimischer als in der alltäglichen Realität. Solche Leute werden oft als exzentrisch bezeichnet, weil sie so viel Zeit in ihrer eigenen Welt – und der des Wassers – verbringen. Die Kreativität wohnt im Wasser-Reich, weil dort alles möglich ist – die einzigen Grenzen sind jene, die unsere eigene Kurzsichtigkeit uns auferlegt.

Wenn man irgendein Projekt verfolgt, kommen die Ideen dazu aus dem Wasser. Es ist die Quelle der kreativen Möglichkeiten, die einzelne Projekte umgibt und das Umfeld bildet, in dem sie geschaffen werden. Wasser kennzeichnet jedoch auch das Ende eines jeden Projektes, dem Moment der Trennung, wenn alles getan ist und es kein »Projekt« mehr gibt. Im Augenblick der Vollendung kann man zurücktreten und das Werk bewundern, sich vorstellen, wie es verwendet oder ausgestellt wird, oder man kann einfach weggehen und ein Nikkerchen halten. Jede dieser Möglichkeiten entspricht der Wasser-Phase; das einzige, was man nicht mehr tun kann, ist weiterarbeiten.

Marcia O., eine Drehbuchautorin und Filmregisseurin, war nach der Vollendung ihres ersten Films monatelang lustlos. Sie schlief lange, ging einkaufen und las Romane, aber sie ärgerte sich zunehmend über sich selbst, weil sie nicht mit ihrem nächsten Projekt anfing. Marcia hatte das Gefühl, faul zu sein, und sie fragte sich nach dem Grund für ihren Durchhänger, den sie als eine kreative Blockade empfand. Sie verstand nicht, daß diese Phase notwendig war, und daß das Wasser-Element ein Maß an Ruhe verlangte, das der Mühe entsprach, die sie auf ihre Arbeit verwendet hatte. Das ist in der Wasser-Phase immer so, und kein noch so intensives Wünschen oder Bemühen kann den Erholungsprozeß beschleunigen.

Marcia war zu diesem Zeitpunkt nicht klar, daß sie beim »Nichtstun« tief in ihrem Inneren mit den kreativen Energien des Wassers verbunden war. Als sie schließlich eine Idee für ein neues Projekt entwickelte, handelte es sich um etwas, das sie ungeheuer aufregend fand. In der folgenden Holz-Phase bei der harten Arbeit an ihrem neuen Drehbuch verstand sie das Wesen der Stille, die sie gerade erlebt hatte, besser.

In der Natur ist die umfassende Kreativität des Wassers überlebenswichtig für alle Geschöpfe. Es bildet die Ozeane, aus denen alles Leben hervorgeht, und erfüllt den Mutterleib, in dem wir uns bis zur Geburt entwickeln. Unser Körper besteht zu etwa siebzig Prozent aus Wasser, das auch einen Teil der Luft bildet, die wir atmen, und die Nahrung belebt, die wir essen. Wasser ist so sehr ein Teil des Lebens, daß ein Leben ohne Wasser nicht möglich wäre. Es ist Bestandteil von Tieren, Pflanzen und Mineralien und spiegelt die Allgegenwart des Tao, das die Quelle von allem ist.

In der Kosmologie entspricht die Wasser-Phase dem Zustand der Einheit, die vor dem Urknall bestand, und genauso der hypothetischen Rückkehr zur Einheit beim Tod des Universums. Ob die Physiker diesen Zustand als Singularität oder als einen Punkt »unendlicher Dichte«* bezeichnen – was sie damit meinen, unterscheidet sich kaum von dem kosmischen Ganzen, das die Mystiker seit jeher inspiriert hat. Als das Große Mysterium, die Traumzeit, die formlose Leere, das ursprüngliche Chaos oder das Tao ist die Einheit der Zustand des ursprünglichen Universums und ein grundlegendes Bild des Wasser-Elementes.

Im Menstruationszyklus entspricht die Wasser-Phase der Menstruation – dem Bluten des »himmlischen Wassers«, das die Gebärmutter von abgestorbenen Zellen reinigt und sie für einen neuen Fruchtbarkeitszyklus bereitmacht. Alle Kulturen assoziieren die Menstruation mit dem Mond, dessen achtundzwanzig Tage dauernde Umlaufbahn um die Erde der Dauer eines durchschnittlichen Menstruationszyklus entspricht. So kontrolliert der Mond die Gezeiten der Ozeane, bestimmt Höhen und Tiefen (Eisprung und Menstruation) mit seinem ei-

* Stephen Hawking, »The Edge of Spacetime«

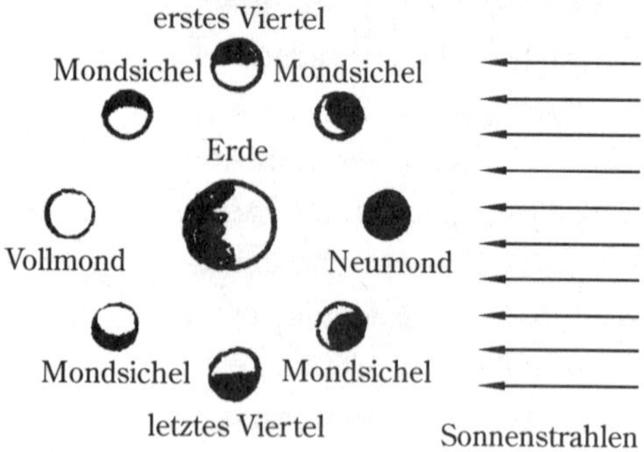

Mondphasen

genen Zunehmen und Abnehmen. Tatsächlich entstammen die Worte »Monat«, »Mond« und »Menses« alle derselben alten Wurzel, und in vielen Traditionen wird der Fruchtbarkeitszyklus als Mondzyklus beschrieben.

Einige chinesische Traditionen bezeichnen das Menstruationsblut als »roten Schnee«, ein Ausdruck, der einfach eine Verbindung zum Wasser-Element und dessen Jahreszeit herstellt. In vielen Kulturen passen sich die Frauen an die Wasser-Phase ihres Zyklus an, indem sie sich von ihren alltäglichen Aktivitäten zurückziehen, um diese Zeit mit anderen Frauen in der Meditation, bei künstlerischen Arbeiten oder mit dem Erzählen von Geschichten zu verbringen. Sie feiern das veränderte Bewußtsein der Wasser-Phase, indem sie sich mit dem Großen Mysterium in ihrem Inneren, mit ihrer Kreativität und ihren Göttern verbinden.

In der modernen westlichen Gesellschaft gibt es nur wenige Lebensformen, die einen solchen regelmäßigen, vollständigen Rückzug erlauben. Doch die meisten Frauen empfinden das Bedürfnis danach und sehnen sich nach Entspannung, warmen Mahlzeiten und beruhigenden Erlebnissen, ohne ganz zu verstehen, daß es genau dies ist, wonach Körper und Seele verlangen. Die Wasser-Phase fordert uns zur Ruhe und Einkehr auf und will, daß wir ihre heilige Bedeutung anerkennen. Wenn wir uns statt dessen in die übliche Alltagsmühle begeben, reagieren wir durch allerlei menstruelle Spannungen leicht weinerlich, reizbar und frustriert. Viele Frauen stellen fest, daß sie mit ihrer Periode weniger Probleme haben, wenn sie lernen, sich »an den Strom« ihrer Mondzyklen anzupassen und ihre Alltagsroutine zu durchbrechen, um ihrem Körper und ihrem Geist den flüchtigen Blick auf eine umfassendere Existenz zu gönnen.

Klimatisch entspricht dem Wasser-Element die Kälte, eine Yin-Kraft, welche sowohl Materie als auch Bewegung zusammenzieht, verlangsamt und reduziert. Kaltes Wasser, Winterluft, Eiscreme, Klimaanlagen, Meeresströmungen und dunkle Wälder sind Manifestationen von Kälte in unserem Alltag.

Kälte bringt Stille, Schweigen und Ruhe für die Organismen, die sich sonst selbst ausbrennen würden. Sie zügelt die Hitze, indem sie deren rastlose Aktivität beruhigt. Im Sommer schützen die kühle Erde und das kalte Wasser die Pflanzen und Tiere vor der Sonnenglut. Kühle Nächte bringen Erholung nach heißen Tagen, und kühle Brisen tun dasselbe bei drückender Hitze.

Die Kräfte des Winters schaffen die Kälte im Himmel und das Wasser auf der Erde. Sie schaffen die Nieren und die Knochen im Körper … das Gefühl der Furcht und die Fähigkeit zu stöhnen.

Der Klassiker des Gelben Kaisers zur Inneren Medizin

Zuviel Kälte löscht das Leben jedoch gänzlich aus. Sie verursacht Schäden, indem sie Bewegung verhindert, so daß das Wachstum aufhört und die Extremitäten durch mangelhafte Ernährung sterben. Wenn das Wasser des Lebens fest gefroren ist, hört das Leben selbst auf.

Im Körper wie in der Natur ermöglicht die Kälte Reparaturen: Sie verlangsamt Bewegungen und gibt den

Zellen dadurch Gelegenheit, zu ersetzen, was sie verloren haben, damit sie ihre normalen Stoffwechselprozesse fortsetzen können. Ohne den mäßigen Einfluß der Kälte würden wir alle sehr viel früher sterben, weil unsere Organe durch Überaktivität ausbrennen würden. Zu viel Kälte jedoch verursacht ihre eigenen Probleme im Körper – sie verhindert die Verdauung und kann zu weichen Stühlen, Aufstoßen und Bauchschmerzen führen, während sie die Gelenke unbeweglich macht, was Schmerzen und Steifheit hervorruft.

In der Umwelt entspricht Kälte jenen Einflüssen, bei denen irgendein Mangel herrscht, im Gegensatz zum »Übermaß«, welches die Hitze kennzeichnet. Die Beleuchtung im Haus ist mangelhaft, weil ihr das volle Sonnenspektrum fehlt, und industriell verarbeitete Nahrungsmittel sind mangelhaft, weil ihnen das vitale Qi und die Vitamine fehlen, die wir brauchen.

Auf der emotionalen Ebene herrscht das Wasser über die innere Stärke. Es ist ebenso eine Quelle der Kraft, wie es eine Quelle der Kreativität ist – etwas, das unterhalb unserer bewußten Wahrnehmung liegt, und aus dem wir unsere Energie beziehen. Die Kraft des Wassers hat nichts mit Handeln oder auch nur mit der Vorbereitung dafür zu tun, sondern sie ist das Handlungspotential in unserem Inneren. Im Alltag herrscht die Wasser-Energie darüber, wie wir unsere eigenen inneren Quellen wahrnehmen. Sie vermittelt uns das Bewußtsein, daß wir in jeder Lebenssituation handlungsfähig sein werden. Das Wasser verleiht uns Gleichmut und das Selbstvertrauen, das mit der Erkenntnis verbunden ist, daß wir haben, was wir brauchen.

Viele Menschen kennen das volle Ausmaß ihrer eigenen Kraft nicht, bis sie auf irgendeine Weise auf die Probe gestellt

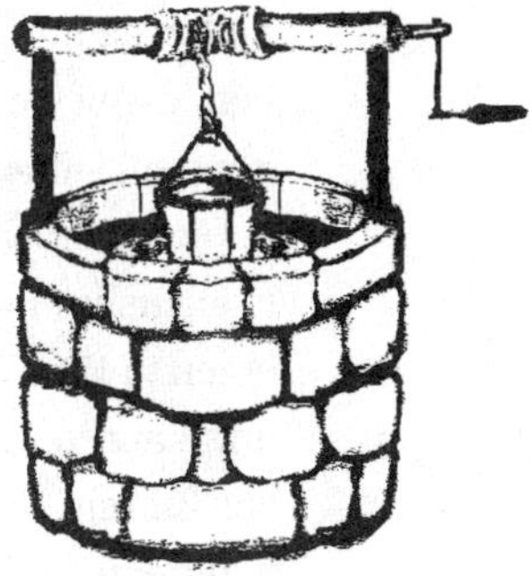

Wasserquellen wie Brunnen und Flüsse kennzeichnen oft heilige oder mystische Orte. Sie bilden Pforten, die zu anderen Welten und Wesen führen.

wird, bis eine Krise den Mut zum Vorschein bringt, von dem sie gar nicht wußten, daß sie ihn haben. Es ist das Wasser, das diese verborgene Stärke speichert und sie bei Bedarf ins Spiel bringt.

Zum chinesischen Verständnis der inneren Ressourcen gehört auch die Vorstellung von einer spirituellen oder von den Vorfahren geerbten Stärke. Wir alle haben in unserem Inneren nicht nur unsere eigenen Kräfte, sondern auch die unserer Vorfahren. Mehr noch, wir können auf deren Stärke zurückgreifen, wenn unsere eigene Kraft uns verläßt. In vielen Kulturen der Welt werden die Kinder so erzogen, daß sie sich als Teil eines kontinuierlichen Ganzen verstehen, das sich vom Beginn der Zeit durch sie hindurch bis zu ihren Kindern und Kindeskindern und darüber hinaus erstreckt. Das Wissen um eine Einheit jenseits der individuellen Grenzen entspricht der Wasser-Energie in ihrem großartigsten Sinne. Es beschreibt Stärke, die auf dem Wissen über die grundlegende Kontinuität des Lebens im Universum basiert.

Doch während das Erkennen der eigenen Kräfte die positive Manifestation der inneren Wasser-Energie darstellt, ist ihre negative Seite Furcht – die Emotion, die in der klassischen chinesischen Medizin dem Wasser entspricht. Furcht tritt auf, wenn wir an unserer Stärke zweifeln, wenn wir uns allein und ohne Unterstützung fühlen und deshalb meinen, wir seien dem Chaos oder der Böswilligkeit ausgeliefert. Ob wir uns vor Verletzungen oder Verurteilung, vor Tod oder Verwirrung fürchten, in jedem Fall lähmt uns die Furcht so vollständig, wie Kälte das Wasser gefrieren läßt. Sie läßt uns abrupt stehenbleiben, weil wir uns für unfähig halten, eine Probe unseres Könnens abzugeben oder uns auf einen Vorschlag, eine Reise oder eine Beziehung einzulassen, die uns zu Leben und Wachstum auffordern.

Die meisten Leute werden furchtsam, wenn sie das Gefühl haben, die üblichen Grenzen zu überschreiten – mit anderen Worten, wenn sie das grenzenlose Territorium des Wassers betreten. Dies geschieht in der Regel, wenn wir etwas tun wollen, was wir noch nie zuvor getan haben – beispielsweise skifahren, öffentlich auftreten oder einen unbekannten Ort erkunden. Wir können diese Furcht beim Nachdenken über Kleinigkeiten empfinden, wenn wir beispielsweise ein neues Gericht probieren wollen, oder über große Angelegenheiten, wenn es darum geht, einen Teil unserer Bestimmung zu erfüllen – unabhängig davon, ob unser Verhalten gefährlich oder vergnüglich ist und Erleuchtung bringen kann. Furcht ist einfach unser Begleiter im unbekannten Reich des Wassers.

Manche Leute fürchten sich in jeder Situation, die sich ihrer Kontrolle entzieht – bei Flügen, in großen Menschenansammlungen, in unordentlichen Häusern, beim Arztbesuch etc. Solche Ängstlichkeiten signalisieren Schwierigkeiten, sich der unkontrollierbaren Leere des Wassers auszuliefern. Wer darunter leidet, klammert sich statt dessen oft an die scharfen Neurosen des Metalls.

Die chinesische Medizin unterscheidet manchmal zwischen Furcht und Schrecken, wobei Furcht als innere Furcht vor irgend etwas beschrieben wird, und Schrecken eine plötzliche Panik bedeutet – ein traumatisches Ereignis wie ein Autounfall oder eine unheimliche Gestalt, die aus einer dunklen Ecke auftaucht. Beide Empfindungen werden von der Wasser-Energie beherrscht, und beide beeinträchtigen unsere Fähigkeit, uns auf neue Situationen im Leben einzulassen. Schrekken ist einfach der akutere Zustand im Vergleich zur gewohnheitsgemäßen, andauernden Furcht.

Wir können lernen, mit der Furcht des Wasser-Elementes umzugehen, indem wir innere Kräfte entwickeln, denen wir trauen können. Eine ehrliche Einschätzung unserer eigenen Stärken und Schwächen lehrt uns, auf welche Aspekte unserer Persönlichkeit wir uns verlassen können: Darauf können wir auch in Zeiten der Furcht zurückgreifen. Wenn uns bestimmte Eigenschaften fehlen, können wir andere Menschen um Hilfe bitten. Obwohl viele Leute aus Verlegenheit darauf verzichten, ist ein solches Verhalten keine Schande, sofern wir ein exaktes Gespür für unsere eigene Stärke haben. Es lehrt uns vielmehr, das zu schätzen, was andere Menschen zu geben haben.

Das Wasser-Element im menschlichen Lebenszyklus

Im menschlichen Lebenszyklus herrscht das Wasser über Tod und Sterben, die Phase, in der wir unseren Körper verlassen, um zu der Einheit zurückzukehren, aus der wir gekommen sind. Hier verlieren wir unser individuelles Selbst und werden wie ein Tropfen im Ozean wieder eins mit unserer großen Quelle.

In modernen Gesellschaften denken wir gewöhnlich mit Entsetzen an den Tod. Die Angst des Wassers vor dem Unbekannten verfolgt uns ständig und verkrüppelt dabei viele Leben. Diese Furcht hat den zwanghaften Jugendkult hervorgebracht, der uns umgibt und Alter, Weisheit und Tod leugnet, während er Jugend und Unerfahrenheit zum Fetisch erhebt. Die Furcht vor dem Tod bildet auch den Hintergrund, auf dem die meisten Gesetzgebungskontroversen ausgetragen werden – Abtreibungsrecht, Todesstrafe, Sterbehilfe und das Recht zu sterben –, wobei Menschen und Gerichte um die Festlegung ringen, wer berechtigt sein soll, über Leben und Tod eines anderen zu entscheiden.

Doch diesen verzehrenden Terror gibt es nicht überall auf der Welt. Bei Menschen und Kulturen, die an die Reinkarnation oder an eine Art von Leben nach dem Tod glauben, gilt der Tod ganz klar als ein Stadium in einem Kreislauf, der sich selbst ständig erneuert: Jene, die wiederverkörpert wurden, bewegen sich auf dem Rad des Lebens immer wieder im Kreis. Unter diesen Bedingungen ist der Tod weniger mit Furcht besetzt, weil er weniger eine unbekannte Größe darstellt.

Im wesentlichen wissen die Menschen, wo sie hingehen und was dort von ihnen erwartet wird.

Doch Glaubenssysteme, die eine Erneuerung des Kreislaufs nicht zulassen, schaffen einen Abgrund am Ende des Lebens. Dieser ist erschreckend, weil es sich um etwas Unbekanntes handelt, und deshalb fürchten sich die Menschen ihr ganzes Leben lang davor. Im Sinne der Fünf-Elemente-Theorie ist solch ein dauerhaftes Ende ohne Sinn: Zum Wasser gehört, daß es Holz hervorbringt, und in diesem Zusammenhang führt der Tod unvermeidlich zu neuem Leben.

Es gibt reichlich Geschichten über Menschen auf der ganzen Welt, die ihren Tod lange vorhersehen und sich still und friedlich auf das Ereignis des Übergangs vorbereiten. Religiöse Menschen und Mystiker aller Art sind für dieses Verhalten bekannt. Das »Tibetische Totenbuch« ist sogar ein vollständiges Handbuch über den angemessenen Ablauf des Sterbens. Es lehrt uns, wie wir im Angesicht unserer Furcht zu leben und zu sterben haben.

Der spirituelle Aspekt des Wasser-Elementes ist die Gemeinschaft – unser Gespür dafür, daß wir Teil eines Ganzen sind. Gemeinschaft lädt uns dazu ein, uns nicht nur miteinander oder mit Gott verbunden zu fühlen, sondern auch mit unserem Land, unserer Gemeinde und der gesamten Schöpfung – den Sternen, der Sonne, den Staubpartikeln, den Insekten und dem ganzen wogenden Universum. Sie verleiht uns ein umfassenderes Selbstgefühl, denn sie erinnert uns an die Zeit vor der Schöpfung, als wir alle eins waren.

Diejenigen, die im Bewußtsein einer größeren Einheit handeln, beziehen sich auf den Gemeinschaftsgeist des Wassers, denn sie verstehen, daß das Handeln jedes einzelnen sich auf alle auswirkt. Märtyrer verkörpern diese Gemeinschaft: Sie opfern ihr eigenes Leben, um das Leben anderer zu verbessern. Diese Funktion des Geistes wird oft von irgendwelchen Führern mißbraucht, die ihre Anhänger davon überzeugen, daß sie Opfer im Interesse eines größeren Ganzen bringen müssen. Selbstmord-Kulte, Kamikaze-Flieger und die Forderung, in »Kriegszeiten« auf Luxus zu verzichten, berufen sich in dieser Weise auf den Gemeinschaftsgeist.

Auf der seelischen Ebene beschwört das Wasser-Element unser Schicksal. Obwohl wir das Schicksal meist als unsere Zukunft betrachten, hat es viel mit unserer Vergangenheit zu tun: Es ist der Faden, der das, was war, mit dem verbindet, was sein wird. So wie das Tao das Ganze ist, aus dem die Einzelwesen hervorgehen, so ist das Schicksal die Gesamtheit unserer Seelenreise, aus der jeder einzelne Augenblick und jede Lebensphase individuelle Gestalt annimmt. Es ist der Kontext, in dem wir unser individuelles Leben führen.

Das Schicksal bestimmt jene Eigenschaften, mit denen wir auf die Welt kommen: unsere genetische Ausstattung, unsere Familie und unser Karma. Diese Charakteristika entscheiden darüber, wer wir sind, wenn wir unser Leben in der Holz-Phase beginnen. Unsere eigenen täglichen Entscheidungen bestimmen, was aus uns wird, während die Lebensereignisse unsere ursprüngliche Ausstattung verändern. Das Schicksal, dem wir uns während jeder Lebensphase nähern, schafft für uns die Lektionen, die Erfahrungen, die Weisheit und die Kraft, die uns eines Tages vollständig werden lassen. Als wichtigstes Ziel des Lebens ist die Ganzheitlichkeit der Grund, warum wir uns als Einzelwesen manifestieren: damit wir lernen, das Tao zu spiegeln, das uns alle spiegelt.

Das Wasser-Element existiert vorwiegend außerhalb von menschlichen Beziehungen und betrifft eher das Verhältnis, das man zu seinem eigenen inneren Selbst hat. In der Wasser-Phase prüfen wir unser inneres Wissen, unsere Träume, unsere Emotionen und all jene Aspekte unserer Erfahrung, die niemand anders wirklich nachempfinden kann. Es ist weniger der Eindruck, den die Erfahrung im Selbst hinterläßt, als das Selbst, das die Erfahrung hat: Dieses bleibt während der Kindheit, der Jahre des Erwachsenseins, in Freundschaften, Liebes- und Arbeitsbeziehungen eine beständige Einheit.

Das Wasser bestimmt, wer man ist, wenn der Chef, der Liebhaber, das Kind etc. den Raum verläßt – worüber man nachdenkt und sich den Kopf zerbricht, und wovon man träumt. Obwohl sie nicht direkt etwas mit Beziehungen zu tun hat, ist die Wasser-Phase entscheidend für jede Verbindung. Im Grunde ist es unser wäßriges Selbst, das wir in eine Beziehung einbringen: Es fordert uns auf, uns mit anderen darüber auszutauschen, welche Rolle wir in ihrem Leben spielen.

Umgekehrt gewährt uns das Wasser auch Einblick in unsere Beziehungen und unsere persönlichen Sorgen. Weil es ein Gespür für das Ganze hat, erlaubt uns das Wasser, aus uns selbst herauszutreten und unsere Pläne und Lebensbedingungen von einer anderen Warte aus zu betrachten. Wasser sieht die Dinge im Zusammenhang – die Geschichte, die Dynamik und die Interessenkonflikte einer jeden Situation – und vermittelt uns dadurch ein umfassenderes Verständnis.

Die weite Perspektive des Wassers läßt Mitgefühl entstehen – Liebe und Respekt für andere, die sich aus dem Bewußtsein der gemeinsamen Erfahrungen ergeben. Mitgefühl ist nicht die persönliche Liebe, die man mit dem Feuer- und dem Erd-Element assoziiert; hier handelt es sich um ein allgemeineres Gefühl des Respekts vor der gesamten Schöpfung, einfach weil sie existiert. Mitgefühl verleiht allem Lebendigen Wert. Es verurteilt nicht und verfällt auch nicht in Mitleid, sondern bringt allem eine tiefe Liebe entgegen, die auf absolutem Respekt basiert. Je mehr wir das Mitgefühl pflegen, desto bewußter wird uns unsere eigene Rolle im größeren Ganzen.

Das Wasser-Element im Körper

Das Wasser-Element manifestiert sich im Körper in den Organen und Meridianen der *Nieren* (Yin) und der *Blase* (Yang). Gemeinsam herrschen *Nieren* und *Blase* über die langfristige Perspektive, die innere Suche und den Frieden. Darüber hinaus haben *Nieren* und *Blase* die folgenden physiologischen Funktionen:

Die *Nieren* sind die Quelle aller Yin- und Yang-Energien im Körper. Die *Nieren* gelten als die »Stichflamme«, welche die grundlegenden Antriebskräfte des Körpers – Yin und Yang – und alle aus ihrer Wechselwirkung abgeleiteten Energien entzündet. In dieser Eigenschaft verkörpern die *Nieren* die Funktion des Wasser-Elementes als Quelle allen Lebens. Alle Organe des Körpers gewinnen ihre Yin- und Yang-Kräfte – also Wasser und Feuer – aus dem Yin und Yang der *Nieren*.

Wenn dieser Aspekt der *Nieren*-Energie gestört ist, können daraus Mangelzustände von Yin, Yang oder beidem entstehen.

Die *Nieren* speichern die Essenz. Essenz oder *Jing* ist eine dichte Form von Energie, die einem Organismus die Substanz und den Lebensfunken verleiht. Sie wird in den *Nieren* aus einer Kombination von Erbmaterial (wie DNS) und den verfeinerten Essenzen aus der Nahrung und der Luft hergestellt. Essenz als einer der Drei Schätze des Qi-Gong kann als körperlicher Lebenswille verstanden werden. In ihrem ständigen Bemühen, etwas zu schaffen (und zu zeugen) ist die Essenz die Quelle der unbegrenzten Kreativität des Wassers.

Die Essenz beherrscht die gesamte Vitalität, und ihre Stärke entscheidet über die individuelle Lebensspanne. Sie ist Träger der ererbten Charakteristika des Körpers, einschließlich der Gene und des Karmas, indem sie die Geschlechtsorgane, den Sexualtrieb und die Sexualfunktion erzeugt. Wenn die *Nieren* die Essenz nicht angemessen speichern können, kann ein Kind mit einem angeborenen Schaden zur Welt kommen oder in seiner Entwicklung zurückbleiben. Wenn ein Ungleichgewicht der *Nieren* in einer späteren Lebensphase auftritt, kann das zu Störungen des Sexualtriebs, der sexuellen Funktion oder zahlloser anderer Körperfunktionen führen. (Mehr Informationen über die Essenz finden Sie im Qi-Gong-Abschnitt gegen Ende dieses Kapitels.)

Die *Nieren* herrschen über Knochen und Zähne. Knochen und Zähne sind die dichtesten Teile in unserem Körper und brauchen für ihre Entwicklung große Mengen von *Nieren*-Essenz. Insofern spiegeln Stärke, Gesundheit und Wachstum von Zähnen die Qualität der *Nieren*-Energie im Körper. Verformte, schwache oder verfallende Knochen und Zähne zeigen ein Ungleichgewicht der *Nieren* an.

Die *Nieren* manifestieren sich im Haupthaar und öffnen sich in die Ohren. Die Vitalität der *Nieren* kann aus der Qualität der Kopfbehaarung abgeleitet werden. Ob sie dick oder dünn sind, glänzend oder stumpf, von kräftiger Farbe oder ergrauend, immer zeigt die Strahlkraft der Haare den Zustand der *Nieren* und ihrer Essenz an.

Auch die Ohren und das Gehör sind ein Spiegelbild der *Nieren*. Probleme wie Taubheit, Schwindel und Ohrgeräusche zeigen eine Funktionsstörung der *Nieren* an.

Die *Nieren* werden auch als Nieren/Nebennieren bezeichnet. Nach modernem westlichen Verständnis umfassen die *Nieren* auch die Nebennieren sowie das gesamte System der endokrinen Drüsen. Diese produzieren Hormone, welche die sexuelle Entwicklung und das Wachstum steuern, und deren Eigenschaften der Nierenfunktion zugerechnet werden.

Die *Nieren* empfangen das Qi von der *Lunge*. Die *Nieren* nehmen die Luft auf, die über die *Lunge* eingeatmet und von ihr verfeinert worden ist. Diese verfeinerte Luft wird dann zur Herstellung von *Nieren*-Ying, *Nieren*-Yang und *Nieren*-Essenz verwendet.

Die *Nieren* regieren das Wasser. Als Organe des Wasser-Elementes kontrollieren die *Nieren* die Qualität und die Menge des Urins. Außerdem versorgen sie die *Blase*, die den Urin speichert und ausscheidet, mit Qi. Die Yang-Energie der *Nieren* hilft auch dem *Dünndarm* und dem *Dickdarm*, saubere von verunreinigten Flüssigkeiten zu trennen, und sie versorgt die *Milz* mit der nötigen Energie, um Flüssigkeiten umzuwandeln und zu transportieren.

Störungen der Nierenfunktion können sich deshalb in Harnwegserkrankungen zeigen, in Inkontinenz, zu geringen oder zu großen Urinmengen, aber auch in Verstopfung, Durchfall und Schleimkrankheiten.

Die *Blase* speichert die Abfallprodukte und scheidet sie aus. Die *Blase* empfängt das *Nieren*-Qi und verwendet es, um Flüssigkeiten zu verwandeln und auszuscheiden.

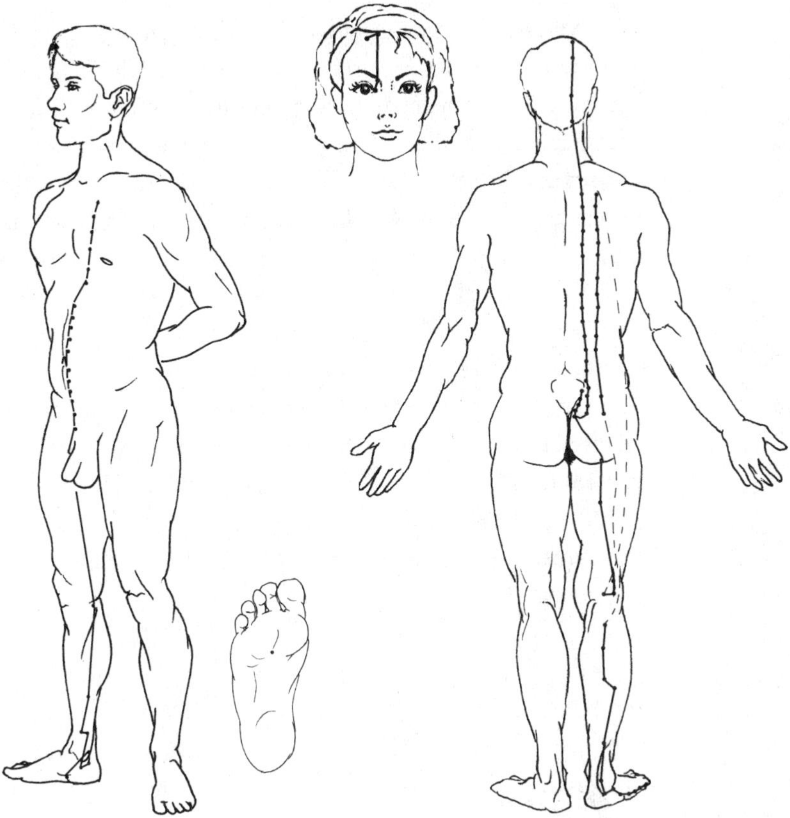

Die Meridiane von *Nieren* und *Blase* manifestieren das Wasser-Element auf der Körperoberfläche.

Der *Nieren*-Meridian (links) beginnt unter der Fußsohle und läuft entlang der Innenseite des Beines über die Leiste und seitlich am Rumpf nach oben, wo er direkt unter dem Schlüsselbein endet.

Der *Blasen*-Meridian (rechts) beginnt am inneren Augenwinkel, läuft um den Kopf herum und dann seitlich der Wirbelsäule über Hals und Rücken zur Kniekehle. Parallel dazu läuft noch eine andere Linie über den Rücken und weiter über das Gesäß. Unterhalb der Kniekehle kommt der Meridian wieder an die Oberfläche und verläuft über die Wade und die Außenseite des Fußes bis zur kleinen Zehe.

Das Wasser-Element im Ungleichgewicht

Weil die *Nieren* eine Quelle der Essenz und der Yin- und Yang-Energien sind, baut sich in ihnen selten ein Überschuß auf – man hat nicht zu viel Essenz. Die meisten Akupunkturschulen kennen daher kaum einen Überschuß an *Nieren*-Energie oder Wasser, sondern lediglich verschiedene Arten des Mangels, die sich manchmal wie ein Überschuß darstellen.

Das Wasser-Element im Mangelzustand

Da das Wasser-Element die Quelle von Yin und Yang im Körper bildet, kann sich ein Mangelzustand als Mangel an Yin oder Mangel an Yang zeigen. Jedes dieser Ungleichgewichte schafft spezifische Störungen. Bei einem Mangel an *Nieren*-Yin können folgende Symptome auftreten:

- Schmerzen im Kreuz und in den Knien
- spärlicher, dunkler Urin
- rote Zunge
- Fieber am Nachmittag
- unnatürlich gerötete Wangen
- Schlaflosigkeit
- Nachtschweiß
- Hitze in Handflächen und Fußsohlen

Als weitere Anzeichen können Unfruchtbarkeit, vorzeitige Ejakulation, Ängstlichkeit, Hysterie, Herzklopfen und vorzeitiges Ergrauen der Haare auftreten. Manchmal fühlen sich die Betroffenen auch müde und gleichzeitig »aufgedreht«. Auf der kreativen Ebene zeigt sich ein Mangel an *Nieren*-Yin als Unfähigkeit, zu jener Ruhe zu finden, die erst den Zugang zum kreativen Reich des Wassers ermöglicht. Menschen mit einem Mangel an *Nieren*-Yin sind immer überdreht – nervös und rastlos – und können sich nicht genügend entspannen, um kreative Ideen zu entwickeln.

Ein Mangel an *Nieren*-Yin ist im wesentlichen dasselbe wie die im Feuer-Kapitel beschriebene falsche Hitze. Man kann sich diesen Zustand auch so vorstellen, daß die *Nieren* nicht genügend Wasser-Energie haben, um das *Nieren*-Feuer zu kontrollieren. Ein Mangel an Yin verursacht einen *relativen* Yang-Überschuß. Das bedeutet, daß es Hitzezeichen gibt, aber diese sind nicht vollständig oder übermäßig, (zum Beispiel teilweise Gesichtsröte, Fieber nur am Nachmittag).

Wenn sich die Wasser-Energie der *Nieren* im Mangelzustand befindet, können sich die anderen Elemente folgendermaßen darstellen:

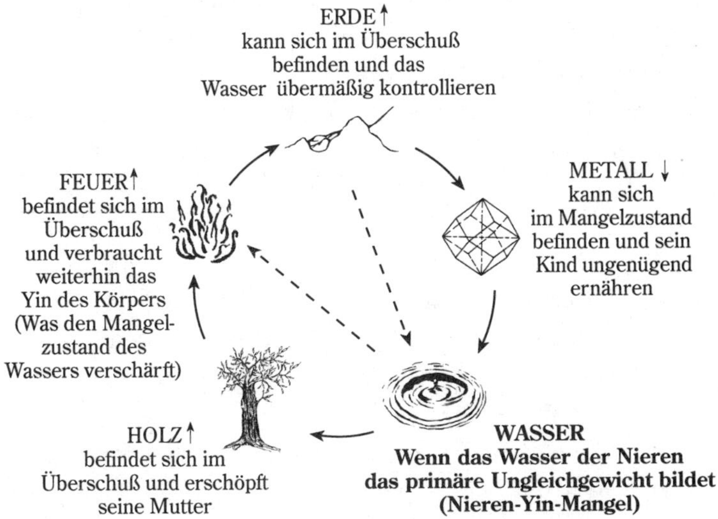

Ellen Z. kam wegen ihrer klimakterischen Beschwerden zur Akupunktur. Sie klagte über Hitzewellen, Schlaflosigkeit, nächtliches Schwitzen, Ängstlichkeit und entsetzliche Stimmungsschwankungen, die dazu führten, daß sie abwechselnd weinerlich, ärgerlich oder seltsam euphorisch war.

Die Wechseljahre verursachen oft klassische Zeichen von Yin-Mangel, denn sie sind eine Phase, in der die kühlenden und weiblichen Eigenschaften des Yin sehr drastisch verringert werden. Hitzewellen – Hitze im Oberkörper – sind Zeichen von aufsteigendem Feuer, welches nicht durch Wasser kontrolliert wird.

Schlaflosigkeit und nächtliches Schwitzen treten auf, wenn das Yin nicht fähig ist, das Yang während der Nacht ordnungsgemäß zu halten. Ängstlichkeit und Stimmungsschwankungen sind Zeichen einer Störung des Shen oder des Geistes. Diese werden durch den Yin-Mangel verursacht, der zu einem Blutmangel im *Herzen* führt, welches dann den Geist nicht angemessen beherbergen kann.

Die Behandlung von Ellen konzentrierte sich darauf, das *Nieren-* und *Leber-*Yin aufzubauen, die Blutbildung zu verbessern und den Geist zu beruhigen.

Mangel an Nieren-Yang

Der Mangel an *Nieren-*Yang verursacht einen scheinbaren Yin-Überschuß, der zu Kälte, Wasserstauungen und einem umfassenden Antriebsmangel führt. Der Wasser-Überschuß, von dem in den folgenden Abschnitten dieses Kapitels die Rede ist, bezieht sich nicht auf einen echten Überschuß, sondern auf einen Mangel an *Nieren-*Yang mit folgenden Symptomen:

- Müdigkeit
- Schwäche
- kalte Gliedmaßen
- häufiger Harndrang
- Ödeme/Wasserstauungen
- Kreuzschmerzen
- Knieschmerzen
- Beschwerden, die sich morgens verschlimmern
- Durchfall
- Stuhldrang am Morgen
- Appetitmangel

Auf der kreativen Ebene ist ein Mangel an *Nieren*-Yang dasselbe wie ein Mangel an Feuer-Energie. Er führt zur Unfähigkeit, eine Idee in die Praxis umzusetzen. Man hat vielleicht gute Ideen, aber nicht genügend Energie, um einen kreativen Prozeß zu beginnen.

Wenn der Yang-Mangel systematisch wird, manifestiert er sich oft auch in der *Milz* und im *Herzen*, indem er einen Mangel an Erde und Feuer verursacht.

> *Es gibt noch keine Atome und erst recht keine Sterne oder Galaxien: Alles war leer. Wir stellen uns dabei meist ein klares, stilles Nichts vor, eine substanzlose, ereignislose Leere, aber tatsächlich brodelt hier die aufgestaute Energie, die sich dann im Urknall entladen sollte.*
>
> Trinh Xuan Thuan
> *Die Geburt des Universums*

James G. kam im Februar zur Akupunktur und klagte über Kreuzschmerzen, die sich bis zu den Knien zogen. Die Beschwerden waren besonders stark in den frühen Morgenstunden und wenn er längere Zeit auf einem kalten Zementboden stand, was er bei der Arbeit häufig tun mußte. James

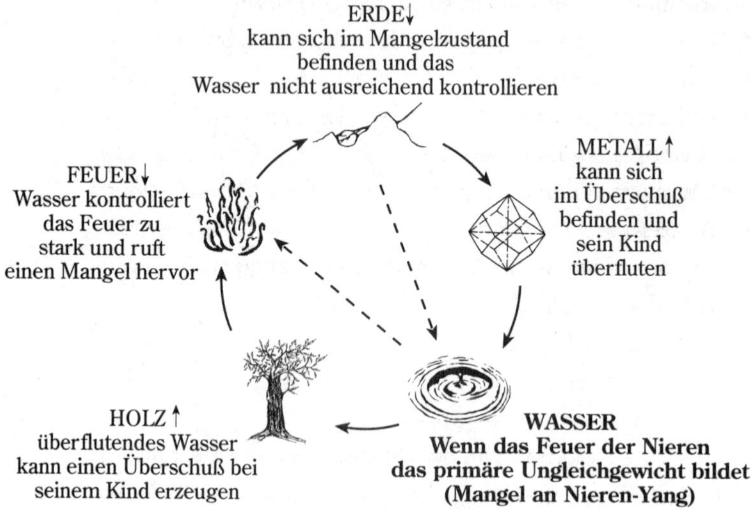

litt auch unter Müdigkeit und hatte das Gefühl, er könne nie genug Schlaf bekommen. Außerdem wurde er jede Nacht mehrmals wach, weil er Wasser lassen mußte.

James' Kreuzschmerzen und Knieschmerzen sind ein klares Zeichen für eine Fehlfunktion der *Nieren*. Die Tatsache, daß er besonders am Morgen darunter litt, wenn eigentlich reichlich Yang vorhanden sein sollte, weist auf einen Yang-Mangel hin. Als er mich im Februar zum ersten Mal aufsuchte – mitten im Winter – war ziemlich klar, daß das Hauptproblem in einem Übermaß an Kälte bestand, welche dem Wasser-Element zugeordnet ist. Chronische Schlaflosigkeit weist auch auf einen Mangel an *Nieren*-Feuer hin, ebenso der häufige Harndrang, besonders während der Nacht.

James' Behandlung zielte darauf ab, das *Nieren*-Feuer zu wärmen.

Kombinierter Nieren Yin- und Yang-Mangel

Weil Yin und Yang sich gegenseitig erzeugen, führt ein längerer Mangel an entweder Yin oder Yang zu einem Mangel an beiden. Das *Nieren*-Yin und *Nieren*-Yang können sich deshalb gleichzeitig im Mangelzustand befinden, wobei Symptome wie Erschöpfung und Schlaflosigkeit oder kalte Gliedmaßen, Schmerzen im Rücken und in den Knien und frühzeitiges Ergrauen der Haare auftreten können. Deshalb tonisieren die meisten therapeutischen Ansätze bei Wasser-Mangel sowohl das Yin als auch das Yang.

Manische Depression: Ein Fall von echtem Wasser-Überschuß

Obwohl die meisten Akupunkturschulen keinen echten Wasser-Überschuß kennen, scheint die psychische Krankheit der manischen Depression auf einem wechselweise auftretenden Überschuß an *Nieren*-Yin und *Nieren*-Yang zu beruhen. Die depressive Phase entspricht einem Überschuß an *Nieren*-Yin, wobei man tief in den ewigen Abgrund des Wassers sinkt, was sich als schwere Depression äußert, die an eine Katatonie (Form der Schizophrenie mit Muskelkrämpfen und Wahnvorstellungen [Anm. d. Übers.]) grenzen kann. Wenn sich dagegen das *Nieren*-Yang im Überschuß befindet, fliegt man euphorisch in die transzendenten Flammen des Feuers, was sich in Überaktivität, Manie, Kreativität, Bewegung und Hitze äußert.

Da Yin und Yang sich gegenseitig erzeugen, führt der Überschuß des einen zyklisch zum Überschuß des anderen, woraus ein manisch-depressiver Kreislauf entsteht, der als bipolare Störung bezeichnet wird. Die mittlerweile gut dokumentierte Verbindung zwischen manischer Depression und außergewöhnlicher Kreativität stützt diese Vorstellung von einem Wasser-Überschuß, bei dem man unter einem Übermaß an Kreativität des Wassers leidet.

Das Wasser-Element und die Akupunktur

Wie bei den anderen Meridianen werden auch hier die Punkte der Fünf Elemente auf den *Nieren-* und *Blasen*-Meridianen, die auf den Beinen liegen, behandelt, um die Dynamik im Kreislauf der Fünf Elemente zu beeinflussen.

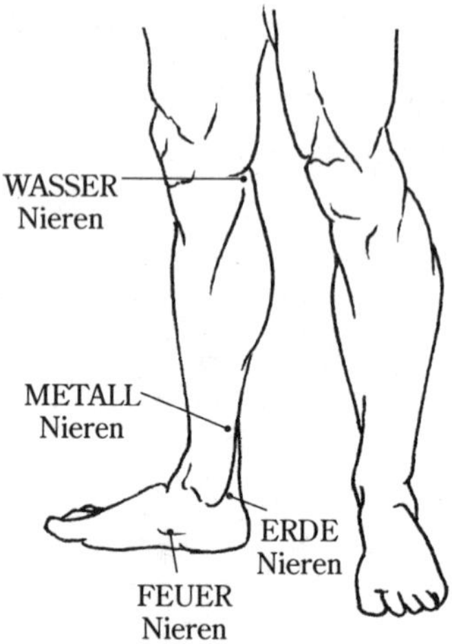

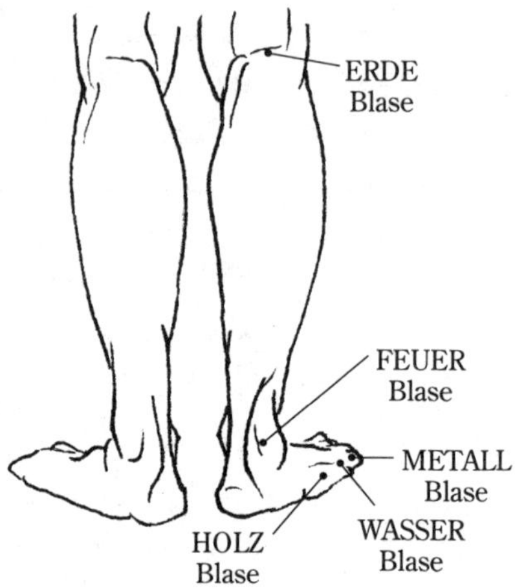

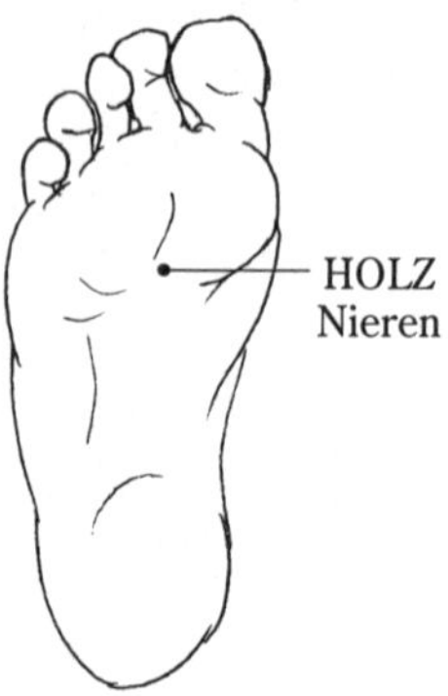

Links oben und unten: Die Fünf-Elemente-Punkte auf dem Nieren-Meridian
Rechts oben: Die Fünf-Elemente-Punkte auf dem Blasen-Meridian

Die **Holz**-Punkte auf den Wasser-Meridianen beeinflussen die Beziehung zwischen dem Wasser und seinem Kind im Kreislauf der Erzeugung. Wenn beispielsweise ein Holz-Element im Überschuß seine Mutter erschöpft, kann man die Energie an den Holz-Punkten zerstreuen. Andererseits können diese Punkte tonisiert werden, damit ein Wasser-Überschuß zum Holz abfließt.

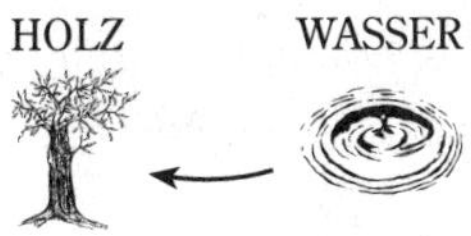

An den **Feuer**-Punkten auf den Wasser-Meridianen wird die Energie oft zerstreut, wenn das Wasser nicht genügend Kontrolle über das Feuer ausübt.

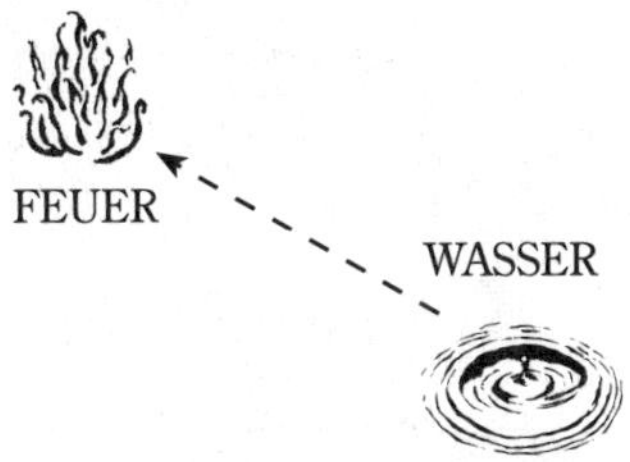

Die **Erd**-Punkte auf den Wasser-Meridianen werden meist behandelt, wenn der Wasser-Mangel dadurch zustande kommt, daß die Erde übermäßig kontrolliert.

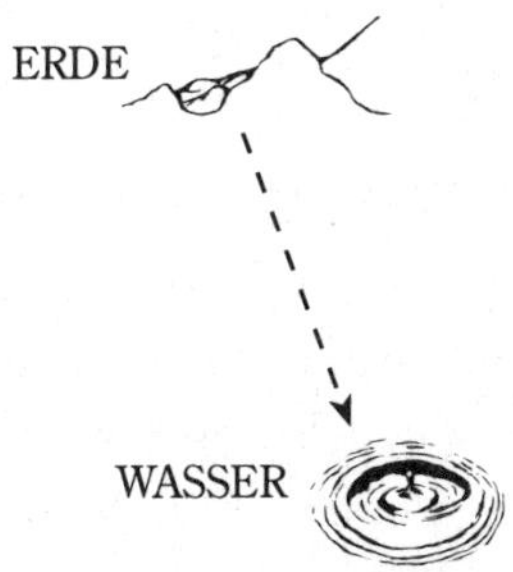

Die **Metall**-Punkte auf den Wasser-Meridianen können tonisiert werden, um das Wasser bei einem Mangel über seine Mutter zu stärken, oder man behandelt sie dann, wenn die Beziehung zwischen Metall und Wasser reguliert werden muß.

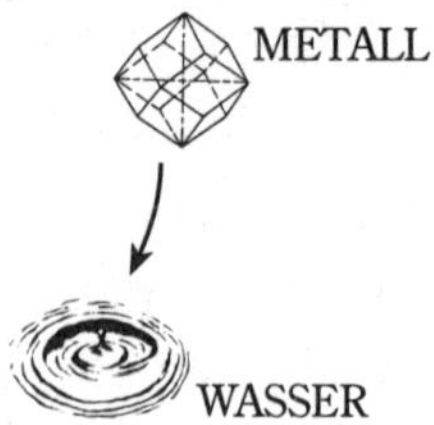

Die **Wasser**-Punkte auf den Wasser-Meridianen kann man gut einsetzen, wenn mehr Wasser-Energie benötigt wird – beispielsweise um ein überaktives Feuer-Element zu kontrollieren oder das Holz zu nähren.

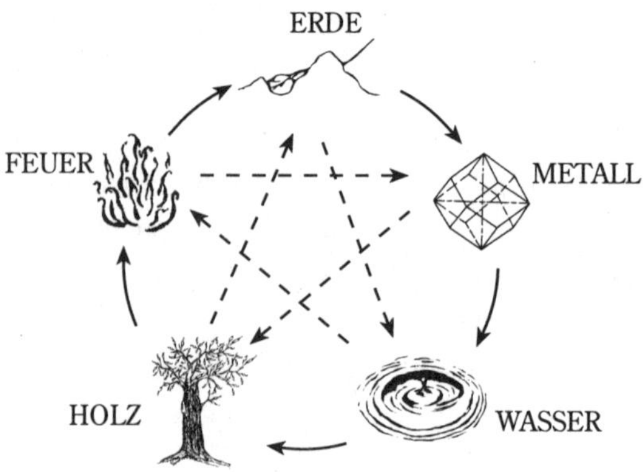

Behandlungen bei Mangel an Nieren-Yin und Nieren-Yang

Häufig behandelt man einen Wasser-Mangel (auch als Mangel an *Nieren*-Yin bezeichnet oder das Wasser, welches das Feuer nicht kontrolliert), indem man Metall-Punkte einsetzt, um das Wasser über seine Mutter zu tonisieren, kombiniert mit Erd-Punkten, um zu verhindern, daß die Erde das Wasser übermäßig kontrolliert.

Einige dieser Punkte wurden benutzt, um die klimakterischen Beschwerden von Ellen Z. zu behandeln, wobei es vor allem darum ging, ihre *Nieren*-Yin-Speicher aufzubauen. Andere Punkte dienten dazu, ihren Geist zu beruhigen und das Blut aufzubauen. Nach einigen Akupunktur-Sitzungen verschwanden Ellens Symptome, und ihre Stimmung war wieder normal. Sie fühlte sich in Frieden mit sich selbst und konnte mit Gleichmut über ihr Altern nachdenken.

Bei einem Mangel an *Nieren*-Yang behandelt man häufig Erd-Punkte, um das Wasser zu kontrollieren, in Kombination mit Feuer-Punkten, um die feurige Yang-Energie zu stärken.

James G. wurde mit Feuer- und Wasser-Punkten behandelt, um die Beziehung zwischen diesen beiden Elementen zu harmonisieren. Er reagierte schnell auf die Therapie und hatte schon nach zwei Sitzungen keine Schmerzen mehr. Seine Energie kehrte zurück, und er sagte, er sehne sich jetzt nicht mehr so verzweifelt nach dem Frühling, obwohl er sich weiterhin darauf freute.

Das Wasser-Element und die Ernährung

Die Zubereitung, Aufnahme und Verdauung der Nahrung gehört zu unseren grundlegendsten Aktivitäten, aber man kann sie nicht direkt der Wasser-Phase zuordnen, denn diese entspricht der Ruhe. Erd-Prozesse wie Nahrungsaufnahme und Verdauung können nicht in der Wasser-Phase stattfinden, noch kann die Ruhe des Wassers während des Essens eintreten. Wie bei den anderen Elementen unterstützen bestimmte Nahrungsmittel die Wasser-Energie und helfen, wenn sie verdaut worden sind, diese zu schaffen. Zweitens bringt das Wasser-Element Essenz hervor (siehe Qi-Gong-Abschnitt in diesem Kapitel), die es zum Teil aus den Nahrungsmitteln gewinnt. In gewisser Weise ist das Wasser-Element der Grund dafür, daß wir essen: Es repräsentiert die Gesamtheit unseres Seins, für dessen Fortbestehen wir eine angemessene Ernährung brauchen.

Der Geschmack des Wassers: salzig

Der salzige Geschmack ist ein Yin-Geschmack. Er bewegt die Energie nach unten und innen, befeuchtet die Trockenheit, erweicht harte Knochen, regt den Appetit an und verbessert die Verdauung. Dies sind zentrierende und »erdige« Eigenschaften; wie die anderen Elemente hat Wasser einen Bezug zu dem Geschmack, der seinem Kontroll-Element entspricht.

Salzige Nahrungsmittel durchdringen *Nieren* und *Blase*, wo sie helfen, den Wasser-Stoffwechsel zu regulieren. Insofern können kleine Mengen salziger Nahrungsmittel immer dann in den Speiseplan aufgenommen werden, wenn das Wasser-

Element aus dem Gleichgewicht geraten ist, wogegen große Mengen Salz eben dieses Wasser-Element schädigen.

Zu den salzigen Speisen gehören Salz, Algen und Sojasauce. Außerdem gelten Gerste und Hirse als Getreide, die sowohl salzig als auch süß sind. Obwohl dem salzigen Geschmack weniger Speisen zugeordnet werden als den anderen Geschmacksrichtungen, nehmen die meisten Leute ein solches Übermaß an Tafelsalz zu sich, daß sie kaum andere Nahrungsmittel benötigen.* Salzige »Kräuter« sind Austernschalen, Kelp und Bimsstein.

Weil salzige Nahrungsmittel eine Energie abgeben, die das Wasser kontrolliert, verzehrt man sie am besten, wenn das Wasser überaktiv ist – beispielsweise in Zeiten von Furcht oder Panik oder während des Winters, wenn die Kälte des Wassers kontrolliert werden muß. Salz wirkt auch befeuchtend, wenn man unter einer durch Trockenheit bedingten Verstopfung leidet, und es hilft bei der Ausleitung von Giftstoffen. Algen wie Kelp und Hijiki eignen sich zu diesem Zweck am besten.

Salz kann jedoch leicht die *Nieren* und die *Blase* schwächen, den Flüssigkeitsstoffwechsel stören und zu Ödemen, Harnproblemen und Feuchtigkeit sowie anderen Schwächen des Wasser-Elementes führen. Außerdem kann ein geschwächtes Wasser-Element das Feuer nicht kontrollieren, was zu Bluthochdruck und Herzkrankheiten führt – Störungen, bei denen auch die westliche Medizin davon ausgeht, daß sie durch einen übermäßigen Verzehr von Salz verschlimmert werden.

* Gewöhnliches Tafelsalz ist ein raffiniertes Produkt, das nicht ausgewogen ist, und das man nicht zu sich nehmen sollte. Meersalz, Sojasauce und Miso sind dagegen gesunde Alternativen.

Das Temperaturverhalten des Wassers: kühl/kalt

So wie das Feuer wärmende Nahrungsmittel verkörpert, repräsentiert das Wasser kalte oder kühlende Speisen. Kühlende Nahrungsmittel schaffen stillere, langsamere und ruhigere Zustände im Körper. Man ißt sie am besten bei Wasser-Mangel, wenn dieses Element gestärkt werden muß – besonders bei Beschwerden, die mit Hitze oder Feuer einhergehen und der Kontrolle durch das Wasser bedürfen. Beispiele für kühlende Nahrungsmittel: Äpfel, Bananen, Birnen, Wassermelonen, Cantaloupes, Tomaten, Zitrusfrüchte, Salat, Radieschen, Gurken, Sellerie, Mangold, Spinat, Brokkoli, Blumenkohl, Mais, Zucchini, Sojamilch, Tofu, Alfalfa-Sprossen, Hirse, Gerste, Weizen und Weizenprodukte, Amaranth, Kelp und alle anderen Algenarten, Joghurt, Krabben und Miesmuscheln.

Kühlende Nahrungsmittel sollten nicht verzehrt werden, wenn man unter Beschwerden leidet, die durch Kälte und Feuchtigkeit (Überschuß an Wasser oder Erde) verursacht sind, weil sich die Probleme dadurch verschärfen.

Die Gemüsesorten des Wassers:
Algen, Pilze und Gurkengewächse

Die Gemüse- und Obstsorten des Wassers wachsen an Stengeln und breiten sich meist wellenförmig horizontal aus. Algen wachsen auf diese Weise und sind zugleich salzig, wodurch ihre Affinität zum Wasser-Element weiter gestärkt wird. Pilze wachsen unter Bedingungen, die feucht, dunkel und kühl sind, und verbreiten sich durch Sporen. Auch sie haben einen engen Bezug zum Wasser-Element. Gurkengewächse hängen an Reben und haben ebenfalls eine Affinität zum Wasser. All diese Nahrungsmittel können verzehrt werden, um ein geschwächtes Wasser-Element zu stärken oder das Feuer zu kühlen. Sie sollten jedoch gemieden werden, wenn man an Beschwerden leidet, die durch Feuchtigkeit und Kälte hervorgerufen werden.

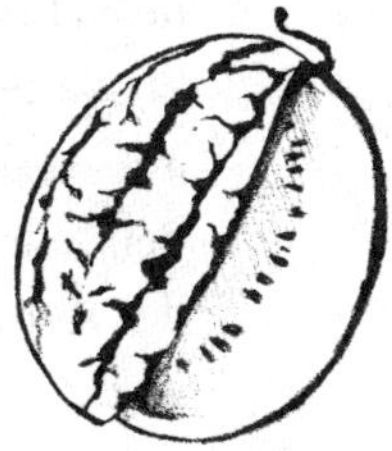

Die Früchte des Wassers: Melonen und Trauben
Die Früchte des Wassers wachsen wie die Gemüsesorten an Reben. Insofern haben Melonen und Trauben die Charakteristika des Wassers und können verzehrt werden, um den Körper zu kühlen, Giftstoffe auszuleiten und das Feuer zu kontrollieren. Man sollte sie jedoch meiden, wenn man unter Beschwerden leidet, die durch Kälte, Feuchtigkeit und extremen Feuer-Mangel verursacht werden.

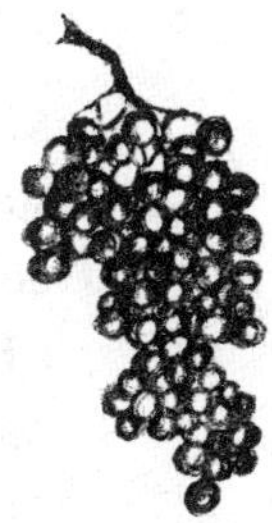

Die Farben des Wassers: Blau, Schwarz und Purpur
Nahrungsmittel, deren Farbe Blau, Schwarz oder Purpur ist, unterstützen die Funktion der *Nieren* und der *Blase*, kühlen den Körper, tonisieren das Yin und kontrollieren das Feuer. Dazu gehören beispielsweise schwarze Bohnen, schwarze Sesamsamen, Blaubeeren, Brombeeren, blaue Trauben, blauer Mais, Auberginen, purpurfarbene Kartoffeln und Wildreis. Wie andere Nahrungsmittel, die das Wasser tonisieren, sollte man diese Speisen nicht essen, wenn man unter Beschwerden leidet, die durch Kälte oder Feuchtigkeit verursacht werden.

Tonisieren bei Wasser-Mangel

Eine Wasser-Mangel-Diät ist sinnvoll, um die Hitze des Sommers zu kühlen und um sich von heißen oder fiebrigen Erkrankungen zu erholen. Eine der besten Möglichkeiten, das Wasser zu tonisieren, besteht darin, viel Wasser zu trinken – gefiltertes Wasser oder Quellwasser sind am besten. Man kann das Wasser-Element aber auch durch den Verzehr der ihm zugeordneten Obst- und Gemüsesorten tonisieren, durch Speisen in den Farben des Wassers sowie durch geringe Mengen salziger Nahrungsmittel. Außerdem können kühlende Nahrungsmittel und solche, die das Metall tonisieren, ebenfalls helfen, das Wasser über seine Mutter im Kreislauf der Erzeugung zu stärken. Zubereitungsarten, bei denen viel Wasser verwendet wird – dämpfen, kochen und pochieren – sind ebenfalls nützlich.

Kontrollieren bei Wasser-Überschuß: Ernährung im Winter

Winter-Nahrungsmittel – oder alle Speisen, die einen Wasser-Überschuß kontrollieren – müssen wärmend und stabilisierend sein, um das Yang und das Feuer der *Nieren* zu erhöhen. Salzige und süße Speisen bündeln die Energie und lenken sie nach unten, wodurch sie unserem Körper helfen, sich an den Winter und an innere Kälte anzupassen. Suppen und Eintöpfe eignen sich dafür ebenso gut wie gebratenes Fleisch und Gemüse und Winter-Nahrungsmittel wie Bohnen und Gurkengewächse sowie gedämpftes grünes Wintergemüse wie beispielsweise Endivie.

Generell sollten die Mahlzeiten herzhafter sein, und die Zubereitungsarten sollten den Speisen mehr Hitze über längere Zeit zuführen – durch Backen oder Braten. Außerdem können Nahrungsmittel, die das Erd-Element tonisieren, wie die im Erd-Kapitel beschriebenen, einen Wasser-Überschuß kontrollieren, während wärmende Nahrungsmittel, die das Feuer tonisieren, helfen, die Kälte des Winters zu vertreiben.

Speisen bei Wasser-Mangel
Reiner Traubensaft aus Bio-Trauben

Blauer Traubensaft gehört zu den besten Yin-Tonika. Er ist wunderbar, um Yin-Flüssigkeiten nach einem Fieber wieder aufzufüllen und um bei Sommerhitze zu kühlen. Zu diesem Zweck können Sie Eiswürfel aus Traubensaft herstellen und ein oder zwei davon in eine Sommerlimonade oder in Sprudelwasser geben, um ihm einen Hauch von Yin-Kühle zu verleihen. Hüten Sie sich jedoch vor Übertreibung, sonst schaffen Sie Hitze in Ihrem Magen.

★★★

Rezept zur Behandlung von Wasser-Überschuß
Lachssteaks mit Sesamsamen

- 5 Lachssteaks
- 3 Teelöffel frischer Limonensaft
- 1 Teelöffel Olivenöl
- 2 Teelöffel Sojasauce
- 2 Teelöffel Sesamöl
- $^1/_2$ Teelöffel frischer Ingwer, gerieben
- 5 Eßlöffel schwarze Sesamsamen
- 1 Eßlöffel Selleriesamen
- Butter

1. Steaks in einer Sauce aus Limonensaft, Olivenöl, Sojasauce, Sesamöl und Ingwer marinieren. Locker bedeckt eine Stunde stehenlassen.
2. Backofen auf 220 Grad vorheizen.
3. Sesamsamen und Selleriesamen in eine kleine Pfanne streuen und 3 bis 5 Minuten im Ofen erhitzen, bis sie leicht gebräunt sind. Zwischenzeitlich einmal wenden und nicht anbrennen lassen.
4. Wenn der Lachs ausreichend mariniert ist, Grill vorheizen.
5. Lachs ungefähr 5 Minuten von jeder Seite grillen, bis er gar ist.
6. Gegrillten Lachs mit den Sesam- und Selleriesamen bestreuen und mit ein oder zwei Stückchen gekühlter Butter servieren.

Das Wasser-Element und Qi Gong

Das Wasser-Element ist wesentlich für Qi-Gong-Übungen, denn es schafft und bewahrt die Essenz, einen der Drei Schätze des Qi Gong. Die Essenz ist der materielle »Stoff«, aus dem sich das Universum zusammensetzt, und zugleich der göttliche Funke, der es erfüllt. Oft als »Vitalität« bezeichnet, ist die Essenz das unbeschreibliche Etwas, das Leben von Nichtleben unterscheidet: die Essenz des Seins. In vieler Hinsicht stimmt die Essenz mit dem überein, was man im Westen die Seele nennt: Sie ist der materielle Aspekt der Göttlichkeit.

Im Universum ist die Essenz das Licht von Sonne, Mond und Sternen. Sie ist die Existenz von Galaxien und der allgegenwärtige Untergrund des Tao. Auf der Erde ist die Essenz der Funke in allen Lebewesen und zugleich die körperliche Gestalt, die sie annehmen. So sind Körper und Zweige, Moleküle und Werkstoffe alle aus Essenz zusammengesetzt.

Im Körper ist die Essenz sowohl dieser Körper aus Fleisch und Blut als auch die Wurzel des Lebens im Inneren. Wie eine Batterie speichert die Essenz Potential, das während unseres Lebens in Energie verwandelt wird. Sie formt auch die Substanz unseres Körpers und ist verantwortlich für Wachstum und Entwicklung, Geschlechtshormone und sexuelle Aktivität. Die Essenz ist der Träger unserer genetischen und karmischen Blaupausen, unser Lebenswille und unser Fortpflanzungsverlangen: Sie ist die Quelle unserer irdischen Existenz.

Wir erben die Essenz zum Teil von unseren Eltern, während ein anderer Teil aus den reinsten Aspekten der Nahrung und der Luft geschaffen wird. Sie wird in unseren *Nieren* gespeichert und Stück für Stück in die Yin- und Yang-Energie umgewandelt, die unserem Körper Kraft geben. Wenn die Essenz jedoch verbraucht ist, endet das Leben. Sie zu regulieren und zu bewahren, ist deshalb die Wurzel der Langlebigkeit, auf die sich die Traditionen des Taoismus und der chinesischen Medizin in der Vergangenheit stark konzentriert haben.

Die Wege, auf denen man Essenz bewahren und schaffen kann, sind die Summe aller gesunden Praktiken, welche die chinesische Medizin verordnet:

- ★ gesunde Eßgewohnheiten – gute Nahrung und Maßnahmen zum Schutz der *Milz*, wie sie im Erd-Kapitel beschrieben werden
- ★ gute Atemgewohnheiten, wie sie im Metall-Kapitel beschrieben werden
- ★ ein gesunder Lebensstil – das Gleichgewicht zwischen Arbeit und Ruhe, ausgeglichene Emotionen, sexuelle Aktivitäten etc., wie im Erd-Kapitel beschrieben
- ★ Meditation, wie im Feuer-Kapitel beschrieben
- ★ Körperübungen, wie im Holz-Kapitel beschrieben

All diese Aktivitäten wirken sich auf die Produktion und das Bewahren der Essenz aus. Angemessene Eßgewohnheiten sorgen beispielsweise dafür, daß man nur ein Minimum an Essenz für den Verdauungsprozeß benötigt. Gleichzeitig erhöhen sie die Menge der frischen Essenz, die während der Verdauung aus der Nahrung gewonnen werden kann. So wird die Essenz in doppelter Hinsicht bewahrt, wenn wir uns beim Essen vernünftig verhalten. Schlechte Eßgewohnheiten verbrauchen dagegen übermäßig viel gespeicherte Essenz und verringern gleichzeitig die Kapazität der Organe, mehr Essenz aus der Nahrung zu gewinnen.

Die Essenz stärken: Der Jade-Sprung*

Diese Übung sollte völlig nackt praktiziert werden

Stehen Sie aufrecht, wobei die Füße schulterbreit oder etwas breiter auseinandergestellt sind. Heben Sie die Arme seitlich am Körper etwas über Schulterhöhe und beugen Sie den Ellbogen so, daß Ihre Handflächen direkt über Ihrem Kopf nach oben und aufeinander zu gerichtet sind. Entspannen Sie Ihre Schultern und dehnen Sie die Halswirbelsäule, indem Sie das Kinn etwas anziehen. Hüpfen Sie nun auf und ab, schnell, aber sanft, etwa ein bis zwei Minuten oder bis Sie außer Atem kommen. Während Sie hüpfen, beugen und strecken Sie Ihre Finger bei jedem zweiten oder dritten Sprung, wobei Sie darauf achten sollten, daß Sie die Finger bei jedem Strecken völlig entspannen.

Diese Übung läßt bei Frauen die Brüste und bei Männern die Hoden und den Penis auf und ab hüpfen. Sie regt den Fluß des Qi und des Blutes in den Geschlechtsorganen und den endokrinen Drüsen an, die Hormone abgeben. Sie stimuliert auch die *Nieren*-Essenz.

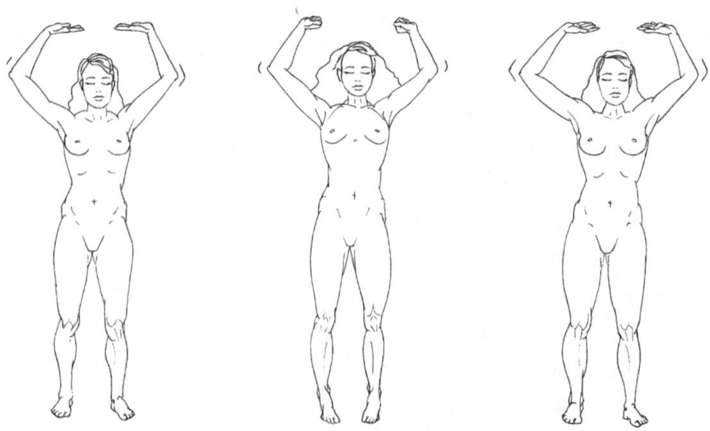

* Übernommen aus Daniel Reid: *Das chinesische Gesundheitsbuch*.

Körperübungen bewahren die Essenz, indem sie Hindernisse beseitigen, welche sie schwächen, und indem sie einen gesünderen Körper schaffen, dem es besser gelingt, frische Essenz aus Nahrung und Luft zu gewinnen. Zu diesem Zweck praktiziert man die im Holz-Kapitel beschriebenen äußerlichen Übungen. Die Übungen des inneren Qi Gong dienen hingegen ausdrücklich dazu, die Essenz zu regulieren. Statt die Gesundheit und ein langes Leben zu fördern, entsprechen diese inneren Übungen eher einem spirituellen Training und der Suche nach Erleuchtung. Sie erfordern sowohl körperliche als auch geistige Disziplin einschließlich Meditation, Atemarbeit und Bewegung.

Obwohl viele Praktiken als geheim und heilig gelten, gibt es einige gute Bücher darüber, beispielsweise *The Brain/Marrow Washing Classic of Chuang Zu,* übersetzt von Yang Jwing-Ming, sowie *Das chinesische Gesundheitsbuch* von Daniel P. Reid. Die hier dargestellte Übung aus Reids Buch dient dazu, die Essenz durch die Bildung von Geschlechtshormonen aufzubauen. Sie hat nichts mit sexuellen Aktivitäten zu tun, sondern ist ausschließlich eine meditative Praxis, um Essenz zu bilden.

Das Wasser-Element und Feng Shui

Im Feng Shui tritt das Wasser-Element in Erscheinung, wenn tatsächlich Wasser vorhanden ist, bei den Farben Blau oder Schwarz, bei Dunkelheit, Kühle sowie bei wellenartigen oder unregelmäßigen Oberflächen. Obwohl dunkle und kühle Orte mit Yin und folglich mit dem Wasser-Element assoziiert werden, bezieht sich Wasser im Feng Shui generell auf Wasserläufe – Ozeane, Flüsse, Seen, Teiche und Springbrunnen. Diese sollen den Menschen, die in der Nähe wohnen, Gesundheit und Wohlstand bringen.

Im klassischen Feng Shui stellt man sich den natürlichen Wasserlauf als gewunden vor. Gerade Wasserläufe zwingen zu viel Qi in eine bestimmte Richtung, und das wirkt sich schädlich auf alles aus, was auf diesem Weg liegt. Wasser sollte in Bewegung sein, nicht still liegen – obwohl Wasser, das sich zu schnell bewegt, auch nicht gut ist. Eine plätschernde Bucht, ein sich windender Fluß oder ein blubbernder Teich oder See sind gute Wasserquellen in der Nähe eines Hauses. Sauberes, gesundes Wasser zieht Geld an, so daß Wohn- oder Geschäftshäuser mit Blick auf ein Gewässer für vorteilhafter gehalten werden als solche ohne Wasser.

Am günstigsten liegt ein Haus, wenn es von drei Seiten (wie in einer Bucht) von Wasser umgeben ist, während Wasser, das vom Haus wegfließt, das Geld der Bewohner mitnimmt.

In der Stadt können Straßen und Einfahrten als Wasserläufe gelten. Der Verkehr fließt hier ähnlich entlang wie das Wasser. Aus diesem Grund hält man eine kreisförmige Auffahrt für vorteilhafter als eine gerade, weil diese den Verkehr zu direkt auf das Haus zuführt. Gerade Straßen sind deshalb problematisch – sie lassen das Qi zu schnell fließen – und sollten nicht direkt auf ein Wohn- oder Geschäftshaus zulaufen.

Die Berge, die dem Wasser-Element entsprechen, sind in unregelmäßigen Wellen verlaufende Hügel, Täler und Gebirgskämme. Wasser-Gebäude sind solche mit unregelmäßigen Dächern, beispielsweise aus Ziegeln oder Stroh. Außerdem schaffen architektonische Details wie Schnitzereien oder Steinmetzarbeiten eine wäßrige Oberfläche.

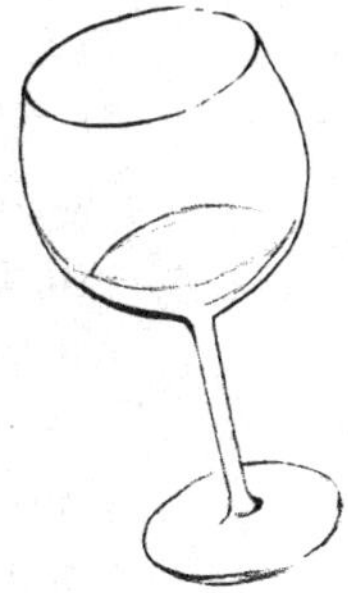

In Innenräumen sind Schwarz und Blau die Farben des Wassers. Wasser-Formen sind unregelmäßig oder konkav wie Teppiche, Polstermöbel (wegen ihrer geschwungenen Oberflächen), Waschbecken, Badewannen, Vorhänge und Wandbehänge.

Ausgehöhlte Oberflächen entsprechen ebenfalls dem Wasser-Element. Wasser-Materialien sind Flüssigkeiten – Wasser und Glas.

Die Bagua-Zone, die mit dem Wasser korrespondiert, ist der Norden. Sie hat auch einen Bezug zur Karriere und zu den Ohren. Um das Wasser-Element ins Gleichgewicht zu bringen oder Ihre Karriere zu fördern, können Sie ein Aquarium oder einen Springbrunnen an die nördliche Wand eines Raumes stellen. Ein Landschaftsgemälde, das sowohl Wasser als auch Berge darstellt, ist ebenfalls geeignet. Sie können aber statt dessen auch jedes beliebige Standard-Feng-Shui-Heilmittel – Spiegel, Pflanzen, Beleuchtung etc. – einsetzen, um diese Bagua-Zone zu korrigieren.

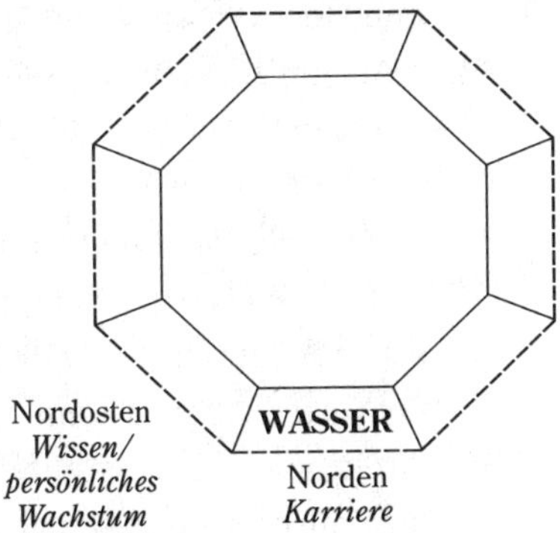

Der Nordosten korrespondiert mit Wissen und persönlichem Wachstum. Hier ist der ideale Standort für einen Schreibtisch oder ein Bücherregal, wobei Spiegel, Kunstwerke, Pflanzen oder Brunnen die Energie weiter anregen.

Wenn das Wasser-Element sich im Gleichgewicht befindet, erlaubt es uns, voll Zuversicht und Gelassenheit durchs Leben zu gehen. Es vermittelt uns ein Gefühl der Stärke und das

Tonisieren bei Wasser-Mangel

Um bei Wasser-Mangel zu tonisieren, sollte man das Schwergewicht auf Frieden und Ruhe legen und die Weisheit der eigenen inneren Stimme suchen. Tragen Sie Kleidung in Schwarz oder Blau und verbringen Sie viel Zeit mit Sitzen, Schlafen oder Meditieren. Die wichtigste Aktivität bei Wasser-Mangel ist Inaktivität. Lernen Sie, einen Tag auf der Couch zu verbringen. Lesen Sie oder sehen Sie fern, wenn Sie das brauchen, aber versuchen Sie einen Teil Ihrer Zeit einfach nur nachzudenken. Versuchen Sie, in ein Aquarium oder in eine große Schale mit Wasser zu blicken, und lassen Sie Ihren Geist einfach treiben. Sehen Sie sich Fotos oder Kunstwerke an, um Erinnerungen, Träumereien und Tagträume zu wecken. Nehmen Sie ein Bad, gehen Sie schwimmen, lauschen Sie dem Ozean oder einem murmelnden Bach. Klang – einschließlich Musik – ist ein wichtiges Werkzeug des Wasser-Elementes und nährt es über die Ohren, welche von den *Nieren* beherrscht werden.

Eine gute Möglichkeit, um ein gestörtes Wasser-Element wieder ins Gleichgewicht zu bringen, besteht darin, auf Ihre Träume zu achten. Führen Sie ein Traumtagebuch, in das Sie jeden Morgen als erstes Ihre Träume und die Gedanken über Ihre Traumbilder notieren.

Folgen Sie außerdem den Anweisungen zum Tonisieren von Metall und zum Reduzieren der Erde.

Bewußtsein, daß wir auch schwierige Situationen bewältigen können. Das Wasser versorgt uns auch mit unbegrenzter Kreativität und einem Sinn für Entspannung und Ruhe. Ein gesundes Wasser-Element vermittelt uns einen ausgewogenen Blick auf unsere eigenen Kämpfe und läßt uns die Kämpfe anderer voller Mitgefühl betrachten.

Wegen seiner tiefen Innerlichkeit wird das Wasser in uns leicht durch unser geschäftiges Leben und unsere vielfältigen Verpflichtungen ertränkt. Wenn das geschieht, verlieren wir den Zugang zu innerem Frieden und Weisheit und unser Gespür für das intuitive Wissen. Wir können uns in dieser Situation erschöpft, deprimiert, unausgeglichen oder einfach reizbar fühlen. Dann ist es Zeit, in unseren privaten Ozean abzutauchen, um wieder zu erkennen, wer wir sind und was wir brauchen. Erst wenn wir uns diese kostbare Zeit für uns selbst genommen haben, können wir erneut damit beginnen, in der äußeren Welt angemessen zu handeln. Wenn dieses Handeln unserer inneren Weisheit entspringt, führt es zu einer dynamischen und kraftvollen Holz-Phase.

Zerstreuen bei Wasser-Überschuß

Wasser-Überschuß manifestiert sich gewöhnlich als Kälte. Halten Sie Ihren Körper durch entsprechende Kleidung warm, trinken Sie etwas Heißes, gönnen Sie sich eine Wärmflasche und verschaffen Sie sich Bewegung. Bringen Sie Feuer in Ihr Leben, um die Kälte abzuwehren. Zünden Sie Kerzen und Räucherwerk an. Halten Sie die Räume hell erleuchtet. Essen Sie warme und gewürzte Speisen. Setzen Sie der Dunkelheit und Stille des Wassers leuchtende Farben, körperliche Aktivität und Wärme entgegen. Leiten Sie einen Wasser-Überschuß ab, indem Sie sich auf Holz-Aktivitäten wie körperliche Bewegung, Schreiben und andere kreative Tätigkeiten konzentrieren. Betonen Sie bei allem, was Sie tun, Form und Grenzen. Kontrollieren Sie einen Wasser-Überschuß, indem Sie das Element tonisieren, wie im Erd-Kapitel beschrieben. Geben Sie der Formlosigkeit des Wassers einen Behälter, indem Sie sich auf Formen konzentrieren.

Kurzzeit-Mieter

Aus den weiten Tiefen längst vergangener Zeiten
taucht der Mensch auf wie ein glühender Meteor.
In Mythen und Träumen erinnert sich dieser lebende Staub
Chaos, das Treiben durch die endlose Nacht,
die Sehnsucht nach Verbindung,
der Schock, die Winde, das weite Licht der Schöpfung.
Ist es sieben Billionen Jahre her,
daß dieser Planet aus einer kosmischen Wolke entstand?
Vor wieviel Billionen Jahren regte sich das erste Leben im Meer?
Unser Blut ist Meerwasser: Es erinnert sich
an die Gezeiten des Mondes.
In der Höhle des Mutterleibs ist jeder von uns Leben,
das aus dem Meer hervorgeht.

Nancy Newhall, *This is the American Earth*

Ich lebe mein Leben in wachsenden Ringen,
die sich über die Dinge ziehn.
Ich werde den letzten vielleicht nicht vollbringen,
aber versuchen will ich ihn.

Ich kreise um Gott, um den uralten Turm,
und ich kreise jahrtausendelang;
und ich weiß noch nicht: bin ich ein Falke, ein Sturm
oder ein großer Gesang.

Rainer Maria Rilke

Schlußwort

Wenn Sie erst einmal verstanden haben, worauf Sie achten müssen, werden Sie den Kreislauf der Fünf Elemente überall entdecken: in Personen, Kunstwerken, sozialen Bewegungen, in der Politik, in Haushaltsgegenständen und vielem mehr. Wie alte Götter und Göttinnen erscheinen die Elemente in zahlreichen Manifestationen. In Ihrem eigenen Leben werden Sie feststellen, daß Sie mit Hunderten verschiedener Kreisläufe gleichzeitig zu tun haben. Sie stecken beispielsweise in der Metall-Phase eines Projektes, in der Erd-Phase des Lebens und in der Holz-Phase einer Beziehung mit Erd-Symptomen und in der Metall-Zeit des Jahres. Diese miteinander verwobenen Zyklen bestimmen die Dynamik unseres Lebens: vielschichtig, miteinander verbunden und ständig in Bewegung.

Da sie über so viele verschiedene Aspekte verfügen, kann man sich den Fünf Elementen auf zahlreichen Ebenen nähern. So kann der Kreislauf Ihnen beispielsweise Einsichten über Ihre täglichen Erfahrungen vermitteln. Sie könnten daraus etwa den Hinweis ableiten, daß Sie, um eine Metall-Phase der Trauer zu überwinden, Ihr Haus gründlich putzen sollten, weil dies die angemessene Aktivität in einer solchen Zeit ist. Oder Sie erkennen, daß Ihre Allergien aufflackern, wenn das Holz-Element empfindlich reagiert, so daß Sie sich nun gezielt darum bemühen, Ärger und Wut in Grenzen zu halten. Wenn Sie auf diese Weise mit dem Strom des Kreislaufs der Fünf

Elemente schwimmen, minimieren Sie Ihren Streß, weil Sie wissen, worum es gerade geht und wie Sie sich im Alltag darauf einstellen können.

Auf einer anderen Ebene können Sie den Kreislauf der Fünf Elemente benutzen, um bewußt Veränderungen in Ihrem Leben oder Ihrem Gesundheitszustand herbeizuführen. Sie können ein Element herausgreifen, dem Sie sich besonders verbunden fühlen, oder ein anderes wählen, welches einem aktuellen Problem entspricht – beispielsweise Holz bei Reizbarkeit oder Wasser, einfach weil es Sie fasziniert. Stellen Sie fest, ob Sie im Hinblick auf dieses Element unter einem Mangel oder einem Überschuß leiden, und versuchen Sie dann das Gleichgewicht wieder herzustellen, indem Sie den Anregungen aus diesem Buch folgen. Ändern Sie Ihre Eßgewohnheiten, stellen Sie ein paar Möbel um und ändern Sie Ihre Übungen je nachdem, ob es sich um Mangel oder Überschuß handelt.

Vielleicht merken Sie erst, wenn Veränderungen eintreten, daß das von Ihnen ausgewählte Element in vielen Bereichen Ihres Lebens gestört war. Sie können emotionale Symptome feststellen, wo Sie vorher nur körperliche erkannt haben, oder Sie entdecken Ungleichgewichte in der Umwelt, wo Sie ursprünglich einen persönlichen Konflikt im Büro vermutet hatten. Erstaunlicherweise können die einfachsten Veränderungen Ihrer Gewohnheiten dazu führen, daß sich Gefühle, Beziehungen, Symptome und Verhaltensweisen wandeln, von denen Sie niemals gedacht hätten, daß sie mit Ihrem hauptsächlichen Problem zusammenhängen. Sie werden feststellen, daß Sie auf überraschende und angenehme Weise heil werden und durch direkte Erfahrung etwas über Verbindungen lernen.

Auch wenn die chinesische Kultur nicht die einzige ist, die ein auf die Natur bezogenes Medizinsystem entwickelt hat, so ist ihr dies doch mit atemberaubender Genauigkeit gelungen. Indem er festlegt, auf welche Weise unser Körper die Kräfte des Universums spiegelt, verdeutlicht der Kreislauf der Fünf Elemente, daß dieser Planet und seine Geschöpfe aus demselben Stoff gemacht sind. Wir leiden an denselben Krankheiten und wir heilen durch dieselben Therapien: So fest sind wir miteinander verbunden. Dieses Gefühl der Intimität zwischen uns selbst und dem Rest des Universums ist vielleicht das größte Geschenk des Kreislaufs der Fünf Elemente. Und es ist tatsächlich ein Wunder zu erkennen, daß der Vogel, die Blume, der Nachbar, der Planet, das Sonnensystem, Sie und ich alle denselben ursprünglichen Tanz tanzen. Er ist ein Echo der Schöpfungsmusik, die Definition der Ganzheit und das Ziel aller Heilung. Indem wir unsere persönlichen Heilungswege als holographische Teile eines größeren Ganzen in diesen Rahmen einordnen, erhaschen wir einen flüchtigen Blick auf den uns zugewiesenen Platz im Universum – sowohl als Individuen wie auch als Spezies. Jede Krankheit fordert uns heraus, diesen Platz wieder zu entdecken – die Harmonie innerhalb des Ganzen. Das ist Heilung, und das ist es, wonach die Medizin streben sollte.

Mögen Gott und Göttin Sie auf Ihrem Weg segnen, und mögen Sie Liebe und Harmonie in allen Dingen finden.

Danksagung

Mein erster Dank gilt dem *Tri-State Institute of Traditional Chinese Acupuncture,* wo ich gelernt habe, das zu tun, was ich liebe, und wo man mir die Freiheit gab, es auf eine kreative und freudige Weise zu tun. Marc Seem, dem Gründer und Direktor des Instituts, bin ich zutiefst dankbar dafür, daß er mir den Weg zu meiner eigenen Heilung und meinem Lebenswerk gezeigt hat und mein größter Lehrer war. Ebenso danke ich meinen anderen Akupunkteuren: Carolyn Bengston, Beverly Bakken und Dan Plovanich.

Ich danke auch Sarah Schenk, Mo Ogrodnick, Margaret Loftus, Lawrence Reilly, Maureen Graney, Lorie Dechar, Melissa Padovani, Jean Railla und Mark Seem, die dieses Buch als erste gelesen, mir bei seiner Gestaltung geholfen und mich durch ihre Begeisterung ermutigt haben weiterzuschreiben.

Mein besonderer Dank gilt Sarah Durham, deren beständige Freundschaft und deren perfektes Gespür für Struktur mir geholfen haben, zahllose Schwierigkeiten bei diesem und anderen Unternehmen zu bewältigen.

Außerdem danke ich meinen Klientinnen und Klienten, über deren Geschichten ich zum Teil in diesem Buch berichte; ich bin sehr dankbar, daß sie mir Gelegenheit gegeben haben, zu lernen und zu lehren.

Ich danke Deborah Baker, meiner Herausgeberin, die mich geerdet hielt, während ich an diesem Buch schrieb; Pat Tan für ihre anmutigen Illustrationen und allen Mitarbeitern bei Kodansha, die an der Herstellung beteiligt waren.

Insbesondere segne ich meine Eltern, Ronald und Toy Reichstein, und meine ganze wunderbare Familie, deren beständige Liebe und Unterstützung eine grundlegende Kraftquelle für mich war. Ich danke meiner Agentin Maureen Graney, die eine wirkliche Hebamme für dieses Projekt war; ihr zuverlässiger Rat, ihre Großzügigkeit und ihre Begeisterung haben dem Buch zum Leben verholfen.

Mein tiefster Dank gilt schließlich meiner Freundin und Mentorin Llorraine Neithardt, die unendlich viel Zeit damit verbracht hat, mich zu lehren, wie ich meiner Bestimmung mit Liebe und Integrität folgen kann. Ohne sie wäre dies alles nicht möglich gewesen.

Mein herzlichster Dank und tiefster Respekt schließt all jene eine, die an diesem Buch mitgewirkt haben, und gilt auch dem Großen Geist, der an allem mitwirkt.

Literaturhinweise

Beinfield, Harriet; Korngold, Efrem: *Between Heaven and Earth: A Guide to Chinese Medicine.* New York: Ballantine Books, 1991.

Biedermann, Hans: *Knaurs Lexikon der Symbole.* München: Knaur, 1989.

Bogdanovich, Peter (Hrsg.): *The White Goddess Engagement Diary 1997.* Woodstock, N. Y.: The Overlook Press.

Breslow, Arieh Lev: *Beyond the Closed Door: Chinese Culture and the Creation of T'ai Ch'uan.* Jerusalem: The Almond Blossom Press, 1995.

Caso, Alfonso: *The Aztects: People of the Sun.* Lowell Dunham, trans. Norman, Oklahomoa: University of Oklahoma Press, 1958.

Chang Wing-Tsit: *A Source Book in Chinese Philosophy.* Princeton, N. Y.: Princeton University Press, 1963.

Cheng, Yinnong (Hrsg.): *Chinese Acupuncture and Moxibustion;* Beijing: Foreign Languages Press, 1987.

Cohen, Kenneth S.: *The Way of QiGong: The Art and Science of Chinese Energy Healing.* New York: Ballantine Books, 1997.

Connelly, Dianne: *Traditionelle Akupunktur: Das Gesetz der fünf Elemente.* Verlag Endrich, 1995.

Cowan, Eliot: Pflanzengeist-Medizin. *Der schamanische Weg mit Heilkräutern.* München: Knaur 1994.

Eitel, Ernest J. Feng-Shui, *The Science of Sacred Landscape in Old China.* Bonsall, Cal: Synergetic Press, 1993.

Four Winds Development Project: *The Sacred Tree.* Twin Lakes, Wis.: Lotus Light Publications, 1989.

Funf Yu-Lan: *A History of Chinese Philosophy,* Bd. I u. II. Princeton, N. Y.: Princeton University Press, 1983.

Gordon, Stuart: *The Encyclopedia of Myths and Legends.* London: Headline Book Publishing, 1993.

Guth, Alan, Steinhardt, Paul: »The Inflationary Universe«, in: Davies, Paul (Hrsg.): *The New Physics.* New York: Cambridge University Press, 1989.

Haas, Elson M.: *Staying Healthy with the Seasons.* Berkeley, Cal.: Celestial Arts, 1981.

Hammer, Leon: *Dragon Rises, Red Bird Flies: Psychology and Chinese Medicine.* Barrytown, N. Y.: Station Hill Press, 1990.

Hawking, Stephen: »The Edge of Spacetime«, in: Davies, Paul (Hrsg.): *The New Physics.* New York: Cambridge University Press, 1989.

Heinberg, Richard: *Celebrate the Solstice.* Wheaton, III: Quest Books, 1993.

Jarrett, Lonny S.: »Chinese Medicine and the Betrayal of Intimacy: The Theory and Treatment of Abuse, Incest, Rape and Divorce with Acupuncture and Herbs – Part I«. in: *American Journal of Acupuncture,* Vol. 23, No. 1, 1995.

Kaptchuk, Ted J.: *Das große Buch der chinesischen Medizin.* München: Heyne, 1994.

Lauterbach, Robert: *The Word of Geology: The Earth Then and Now.* Leipzig, Edition Leipzig, 1983.

Lip, Evelyn: *Feng Shui: A Layman's Guide.* Torrance: Heian International, 1979.

Liu, Jilin, Peck, Godon (Hrsg.): *Chinese Dietary Therapy.* New York: Churchill Livingstone, 1995.

Logan, William Bryant: *Dirt, the Ecstatic Skin of the Earth.* New York: Riverhead Books, 1995.

Maciocia, Giovanni: *Die Grundlagen der Chinesischen Medizin. Ein Lehrbuch für Akupunkteure und Arzneimitteltherapeuten.* Verlag für Ganzheitliche Medizin, 1994.

Matsumoto, Kiiko; Birch, Stephen: *Five Elements and Ten Stems.* Brookline, Mass.: Paradigm Publications, 1993.

Ni, Maoshing (Hrsg.): *»Der gelbe Kaiser«. Das Grundlagenwerk der Traditionellen Chinesischen Medizin.* München: O. W. Barth, 1998.

Ni, Maoshing, McNease, Cathy: *The Tao of Nutrition.* Santa Monica: Seven Star Communications Group, 1987.

Pitchford, Paul: *Healing with Whole Foods: Oriental Traditions and Modern Nutriton,* Rev. Ed. Berkeley: North Atlantic Books, 1993.

Reid, Daniel: *Das chinesische Gesundheitsbuch. Das Tao der Gesundheit, der erfüllten Sexualität und des langen Lebens.* Düsseldorf: Econ, 1997.

Rossbach, Sarah: *Wohnen ist Leben. Feng Shui und harmonische Raumgestaltung.* München: Knaur, 1989.

Rossbach, Sarah; Yun, Lin: *Feng Shui, Farbe und Raumgestaltung.* München: Knaur, 1996.

Schipper, Kristofer: *The Taoist Body.* Berkeley and Los Angeles: The University of California Press, 1993.

Skinner, Stephen: *The Living Earth Manual of Feng-Shui: Chinese Geomancy.* New York: Penguin 1982.

Thuan, Trinh Yuan: *Die Geburt des Universums.* Ravensburg, 1993.

Unschuld, Paul U.: *Medizin in China. Eine Ideengeschichte,* München: C. H. Beck, 1980.

Waley, Arthur: *Translations from the Chinese.* New York: Alfred A. Knopf, 1919, 1941.

Walker, Barbara G.: *Das geheime Wissen der Frauen. Ein Lexikon.* München: dtv, 1995.

Walker, Barbara G.: *Woman's Encyclopedia of Myth and Secrets.* New York: HarperCollins Publishers, 1983.

Wilhelm, Richard: *I Ging. Das Buch der Wandlungen.* München: Diederichs, 22. Aufl. 1995.

Yang, Jwing-Ming: *The Root of Chinese Chi Kung: The Secrets of Chi Kung Training.* Jamaica Plain, Mass.: YMAA Publication Center, 1995.

Yuen, Jeffrey: »Notes from September 1993 lecture at the Tri-State Institute of Traditional Chinese Acupuncture« (Vorlesungsnotizen).